大美本草

身边的中草药

◎ 编著　华碧春　余汉平
　　　　陈小峰　邓盈丰
　　　　庄朝安　余　峰

◎ 绘　　陈文虎

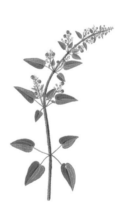

海峡出版发行集团
福建科学技术出版社

图书在版编目（CIP）数据

大美本草.身边的中草药/华碧春，陈小峰，庄朝安编著；余汉平等绘.—福州：福建科学技术出版社，2023.1

ISBN 978-7-5335-6858-0

Ⅰ.①大… Ⅱ.①华… ②陈… ③庄… ④余… Ⅲ.①中草药－图集 Ⅳ.① R282-64

中国版本图书馆 CIP 数据核字（2022）第 218517 号

书　　名	**大美本草·身边的中草药**	
编　　著	华碧春　陈小峰　庄朝安	
绘　　者	余汉平　邓盈丰　余　峰　陈文虎	
出版发行	福建科学技术出版社	
社　　址	福州市东水路 76 号（邮编 350001）	
网　　址	www.fjstp.com	
经　　销	福建新华发行（集团）有限责任公司	
印　　刷	福州德安彩色印刷有限公司	
开　　本	700 毫米 ×1000 毫米　1/16	
印　　张	26.75	
字　　数	352 千字	
版　　次	2023 年 1 月第 1 版	
印　　次	2023 年 1 月第 1 次印刷	
书　　号	ISBN 978-7-5335-6858-0	
定　　价	68.00 元	

书中如有印装质量问题，可直接向本社调换

1. 叶序类型

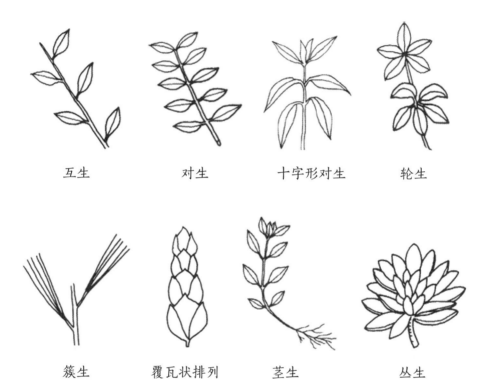

| 互生 | 对生 | 十字形对生 | 轮生 |

| 簇生 | 覆瓦状排列 | 茎生 | 丛生 |

2. 叶缘类型

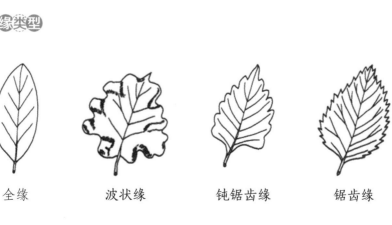

| 全缘 | 波状缘 | 钝锯齿缘 | 锯齿缘 |

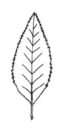

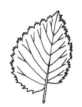

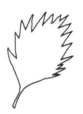

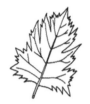

细锯齿缘　　　　　重锯齿缘　　　　　锐浅裂缘　　　　　细裂缘

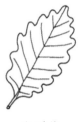

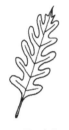

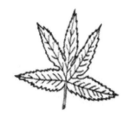

浅裂缘　　　　　　羽状裂缘　　　　　掌状裂缘

3. 复叶类型

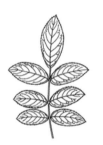

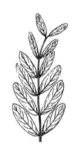

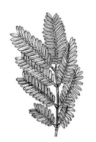

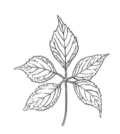

奇数羽状复叶　　　偶数羽状复叶　　　二回羽状复叶　　　掌状复叶

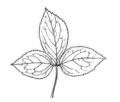

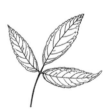

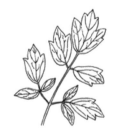

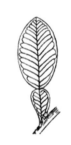

掌状三出复叶　　　羽状三出复叶　　　二回羽状三出复叶　　　单身复叶

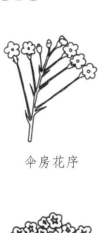

伞房花序

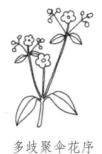

多歧聚伞花序

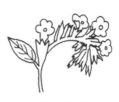

卷伞花序
（镰刀形花序）

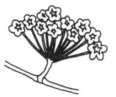

伞形花序

头状花序

密伞花序

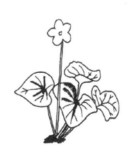

单顶花序

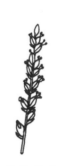

穗状花序

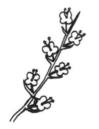

总状花序

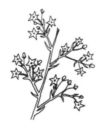

圆锥状花序

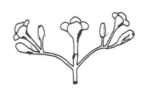

二歧聚伞花序

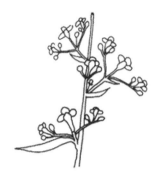

总状复聚伞花序

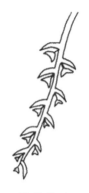

柔荑花序

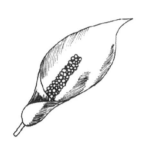

肉穗花序

5. 花形类型

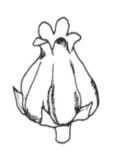

壶状

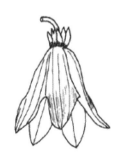

钟状

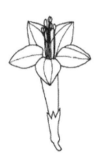

高脚碟状

轮状

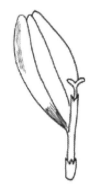

舌状

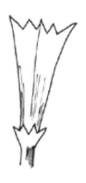

管状

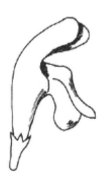

二唇形

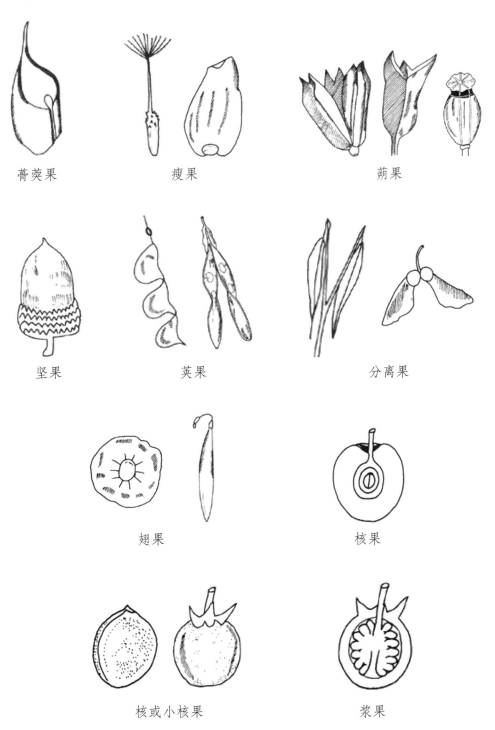

蓇葖果　　　　　　瘦果　　　　　　　　蒴果

坚果　　　　　　　荚果　　　　　　　　分离果

翅果　　　　　　　　　　　　核果

核或小核果　　　　　　　　浆果

目

CONTENTS

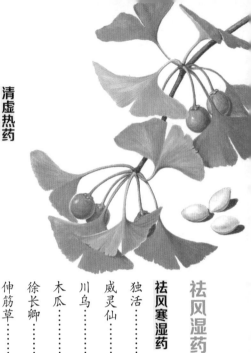
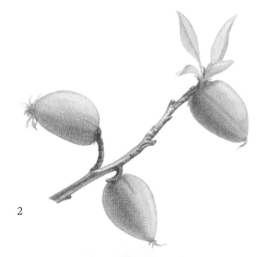

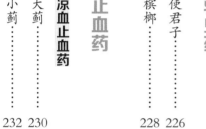
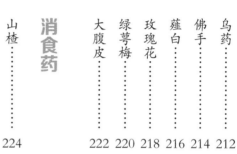

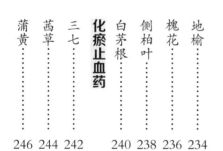

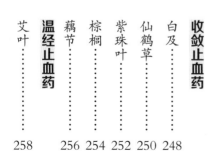
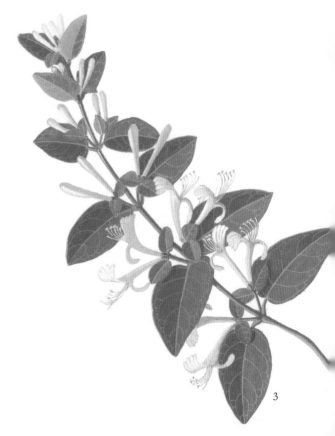

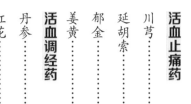
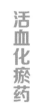

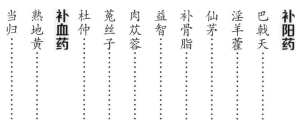

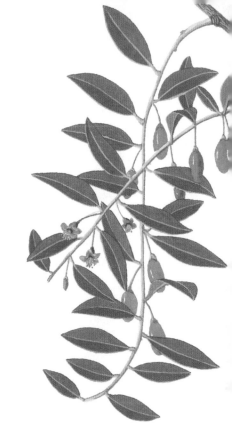

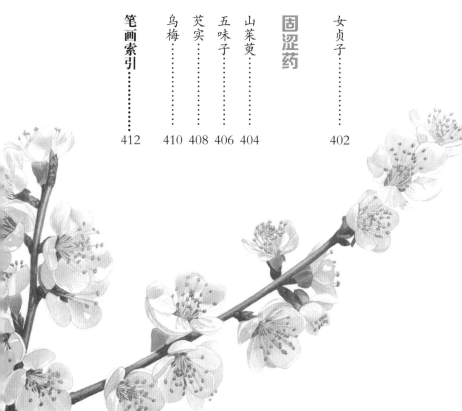

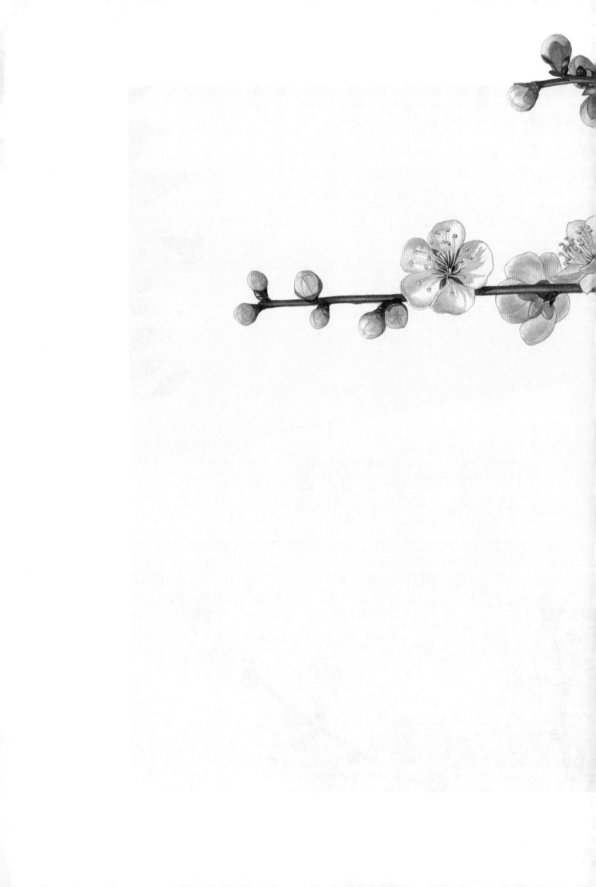

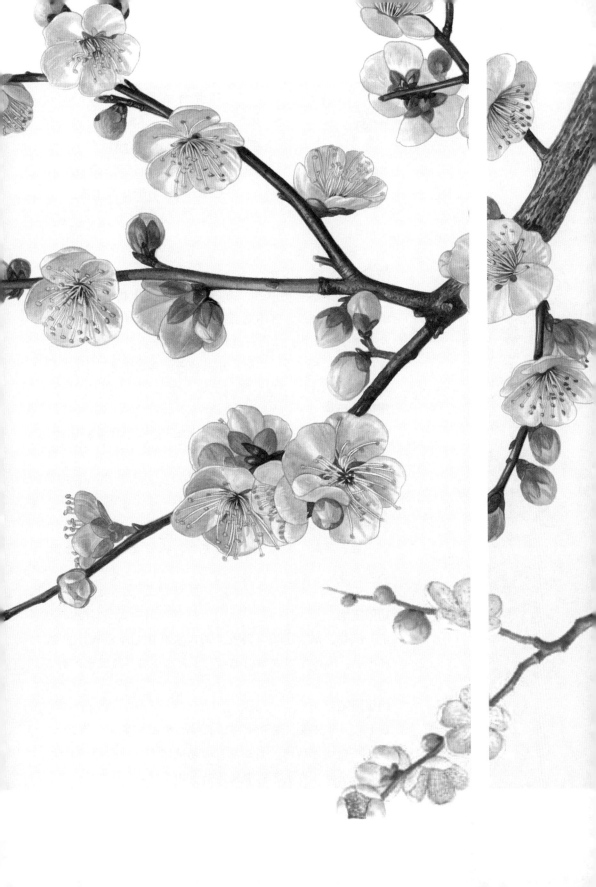

《本草纲目》记载：麻黄乃肺经专药，故治肺病多用之。张仲景治伤寒无汗用麻黄，有汗用桂枝。

麻黄

来源

麻黄科植物草麻黄 *Ephedra sinica* Stapf、木贼麻黄 *Ephedra equisetina* Bunge、中麻黄 *Ephedra intermedia* Schrenk et C. A. Mey. 的干燥草质茎。

形态特征

草麻黄：草本状小灌木，高 20~40 厘米。小枝长圆柱形，表面具细纵槽纹，常不明显，对生或轮生。鳞叶膜质鞘状，生于节上，2 裂，三角状披针形，先端渐尖，常向外反曲。雌雄异株。种子 2。花期 5 月，种子成熟期 7 月。

生境分布

生于河床、沙滩、干草原、固定沙丘。分布于甘肃、新疆、内蒙古、四川西部等地。

采收加工

秋季采收绿色草质茎，晒干。气微香，味涩、微苦。药材以干燥、茎粗、淡绿色、内心充实、味苦涩者为佳。生用或蜜炙用。

功效主治

辛、微苦，温。①发汗解表：治风寒感冒无汗发热。②宣肺平喘：治肺气不宣胸闷喘咳。③利水消肿：治风水浮肿。

用量用法

2~9 克，水煎服。发汗生用，止咳平喘多蜜炙用。自汗、盗汗及虚喘者慎用。高血压、心功能不全、甲状腺功能亢进、糖尿病、失眠等患者及运动员均忌用。

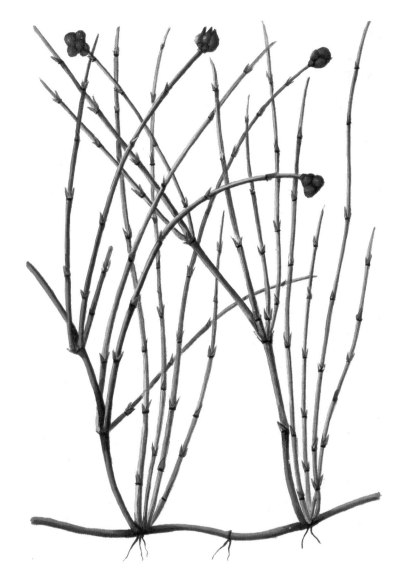

草麻黄

验方集萃

1. **风寒感冒**：麻黄、苦杏仁各6克，桂枝8克，甘草3克，水煎服。

2. **肺寒咳喘（慢性支气管炎）**：蜜麻黄8克，苦杏仁6克，细辛3克，干姜10克，水煎服。

3. **急性肾炎水肿**：麻黄8克，石膏15克，生姜5克，白术12克，甘草3克，水煎服。

4. **风湿关节疼痛**：麻黄8克，羌活、当归、川芎各12克，细辛3克，黄芪15克，水煎服。

5. **风痹四肢疼痛**：麻黄8克，桂心3克，酒煎频服。

桂枝

本草说

《本草经疏》记载：实表祛邪。主利肝肺气，头痛，风痹骨节疼痛。

形态特征

常绿乔木。树皮灰棕色，有细皱纹及小裂纹，皮孔椭圆形，芳香而味甜。叶互生，叶片革质，长椭圆形或披针形，全缘，具离基 3 出脉。花顶生或腋生，聚成圆锥花序，黄绿色，花被片 6。果实椭圆形，熟时暗紫色。花期 6~7 月，果期次年 2~3 月。

生境分布

生于山坡、丛林。分布于广东、广西、云南等地，福建南部有栽培。

采收加工

春季割嫩枝，晒干或阴干。有特异香气，味辛辣、微甜。药材以幼嫩、色棕红、气香者为佳。切片或切段用。

功效主治

辛、甘，温。①发汗解肌：治风寒感冒。②温通经脉：治胸痹心痛、脘腹冷痛、闭经腹痛、风湿肩臂冷痛。③助阳化气：治痰饮眩晕、小便不利、水肿等。

用量用法

3~10 克，水煎服。热病、阴虚火旺、出血、月经过多者及孕妇忌用或慎用。

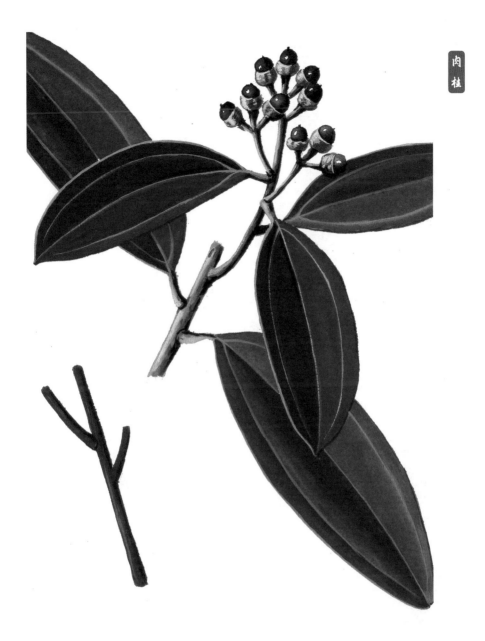

肉桂

验方集萃

1. **感冒无汗**：桂枝、麻黄各9克，荆芥、防风各6克，水煎服。

2. **感冒汗出恶风**：桂枝、白芍各10克，生姜3克，大枣10枚，水煎服。

3. **闭经**：桂枝10克，当归、川芎各8克，吴茱萸、艾叶各6克，水煎服。

4. **关节炎疼痛**：桂枝、制附子（先煎）各9克，姜黄、威灵仙各12克，水煎服。

5. **冻疮（未溃破）**：桂枝60克，白萝卜皮适量，加水1000毫升，煎煮后熏洗。

《名医别录》记载：主下气，除寒中。

紫苏

唇形科植物紫苏 *Perilla frutescens* (L.) Britt. 的干燥茎、叶。叶为紫苏叶，茎为紫苏梗。

形态特征

一年生草本，有芳香气味。茎四棱形。叶对生，有长柄；叶片卵形，边缘有粗圆齿，背面紫色或两面紫色，疏生柔毛。夏秋开花；总状花序顶生和腋生；花红色或淡红色。小坚果近球形，灰棕色。花期 6~7 月，果期 7~8 月。

生境分布

生于山坡路边阴湿处，或栽培。全国各地均有分布。

采收加工

夏、秋二季采茎，大暑前后采叶，晒干。气清香，味微辛。药材以叶大、色紫、不碎、枝梗粗壮、香气浓、无杂质者为佳。生用。

功效主治

辛，温。①疏风散寒：治风寒感冒咳嗽。②理气宽中：治脾胃气滞所致的胸闷呕吐、妊娠恶阻。③解食鱼蟹中毒：治食鱼蟹中毒之腹痛泄泻。紫苏叶偏于发表，紫苏梗偏于理气。

用量用法

3~10 克，水煎服。不宜久煎。

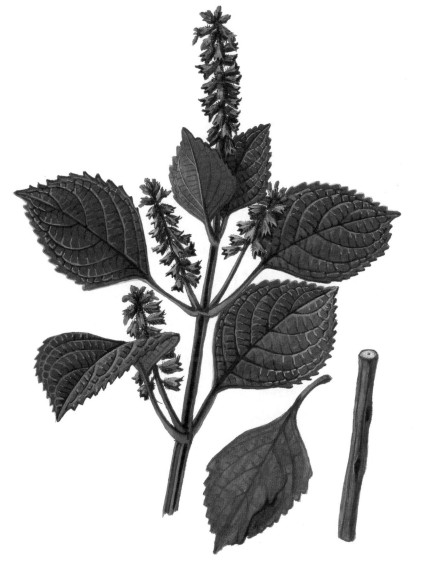

验方集萃

1. **感冒发热、呕吐腹泻**：紫苏 12 克，陈皮 10 克，荆芥、防风、广藿香各 8 克，水煎服。

2. **妊娠胸闷呕恶**：紫苏梗、姜竹茹各 10 克，砂仁 6 克，水煎服。

3. **食鱼蟹中毒**：紫苏叶 10 克，甘草 5 克，生姜 5 片，水煎服。

4. **受凉伤风，胃冷不舒**：紫苏叶 10 克，生姜 5 克，水煎热服，取汗。

5. **药膳方**：紫苏叶适量，炖鱼汤，或炒田螺，或煮豆腐等。

荆芥

《食疗本草》记载：辟邪气，除劳，传送五脏不足气，助脾胃。

来源

唇形科植物荆芥 *Schizonepeta tenuifolia* Briq. 的干燥地上部分。

形态特征

一年生草本，高60~80厘米，有强烈香气。茎直立，四棱形，全株被灰白色短柔毛。叶对生，指状3裂，裂片3~5，中部及上部叶无柄。轮伞花序，多轮密生于枝端而成穗状；花冠青紫色或淡红色，唇形。小坚果卵形或椭圆形。花期7~8月，果期9~10月。

生境分布

多为栽培。分布于江苏、浙江、江西、山东等地。

采收加工

夏、秋二季花开到顶、穗绿时采割，阴干切段。气芳香，味微涩而辛凉。药材以色淡黄绿、穗长而密、香气浓者为佳。生用或炒黄、炒炭用。

功效主治

辛，微温。①祛风解表：治感冒发热。②透疹止痒：治麻疹、风疹、皮肤瘙痒等。③消疮止痛：治疮痈初起、痔疮肿痛。④止血：治便血、崩漏、产后血晕。

用量用法

5~10克，水煎服。止血炒炭用。

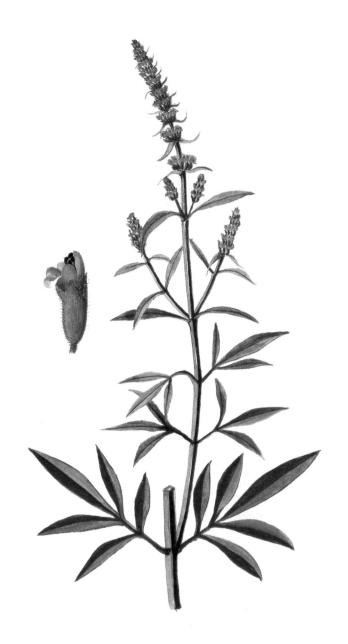

验方集萃

1. **感冒发热头痛**：荆芥、防风各 8 克，川芎、白芷各 10 克，水煎服。

2. **风疹不透**：荆芥 8 克，葛根 15 克，薄荷 5 克，水煎服。

3. **皮肤瘙痒**：荆芥、薄荷各 6 克，蝉蜕 5 克，蒺藜 10 克，水煎服。

4. **痔疮肿痛**：荆芥 30 克，煎汤熏洗。

5. **扁桃体肿大**：荆芥、薄荷各 6 克，玄明粉、青黛各 10 克，研末，蜜水调，点患处。

防风

来源

伞形科植物防风*Saposhnikovia divaricata* (Turcz.) Schischk. 的干燥根。

《遵生八笺·饮馔服食笺》记载：采苗，可作菜食，汤焯，料拌，极去风。

形态特征

多年生草本，高20~80厘米。根直而长，顶端密被棕黄色叶柄残基。基生叶具长柄，2~3回羽状分裂，末回裂片条形至倒披针形，顶生叶具扩展叶鞘。花葶单生，二歧分枝。复伞形花序顶生，伞幅5~9个，花梗4~9，花白色。双悬果。花期8~9月，果期9~10月。

生境分布

生于丘陵地带山坡草丛中。分布于东北及河北、四川、云南等地。

采收加工

春、秋二季采挖根，洗净，晒干。气微香，味微甘。药材以条粗壮、断面皮部浅棕色、木部浅黄色者为佳。切片生用或炒炭用。

功效主治

辛、甘，微温。①解表祛风：治感冒头痛。②胜湿止痛：治风湿痹痛。③止泻：治腹痛泄泻、痔疮出血。

用量用法

3~10克，水煎服。止泻宜炒用。

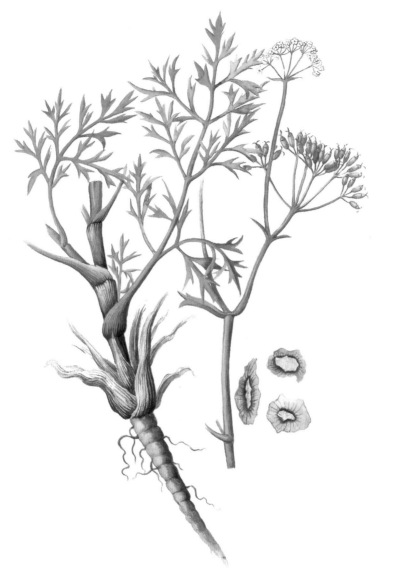

验方集萃

1. **感冒头痛**：防风、荆芥各10克，紫苏叶、羌活各8克，水煎服。

2. **风湿关节痛**：防风、羌活各10克，秦艽、苍术各8克，水煎服。

3. **风湿头痛**：防风、佩兰各10克，生薏苡仁15克，石菖蒲、川芎、白芷各9克，水煎服。

4. **湿疹瘙痒**：防风、苍耳子、蛇床子、鬼针草各30克，水煎洗患处。

5. **肠鸣腹痛、泄泻**：防风10克，白芍12克，陈皮6克，水煎服。

羌活

来源 伞形科植物羌活 *Notopterygium incisum* Ting ex H. T. Chang、宽叶羌活 *Notopterygium franchetii* H. de Boiss. 的干燥根茎及根。

形态特征

羌活：多年生草本，高 60~120 厘米。根茎圆柱状。基生叶和下部叶 2~3 回奇数羽状复叶，边缘有不等的钝锯齿；茎上部叶常无柄。复伞形花序，花白色。双悬果长圆形，背棱及侧棱有翅。花期 7 月，果期 8~9 月。

生境分布

生于高山阳坡草丛及灌木丛。分布于青海、甘肃、四川等地。

采收加工

春、秋二季采挖，干燥。气香，味微苦而辛。药材以条粗、外皮棕褐色、断面朱砂点多、香气浓郁者为佳。切片生用。

功效主治

辛、苦，温。①解表散寒：治风寒感冒。②胜湿止痛：治风寒湿痹、头风头痛、脊痛项强。

用量用法

5~10 克，水煎服。用量过多，易致呕吐。脾胃虚弱呃逆呕吐、血虚风湿及头痛者须慎用。

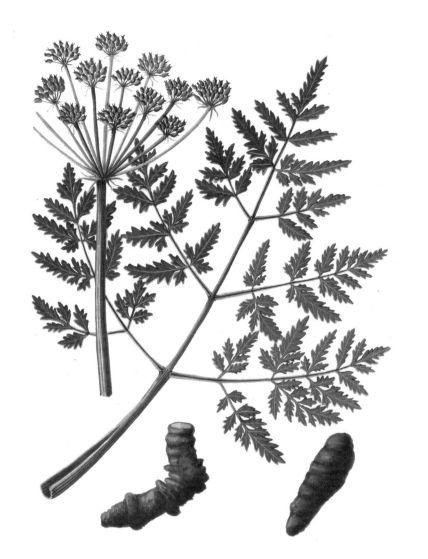

羌活

验方集萃

1. 风寒感冒恶寒发热、头身疼痛：羌活、白芷各 8 克，紫苏、荆芥、防风各 6 克，水煎服。

2. 风湿关节肌肉酸痛：羌活、桂枝各 10 克，姜黄、当归各 9 克，水煎服。

3. 头风头痛、头身困重：羌活、苍术各 9 克，白芷、蔓荆子各 10 克，川芎 8 克，水煎服。

4. 脊痛项强：羌活、独活各 10 克，藁本、防风各 8 克，炖猪排骨或牛脊骨服。

5. 感冒发热、扁桃体炎：羌活 5 克，板蓝根、蒲公英各 6 克，水煎，每日 1 剂，分 2 次服。

白芷

来源

伞形科植物白芷 *Angelica dahurica* (Fisch. ex Hoffm.) Benth. et Hook. f. 或杭白芷 *Angelica dahurica* (Fisch. ex Hoffm.) Benth. et Hook. f. var. *formosana* (Boiss.) Shan et Yuan 的干燥根。

形态特征

白芷：多年生大型草本。根圆锥形，粗大。茎粗壮中空，常呈紫色。茎生叶，有长柄，基部叶鞘半圆形，紫红色；2~3 回羽状复叶，全裂，最后裂片披针形至倒卵形，基部下延，呈翅状。花白色。双悬果椭圆形，分果具 5 棱。花期 6~7 月，果期 7~9 月。

生境分布

生于河边、溪旁，或栽培。分布于华北、东北，华东常有栽培。

采收加工

秋季叶黄时采挖，晒干。气浓香，味辛、微苦。药材以条粗壮、体重、粉性足、香气浓郁者为佳。切片生用。

功效主治

辛、温。①祛风止痛：治外感风寒头身疼痛、风湿痹痛、牙痛。②通鼻窍：治鼻塞、鼻炎。③消肿排脓：治痈疽肿疡。④祛风止痒：治风团、脱屑、湿烂渗液等皮肤损害。⑤燥湿止带：治寒湿带下。

用量用法

3~10 克，水煎服；或入丸、散剂。外用适量，研末调涂。

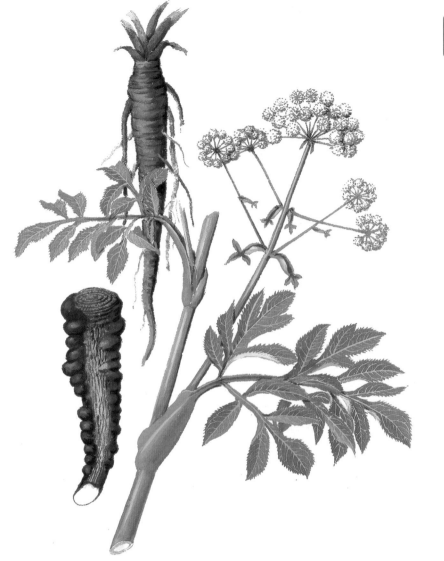

验方集萃

1. 风寒感冒眉棱骨、前额痛：白芷 10 克，荆芥 6 克，水煎服。

2. 风湿关节痛：白芷、羌活、威灵仙各 12 克，水煎服。

3. 牙痛：白芷、吴茱萸各 8 克，水煎漱口或研末塞牙。

4. 过敏性鼻炎、鼻窦炎鼻塞流浊涕：白芷、辛夷、薄荷各 8 克，研末，开水冲泡，先熏鼻后服。

5. 疮疡、乳腺炎：白芷、当归各 8 克，金银花、蒲公英各 15 克，水煎服。

《本草纲目》记载：根细而味极辛，故名之曰细辛。

细辛

来源

马兜铃科植物北细辛 *Asarum heterotropoides* Fr. Schmidt var. *mandshuricum* (Maxim.) Kitag.、汉城细辛 *Asarum sieboldii* Miq. var. *seoulense* Nakai、华细辛 *Asarum sieboldii* Miq. 的干燥根和根茎。

形态特征

北细辛：多年生草本。根茎横走，有多数肉质根，气味芳香。叶基生，2~3 片；叶片近心形，先端短锐尖或钝，基部深心形，全缘，上面脉上有短毛，下面近无毛。花单生，接近地面，紫褐色。蒴果半球形。花期 5 月，果期 6 月。

生境分布

生于山沟阴湿处、山坡林下及灌木丛中。分布于东北各地。

采收加工

夏、秋二季采挖，阴干。气辛香，味辛辣而麻舌。药材以根灰黄、叶绿、干燥、味辛辣而麻舌者为佳。生用。

功效主治

辛，温。有小毒。①祛风解表：治风寒感冒。②散寒止痛：治风冷头痛、牙痛、痹痛。③温肺止咳：治寒痰咳喘。④宣通鼻窍：治鼻炎头痛。

用量用法

1.5~3 克，水煎服；或 0.5~1 克，入丸、散剂。用量不宜过大，煎煮时间在 20 分钟以上。反藜芦。中毒主要表现为呼吸麻痹、心脏抑制和心律失常。

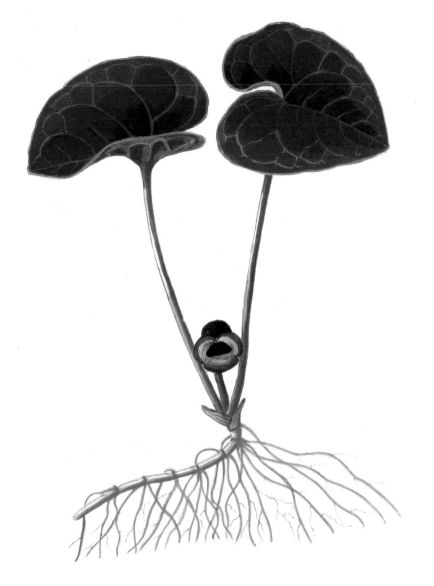

验方集萃

1. **阳虚感冒**：细辛、麻黄各 3 克，制附子（先煎）10 克，水煎温服。

2. **鼻炎头痛、头痛畏冷**：细辛 3 克，川芎、白芷各 10 克，水煎服。

3. **牙痛、复发性口腔溃疡**：细辛 10 克，煎汤含漱。

4. **风湿性关节炎**：细辛 3 克，羌活、威灵仙、巴戟天各 10 克，水煎服，药渣温熨痛处。

5. **鼻塞不通**：细辛少许，研末，吹入鼻中。

辛夷

来源

木兰科植物玉兰 *Magnolia denudata* Desr.、武当玉兰 *Magnolia sprengeri* Pamp. 或望春花 *Magnolia biondii* Pamp. 的干燥花蕾。

《本草纲目》记载：辛夷之辛温走气而入肺，其体轻浮，能助胃中清阳上行通于天。

形态特征

玉兰：落叶乔木，高达 15 米。嫩枝有毛，冬芽密生灰绿色长绒毛。叶互生，倒卵形至倒卵状长圆形，先端短急尖。花大，钟形，先叶开放；花被片 9 枚，白色，矩圆状倒卵形。果实顶端圆形，多数，聚合成圆筒形。花期 2 月，果期 6~7 月。

生境分布

生于阔叶林中。全国大部分地区有栽培。

采收加工

冬末春初花未开放时采收，阴干。气芳香，味辛凉而稍苦。药材以花蕾未开、身干而完整、内瓣紧密、色绿、无枝梗、香气浓者为佳。生用。

功效主治

辛，温。①发表散寒：治外感风寒头痛鼻塞。②宣通鼻窍：治多种鼻病。

用量用法

3~9 克，水煎服。本品有毛，易刺激咽喉，入汤剂宜纱布包煎。阴虚火旺者慎用。

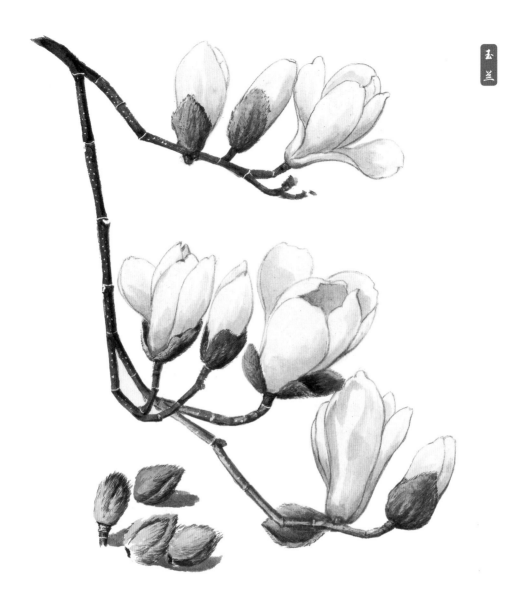

玉兰

验方集萃

1. **感冒头痛鼻塞**：辛夷、白芷、苍耳子、川芎各9克，水煎，先趁热熏鼻，后服。

2. **鼻窦炎头痛**：辛夷6克，细辛5克，荆芥、防风各8克，水煎服。

3. **过敏性鼻炎喷嚏不止**：辛夷9克，鹅不食草15克，浓煎取汁滴鼻。

4. **牙痛、牙龈浮肿**：辛夷15克，蛇床子30克，青盐8克，共研为末，涂于患处。

5. **鼻炎、鼻窦炎**：辛夷9克，豆腐2块，辛夷插豆腐上，同炖，吃豆腐饮汤。

本草说

《本草纲目》记载：吴、越、川、湖人多以代茶。

薄荷

来源

唇形科植物薄荷 *Mentha haplocalyx* Briq. 的干燥地上部分。

形态特征

多年生草本，高80厘米，气味清凉浓香。根茎细长；地上茎向上直立，四棱形，被微柔毛。叶对生，长圆形或长圆状披针形，先端锐尖，基部楔形，边缘具尖锯齿，两面有疏微柔毛。腋生轮伞花序；花小，花冠淡紫色或红色。小坚果长圆形。花期8~10月，果期9~11月。

生境分布

生于水边湿地、山野湿地，或栽培。全国各地均有分布。

采收加工

北方在7、9月收割，南方在6、7、10月收割，阴干。揉搓后有特殊清凉香气，味辛。药材以叶多、色深绿、味清凉、香气浓者为佳。切段生用。

功效主治

辛，凉。①疏散风热：治风热感冒、温病初起。②清利头目：治头痛目赤。③利咽喉：治咽痛、口疮。④透疹止痒：治风疹、麻疹。

用量用法

3~6克，水煎服，后下。本品芳香辛散，发汗耗气，故体虚多汗者不宜使用。

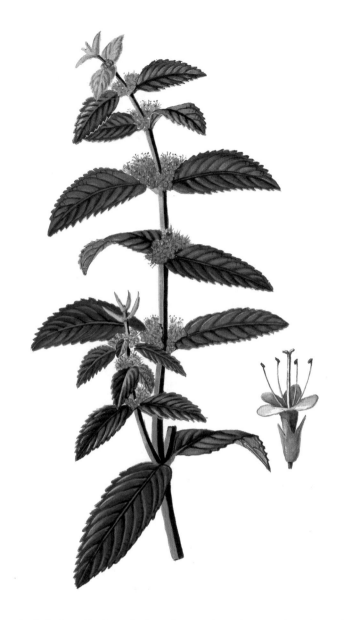

验方集萃

1. 感冒发热、头痛鼻塞：薄荷、菊花、蔓荆子各9克，荆芥、金银花各12克，水煎服。

2. 目赤肿痛、咽痛：薄荷、桔梗各6克，牛蒡子、板蓝根、菊花各10克，水煎服。

3. 风疹瘙痒：薄荷、蝉蜕各6克，防风、紫草各8克，水煎服。

4. 口臭、牙痛：丁香、厚朴、薄荷、金银花各10克，煎汤制成口香爽漱口液，分数次漱口。

5. 中暑：薄荷、鱼腥草各10克，水煎服。

《饮膳正要》记载：治中风，燥热，口干，手足不遂，及皮肤热疮。

牛蒡子

来源　菊科植物牛蒡 *Arctium lappa* L. 的干燥果实。

形态特征

多年生草本，高 1~2 米。主根肉质。茎直立，紫色。叶片心状卵形至宽卵形，先端圆钝，基部通常为心形，下面密被白色绒毛；茎上叶互生，有长柄。花紫红色，头状花序簇生茎顶，略呈伞房状；总苞球形，密被钩刺状苞片，全为管状花。瘦果长椭圆形或倒卵形。花期 6~7 月，果期 7~8 月。

生境分布

生于路旁、沟边或山坡草地，或栽培。

采收加工

秋季采收果实，去杂质，晒干。无臭，味苦，微辛而稍麻舌。药材以粒大、饱满、色灰褐者为佳。生用或炒用。

功效主治

辛、苦，寒。①疏散风热：治风热感冒。②宣肺透疹：治疹出不透。③散结解毒：治腮腺炎、咽喉肿痛、疮疖肿毒。

用量用法

3~15 克，打碎，水煎服。便溏者慎用。

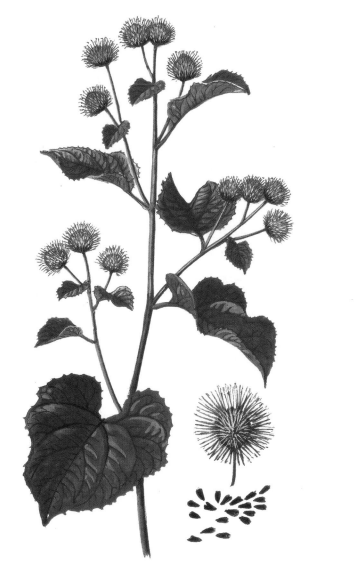

验方集萃

1. **感冒发热、咽喉肿痛**：牛蒡子9克，板蓝根15克，薄荷、甘草各3克，水煎服。

2. **麻疹不透**：牛蒡子、葛根各6克，蝉蜕、荆芥各3克，水煎服。

3. **流行性腮腺炎、疮痈肿痛**：牛蒡子10克，黄芩9克，升麻、蒲公英各12克，水煎服。

4. **肺热咳嗽、咳痰不畅**：牛蒡子、浙贝母各10克，桔梗、甘草各3克，水煎服。

5. **习惯性便秘**：生牛蒡子（捣碎）15克，开水500毫升，冲泡20分钟后代茶服饮。

《食疗本草》记载：煎饮代茶，止热渴。

桑叶

桑科植物桑 *Morus alba* L. 的干燥叶。

形态特征

落叶灌木或小乔木，高达 15 米。根皮红黄色至黄棕色。叶互生，具柄；叶片卵圆形或宽卵形，边缘有粗锯齿，有时不规则分裂。开绿色花，花小，雌雄异株，穗状花序腋生。瘦果外包肉质花被，多数密集成圆形或长圆形聚合果，初绿色，成熟后变肉质，黑紫色或白色，味甜。花期 4~5 月，果期 6~7 月。

生境分布

生于村旁、田间或山坡。全国各地均有分布。

采收加工

经霜后采收，晒干。气微，味淡、微苦涩。药材以叶片完整、大而厚、色黄绿、质扎手者为佳。生用或蜜炙用。

功效主治

苦、甘，寒。①疏散风热：治风热感冒。②平肝明目：治肝阳上亢头目晕眩、急性结膜炎。③清肺润燥：治秋燥咳嗽、肺热咯血。

用量用法

5~10 克，水煎服。润肺宜用蜜炙。

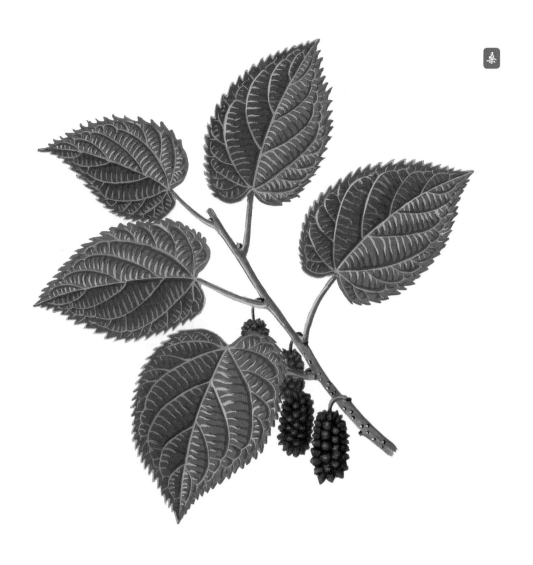

验方集萃

1. **风热感冒**：桑叶、菊花各8克，苦杏仁、桔梗、甘草各5克，连翘10克，水煎服。

2. **高血压头目眩晕**：桑叶、菊花各10克，决明子、夏枯草各12克，水煎代茶。

3. **咳嗽少痰、咽干口燥**：桑叶10克，北沙参15克，苦杏仁6克，川贝母粉3克（冲服），水煎服。

4. **肺热咯血**：桑叶、石韦各10克，仙鹤草15克，白及粉3克（冲服），水煎服。

5. **年老视物昏花、睡眠不安**：桑叶、黑芝麻各15克，煎汤，取汤煮小米粥食用。

《食物本草》记载：菊花酒，清头风，明耳目，去痿痹。

菊花

来源 菊科植物菊 *Chrysanthemum morifolium* Ramat. 的干燥头状花序。

形态特征

多年生草本，高 60~150 厘米。茎直立，多分枝，全株密被白色柔毛。叶互生；叶片卵圆形或披针形，略作羽状分裂，边缘有粗锯齿，下面具白色绒毛。头状花序顶生或腋生；总苞半球形，总苞片 3~4 层，外层绿色，线形；舌状花数层，白色或黄色，雌性；中央管状花两性，黄色。瘦果柱状。花期 9~11 月。

生境分布

生于背风向阳、土地肥沃的沙质高地。我国中部、东部及西南广泛栽培。河南、安徽和浙江产的分别称为怀菊花、滁菊花（或亳菊花）和杭菊花。

采收加工

秋季霜降前花正开时采收，阴干。气清香，味甘、微苦。药材以花朵完整、颜色新鲜、气清香、少叶梗者为佳。生用。

功效主治

辛、甘、苦，微寒。①疏散风热：治风热感冒。②平肝明目：治肝阳上亢眩晕、目赤肿痛。③解毒消肿：治热毒疮痛。④降血压：治高血压、冠心病。

用量用法

6~10 克，水煎或开水泡服。疏风多用杭菊花（黄菊花），平肝明目多用滁菊花（白菊花）。

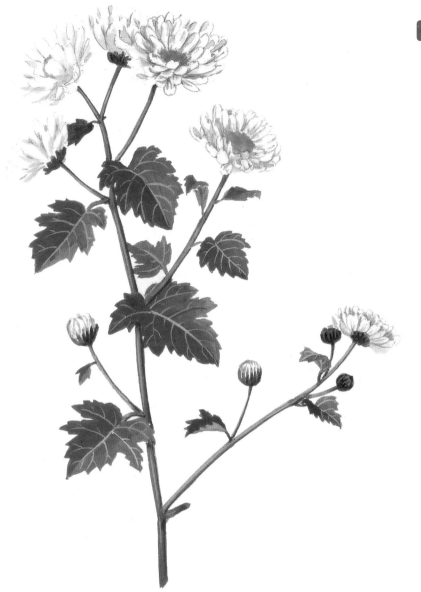

菊

验方集萃

1. **风热头痛**：菊花、川芎各9克，研细末，每次6克，茶水冲服。

2. **高血压头晕目眩**：菊花、钩藤（后下）各10克，白芍、蒺藜各12克，水煎服。

3. **两目干涩**：菊花10克，枸杞子、石斛各15克，水煎服。

4. **目赤肿痛**：菊花、夏枯草各10克，水煎服。

5. **虚火牙痛、口干**：菊花3克，炖豆腐，食豆腐喝汤。

柴胡

来源 伞形科植物柴胡 *Bupleurum chinense* DC. 和狭叶柴胡 *Bupleurum scorzonerifolium* Willd. 的干燥根。前者习称"北柴胡"，后者习称"南柴胡"。

形态特征

柴胡：多年生草本。主根圆柱形，粗大，质硬。茎表面有细纵槽纹，实心，上部分分枝略呈"之"字形弯曲。叶片条状阔披针形，具平行脉7~9条。复伞形花序多数；花小，鲜黄色，上部向内折，中肋隆起，小舌片矩圆形，顶端2浅裂。双悬果宽椭圆形，棕色。花期9月，果期10月。

生境分布

生于向阳山坡路边、河岸旁或草丛中。分布于东北、华北、西北、华东及湖北、四川、重庆等地。

采收加工

春、秋二季采挖，晒干。气微香，味微苦。药材以条粗长、须根少者为佳。切段生用或醋炙用。

功效主治

苦、辛，微寒。①疏散退热：治感冒发热、疟疾寒热往来。②疏肝解郁：治肝郁气滞所致的胸胁胀痛、月经不调。③升阳举陷：治子宫脱垂、胃下垂、脱肛。

用量用法

3~10克，水煎服。退热生用，疏肝醋炙用。

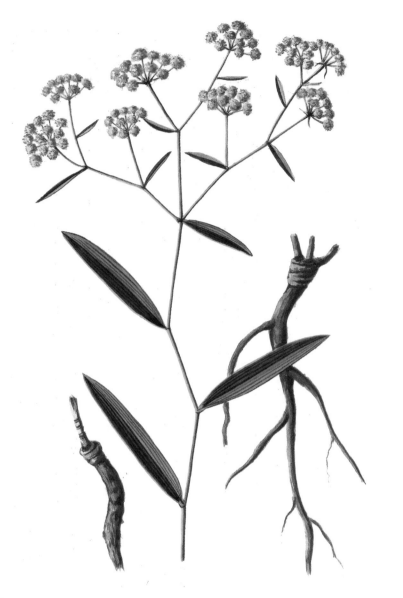

柴胡

验方集萃

1. **感冒发热**：柴胡、葛根各 10 克，黄芩 8 克，石膏 15 克，水煎服。

2. **疟疾寒热往来**：柴胡 10 克，黄芩 8 克，青蒿 15 克，水煎服。

3. **胸胁胀痛、月经不调**：柴胡、白芍、香附、青皮各 10 克，水煎服。

4. **中气下陷（脱肛、子宫脱垂、胃下垂）、气虚低热**：柴胡、升麻、白术各 10 克，黄芪、党参各 15 克，水煎服。

5. **急慢性支气管炎**：柴胡 10 克，鱼腥草 15 克，水煎服。

葛根

《食疗本草》记载：蒸食之，消酒毒。其粉亦甚妙。

来源

豆科植物野葛 *Pueraria lobata* (Willd.) Ohwi 的干燥根。其花称为"葛花"。

形态特征

多年生落叶藤本植物，全株有黄色长硬毛。3 出复叶，小叶 3 片，叶片阔卵形或菱状卵形，边缘全缘或中部以上 3 裂；小托叶线形。花紫蓝色，组成腋生总状花序；苞片线状锥形；花冠蝶形。荚果长椭圆形。花期 4~8 月，果期 8~10 月。

生境分布

生于丘陵地区坡地或疏林。几乎遍布全国各地。

采收加工

春、秋二季采挖，去外皮。无臭，味微甜。药材以块大、质坚实、色白、粉性足、纤维少者为佳。晒干生用或煨用。葛花立秋后花未全开放时采收。

功效主治

甘、辛，凉。①解肌退热：治感冒发热、头项强痛。②清热生津：治热病烦渴、消渴。③透疹：治疹出不透。④升阳止泻：治热痢、泄泻。⑤降血压：治高血压。葛花甘，平，解酒，治饮酒过度、头晕呕吐。

用量用法

15~30 克，水煎服。葛花 10~15 克，水煎服。

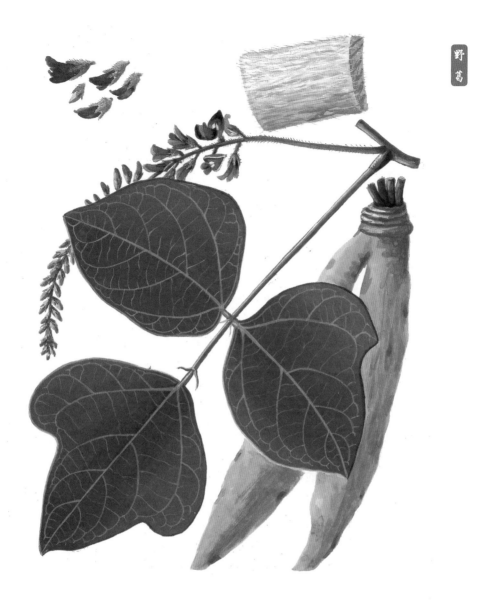

野葛

验方集萃

1. 感冒发热：葛根 15 克，柴胡、黄芩各 10 克，荆芥、防风各 6 克，水煎服。

2. 疹出不透：葛根 15 克，升麻 10 克，牛蒡子 12 克，蝉蜕 5 克，水煎服。

3. 热痢、泄泻：葛根、马齿苋各 15 克，黄连 6 克，黄芩 10 克，水煎服。

4. 高血压、冠心病：葛根 20 克，红花 10 克，三七粉 3 克（冲服），丹参 15 克，水煎服。

5. 醉酒：葛根（或葛花）、枳椇子、山楂各 15 克，陈皮 5 克，水煎服。

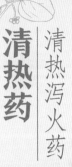

知母

来源

百合科植物知母 *Anemarrhena asphodeloides* Bge. 的干燥根茎。

形态特征

多年生草本。地下根茎横走粗壮，为残存的叶鞘所覆盖。叶丛生于根茎上，线形，质稍硬。花茎上散生鳞片状小苞片；花2~3朵簇生在顶部集成长穗状，花紫堇色。蒴果长卵形。种子黑色，三棱形，两端尖。花期5~8月，果期8~9月。

生境分布

生于向阳干燥的丘陵地及固定的沙丘上。分布于东北、河北、山西、陕西、甘肃、内蒙古等地。

采收加工

春、秋二季采挖，除去须根及泥沙，晒干，为毛知母；除去外皮，晒干，为知母肉。味微甘、略苦，嚼之带黏性。药材以肥大、坚硬、断面黄白色者为佳。切片入药，生用或盐水炙用。

功效主治

苦、甘，寒。①清热泻火：治热病烦渴、肺热咳嗽。②滋阴润燥：治骨蒸潮热、消渴、肠燥便秘。

用量用法

6~12克，水煎服。清热泻火宜生用，滋阴降火宜炙用。脾虚便溏不宜用。

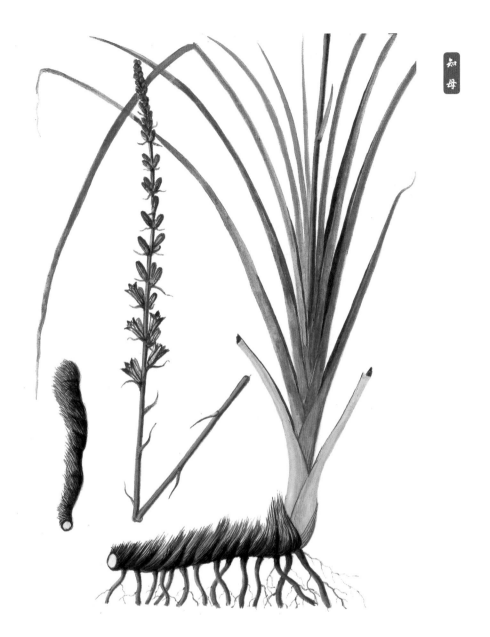

验方集萃

1. **咳嗽、肺热痰黄黏稠**：知母 12 克，黄芩 9 克，鱼腥草、瓜蒌各 15 克，水煎服。

2. **骨蒸劳热、五心烦热**：知母、熟地黄各 12 克，鳖甲、银柴胡各 10 克，水煎服。

3. **血淋涩痛**：知母、黄柏、川木通、滑石各 6 克，水煎服。

4. **糖尿病口干**：知母 12 克，生地黄、天花粉各 15 克，水煎服。

5. **肠燥便秘**：知母、何首乌各 12 克，火麻仁、肉苁蓉各 15 克，水煎服。

栀子

来源 茜草科植物栀子 *Gardenia jasminoides* Ellis 的干燥成熟果实。

形态特征

常绿灌木。茎多分枝，嫩枝常被短毛，枝圆柱形，灰色。叶对生，少为 3 叶轮生；叶片披针形。花单生于枝顶，白色，芳香，花冠高脚碟状；萼管倒圆锥形或卵形。果实倒长卵形或椭圆形，秋季成熟，黄色或橘红色，有翅状纵棱 5~8 条，顶端有绿色宿存花萼。种子多数，扁，近圆形而稍有棱角。花期 5~7 月，果期 8~11 月。

生境分布

生于山坡灌丛中。分布于长江以南各地。

采收加工

秋季采收。气微，味微酸而苦。药材以个小、完整、皮薄、饱满、色红黄者为佳。生用、炒焦或炒炭用。

功效主治

苦，寒。①泻火除烦：治热病心烦。②清利湿热：治黄疸尿赤、血淋涩痛。③凉血止血：治血热吐衄。④清热解毒：治目赤肿痛、火毒疮疡。⑤消肿止痛：治扭挫伤痛。

用量用法

3~10 克，水煎服。外用生品适量，研末调敷。凉血止血炒焦用。

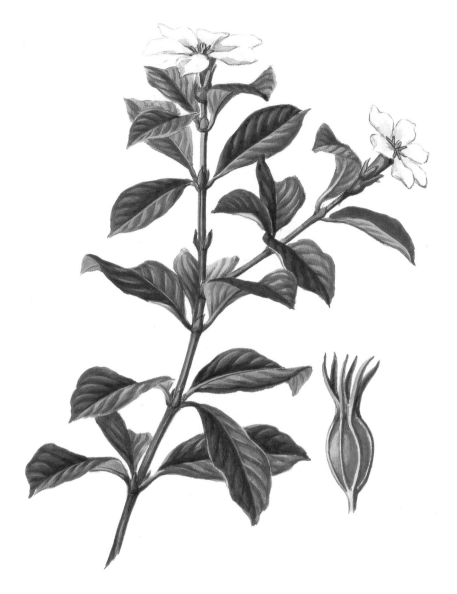

验方集萃

1. **热病心烦**：生栀子 10 克，淡豆豉 15 克，水煎服。

2. **高热烦躁**：生栀子 10 克，黄连、黄芩、黄柏各 8 克，水煎服。

3. **心肝火旺，目赤肿痛**：栀子 3 克，糯米 100 克，煮粥食用或蒸糯米饭食用。

4. **黄疸性肝炎面目身黄**：生栀子、茵陈各 15 克，垂盆草 20 克，水煎服。

5. **小便短赤**：生栀子、白茅根各 15 克，水煎服。

6. **跌打损伤肿痛**：生栀子适量，捣烂，蛋清或醋调敷患处。

芦根

来源 禾本科植物芦苇 *Phragmites communis* Trin. 的干燥地下茎。

《本草图经》记载：当汉取水底甘辛者，其露出及浮水中者，并不堪用。

形态特征

多年生高大草本。地下根茎横走，粗壮，黄白色，节上生多数须根。秆直立，具20多节，基部和上部的节间较短，节下被蜡粉。叶片披针形至宽长条形；叶鞘抱秆，叶舌有毛。圆锥花序直立顶生，由多数穗状花序组成，小穗含4花。颖果椭圆形，与内外稃分离。花期9~10月。

生境分布

生于江河湖泽、池塘沟渠沿岸和低湿地。全国各地均有分布。

采收加工

春末夏初或秋季采挖根茎，洗净，切段。无臭，味甘。药材以条粗壮、表面黄白色、有光泽、无须根、体轻质韧、不易折断者为佳。鲜用或生用。

功效主治

甘，寒。①清热生津、除烦：治热病烦渴、肺热咳嗽、肺痛吐脓。②止呕：治胃热呃逆。③利尿：治热淋涩痛。④透疹：治麻疹不透。

用量用法

5~30克，水煎服；或鲜品加倍，捣汁用。

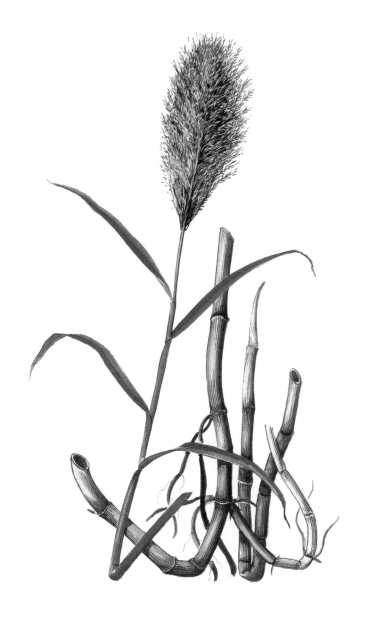

验方集萃

1. **热病伤津烦渴**：芦根 30 克，知母、麦冬、天花粉各 15 克，水煎服。

2. **肺热咳吐脓痰**：芦根 30 克，鱼腥草、薏苡仁各 15 克，金银花 10 克，桔梗 6 克，水煎服。

3. **胃热呃逆、呕吐**：芦根汁、姜汁各适量，口服。

4. **小便短赤、淋沥涩痛**：芦根、白茅根各 30 克，煎汤，冲六一散 10 克服用。

5. **暑热口渴**：鲜芦根、鲜淡竹叶、鲜白茅根各 60 克，水煎代茶。

天花粉

来源 葫芦科植物栝楼 *Trichosanthes kirilowii* Maxim. 或双边栝楼 *Trichosanthes rosthornii* Harms 的干燥根。

形态特征

栝楼：多年生宿根草质藤本。块根肥厚，表面灰黄色。卷须侧生，2~5分叉。叶片近宽圆形，3~5浅裂至深裂。花白色，雄花排成总状花序；萼片线形，全缘；花冠裂片5，顶端流苏状；雌花单生，花柱3裂。果实卵状椭圆形至球形，光滑，成熟时黄褐色。花期5~8月，果期8~10月。

生境分布

生于山坡、林缘，或栽培。分布于南北各地。

采收加工

秋、冬二季采挖，切成段、块、片。无臭，味微苦。药材以质坚实、断面白色或淡黄色、富粉性者为佳。鲜用或晒干生用。

功效主治

甘、微苦，微寒。①清热生津：治热病烦渴。②清肺润燥：治肺热燥咳、内热消渴。③消肿排脓：治疮疡肿毒。

用量用法

10~15克，水煎服。孕妇慎用。不宜与川乌、草乌、附子同用。

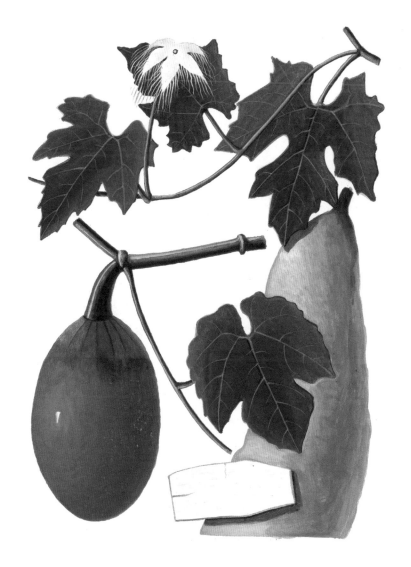

验方集萃

1. 肺热燥咳、干咳带血丝：天花粉、麦冬各15克，仙鹤草12克，水煎服。

2. 胃及十二指肠溃疡反酸：天花粉30克，浙贝母20克，鸡蛋壳15克，焙干，共研末，每次6克，开水调服，每日3次。

3. 糖尿病口干口渴：天花粉、山药各15克，知母、山茱萸各10克，水煎服；或鲜天花粉（去外皮），捣烂，装于绢袋用水掏洗，取液弃渣，隔夜取沉淀物，水冲服，每次3克。

5. 急性乳腺炎初起：天花粉、蒲公英各30克，白芷、金银花各15克，水煎服。

淡竹叶

来源 禾本科植物淡竹叶 *Lophatherum gracile* Brongn. 的干燥茎叶。

《备考食物本草纲目》记载：淡竹叶，味甘，寒，无毒。主烦热，利小便，清心。

形态特征

多年生草本，高 40~90 厘米。具木质短缩的根茎，密生长须根，须根叶中下部常膨大成纺锤形。秆中空。叶互生，多无柄，叶片广披针形，长 5~20 厘米。圆锥花序顶生；小穗条状披针形，不育外稃互相紧包并渐狭小，其顶端具有 1~2 厘米的短芒，芒上密生微小倒刺，成束而似弱冠。颖果纺锤形。花期 7~9 月，果期 10 月。

生境分布

生于丘陵或山地林中阴湿处。分布于长江以南及西南各地。

采收加工

夏季采收，晒干，切段。气微，味淡。药材以色青绿、叶大、梗少、无根及花穗、体轻、质柔韧者为佳。生用。

功效主治

甘、淡，寒。①清热除烦：治热病烦渴、口舌生疮。②利尿：治小便赤涩淋痛。

用量用法

10~15 克，鲜品加倍，水煎服。

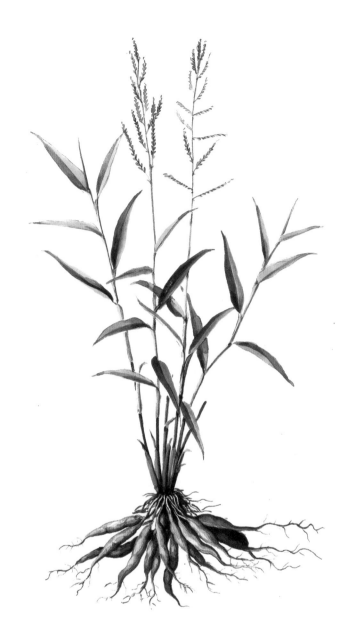

验方集萃

1. **热病烦渴、暑热心烦**：淡竹叶、麦冬各 15 克，芦根、荷叶各 12 克，水煎服。

2. **黄疸性肝炎**：淡竹叶 15 克，茵陈、积雪草各 12 克，水煎服或代茶饮。

3. **口舌生疮**：淡竹叶 12 克，灯心草 10 克，海金沙 6 克，水煎服。

4. **肾炎水肿、尿少**：淡竹叶、益母草各 15 克，泽泻、猪苓各 12 克，水煎服。

5. **热淋涩痛、小便短赤**：淡竹叶、鸭跖草、车前草各 10 克，水煎服。

夏枯草

来源 唇形科植物夏枯草 *Prunella vulgaris* L. 的干燥果穗。

本草说

《备考食物本草纲目》记载：此草夏至后即枯，盖禀纯阳之气，得阴气即枯，故有是名。

形态特征

多年生草本，全株被白色细毛。茎下部伏地，自基部多分枝，钝四棱形，紫红色，被稀疏的糙毛或近于无毛。叶对生，叶片狭卵形。夏初开花，花序顶生，穗状，有肾形苞片；苞片顶端突尖成尾状，基部略呈心形；花红紫色。小坚果黄褐色，长圆状卵珠形，微具沟纹。夏季末尾全株枯萎，故称"夏枯草"。花期5~6月，果期7~8月。

生境分布

生于路旁、草地、田埂坡边、林缘湿润处。全国各地均有分布。

采收加工

夏季当果穗半枯时采收，晒干。气微清香，味淡。药材以穗大、色棕红、不易破裂者为佳。生用。

功效主治

苦、辛，寒。①清火明目：治目赤肿痛、头痛。②清肝火、降血压：治高血压。③散结消肿：治瘰疬（淋巴结结核）、瘿瘤、乳腺炎肿痛。

用量用法

10~15克，水煎服或熬膏服。

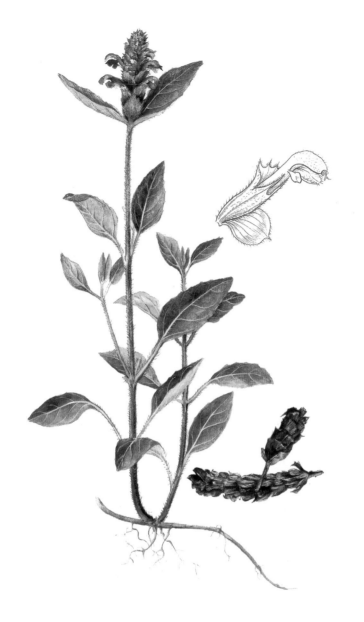

验方集萃

1. **目赤肿痛**：夏枯草、白菊花各 15 克，水煎服。

2. **肝阴不足目珠夜痛**：夏枯草、枸杞子、女贞子各 15 克，水煎服。

3. **高血压头晕目眩**：夏枯草、决明子、葛根各 15 克，煎汤代茶。

4. **乳腺炎肿痛**：夏枯草、蒲公英各 30 克，水煎服。

5. **目赤肿痛、高血压、淋巴结结核、单纯性甲状腺肿**：夏枯草 15 克，豆腐 300
克或瘦肉 200 克，水煎服。

决明子

来源

豆科植物决明 Cassia obtusifolia L. 或小决明 Cassia tora L. 的干燥成熟种子。

形态特征

决明：一年生草本，全体被短柔毛。叶互生，偶数羽状复叶，每对小叶的叶轴上有针刺状暗红色腺体 1 枚，小叶片 3 对。花冠黄色。荚果细长，四棱柱形，略扁，稍弯曲。种子多数，菱状方形，光滑，浅棕绿色。花期 7~9 月，果期 9~11 月。

生境分布

生于荒坡、草地、河滩、路边、村旁，或栽培。分布于长江流域及其以南地区。

采收加工

秋季果实成熟时采收。气微，味微苦。药材以颗粒饱满、色绿棕者为佳。生用或微炒用。

功效主治

甘、苦、咸，微寒。①清热明目：治目赤肿痛、头痛眩晕、目暗不明。②润肠通便：治肠燥便秘。

用量用法

10~15 克，水煎服。用于通便不宜久煎。气虚便溏者不宜用。

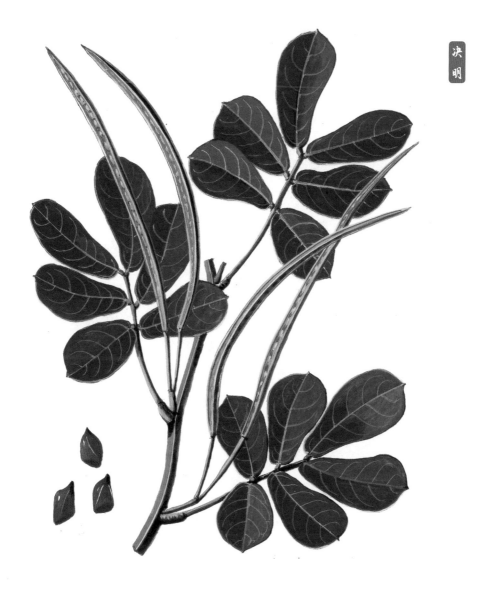

决明

验方集萃

1. **风火犯目证**：决明子 10 克，桑叶、菊花各 12 克，水煎服。

2. **高血压头痛眩晕**：决明子、钩藤、夏枯草各 12 克，水煎服。

3. **肠燥便秘**：决明子、火麻仁、瓜蒌仁各 10 克，水煎调蜂蜜服。

4. **小儿疳积**：决明子 10 克，鸡内金、山楂各 20 克，共研粉，每次 5 克，入鲜母鸡肝 1 具，炖服，每日 1 次。

5. **老人虚性便秘、视物昏花**：决明子 20 克，文火炒至嫩黄色，每次 5 克，开水冲泡。

《本草图经》记载：张仲景治伤寒心下痞满，泻心汤，四方皆用黄芩，以其主诸热，利小肠故也。

黄芩

来源

唇形科植物黄芩 *Scutellaria baicalensis* Georgi 的干燥根。

形态特征

多年生草本。主根粗壮，外皮片状脱落，内部黄色。茎丛生，钝四棱形，几无毛或被微柔毛，绿色或带紫色。叶对生，披针形，全缘，上面暗绿色，无毛或疏被贴生至开展的微柔毛，下面色较淡，无毛或沿中脉疏被微柔毛，密被下陷的腺点。总状花序顶生，花偏于一侧；花冠二唇形，蓝紫色。小坚果卵圆形，包存于宿萼中。花期7~8月，果期8~9月。

生境分布

生于向阳山坡、草原。分布于河北、内蒙古、辽宁、吉林等地。

采收加工

春、秋二季采挖，洗净，蒸透或开水润透切片。气微，味苦。药材以条长、质坚实、色黄者为佳。生用、酒炙或炒炭用。

功效主治

苦，寒。①清热燥湿：治湿温、暑温胸闷呕恶、湿热痞满、泻痢、黄疸。②泻火解毒：治肺热咳嗽、高热烦渴、痈疮肿毒。③凉血止血：治血热吐衄。④除热安胎：治胎热胎动不安。

用量用法

3~10克，水煎服。清热生用，安胎炒用，止血炒炭用，清肺热酒炒用。脾胃虚寒者不宜用。

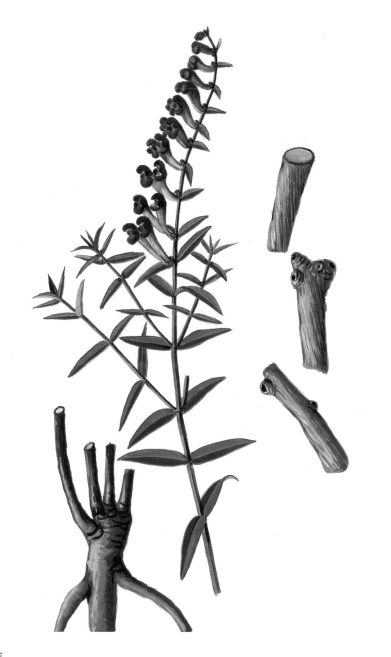

验方集萃

1. 偏正头痛：黄芩片适量，酒浸透，晒干为末，每次3克，茶或酒调下。

2. 泄泻热痢：黄芩、白芍、葛根各10克，白头翁15克，水煎服。

3. 肺热咳痰黄稠：黄芩8克，瓜蒌、鱼腥草各15克，水煎服。

4. 疔疮痈肿：黄芩、金银花、连翘各10克，水煎服。

5. 胎热胎动不安：黄芩10克，苎麻根、竹茹各15克，水煎服。

《本草纲目》记载：黄连治目及痢为要药。

黄连

来源

毛茛科植物黄连 *Coptis chinensis* Franch.、三角叶黄连 *Coptis deltoidea* C. Y. Cheng et Hsiao 或云连 *Coptis teeta* Wall. 的干燥根茎。

形态特征

黄连：多年生草本。根茎分枝，形如鸡爪。叶基生，有长柄；叶片卵状三角形，3全裂，中央裂片稍呈菱形，羽状深裂。花葶1~2条，顶生；聚伞花序，有3~8朵花；萼5，黄绿色；花瓣线形。果黑色，8~12个集生于增长的小花梗上。花期2~4月，果期3~6月。

生境分布

生于高山林下阴湿处，多栽培。黄连主产于四川、湖北；三角叶黄连主产于四川洪雅、峨眉；云连主产于云南等地。

采收加工

秋季采挖根茎，干燥。气微，味极苦。药材以粗壮、坚实、断面红黄色者为佳。生用或清炒、姜炙、酒炙、吴茱萸水炒用。

功效主治

苦，寒。①清热燥湿：治湿热痞满、呕吐、泻痢。②泻火解毒：治心烦不寐、血热吐衄、目赤、吞酸、牙痛、消渴、痈肿。外用治湿疹、湿疮、耳道流脓。

用量用法

2~10克，水煎服。外用适量。偶有腹泻、腹胀、食欲减退、恶心、呕吐等不良反应。脾胃虚寒者不宜多用。

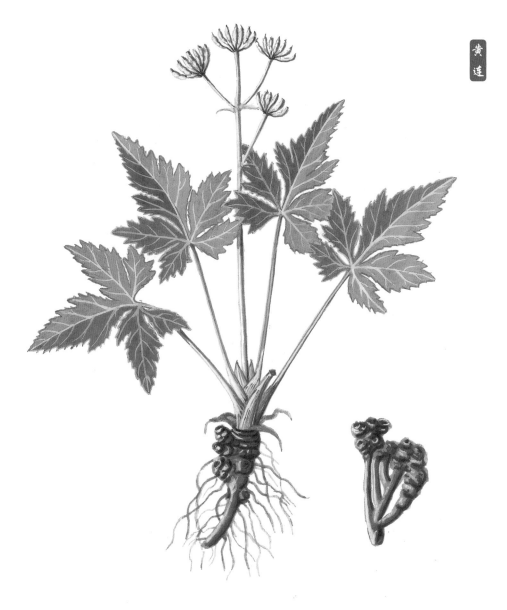

验方集萃

1. **胃火牙痛、口臭、牙齿出血**：黄连3克，石膏30克，水煎服。

2. **泄泻、痢疾**：黄连6克，葛根15克，黄芩8克，木香3克，水煎服。

3. **黄疸**：黄连5克，茵陈15克，栀子10克，水煎服。

4. **呕吐吞酸**：黄连3克，吴茱萸2克，水煎服。

5. **萎缩性胃炎（无反酸）**：黄连3克，山楂15克，水煎2次，取药液加适量的食醋、蜂蜜调匀，分3次，饭前饮用。

黄柏

芸香科植物黄檗 *Phellodendron amurense* Rupr.、黄皮树 *Phellodendron chinense* Schneid. 的干燥树皮。前者习称"关黄柏"，后者习称"川黄柏"。

《本草图经》记载：处处有之，以蜀中出者肉厚色深为佳。

形态特征

黄檗：落叶乔木。枝扩展，成年树的树皮有厚木栓层，浅灰或灰褐色，深沟状或不规则网状开裂，内皮薄，鲜黄色，味苦，黏质，小枝暗紫红色，无毛。单数羽状复叶对生，小叶 5~13，卵状披针形，顶端长渐尖。花单性，雌雄异株；花序圆锥状，花小，黄绿色。浆果状核果圆球形，熟时紫黑色。花期 5~6 月，果期 9~10 月。

生境分布

生于山地林中或河谷等处。分布于华北、东北及宁夏等地。

采收加工

3~6 月采收，剥下树皮，趁鲜刮去粗皮，晒干。味甚苦。药材以皮厚、断面色黄、嚼之有黏性者为佳。生用或盐水炙、酒炙、炒炭用。

功效主治

苦，寒。①清热燥湿：治湿热泻痢、黄疸、带下、热淋、脚气。②泻火解毒：治疮疡肿毒、湿疹、湿疮。③退虚热：治骨蒸劳热、盗汗、遗精。

用量用法

3~12 克，水煎服。外用适量。生用清热燥湿解毒，盐水炙泻火、退虚火。脾胃虚寒者忌用。

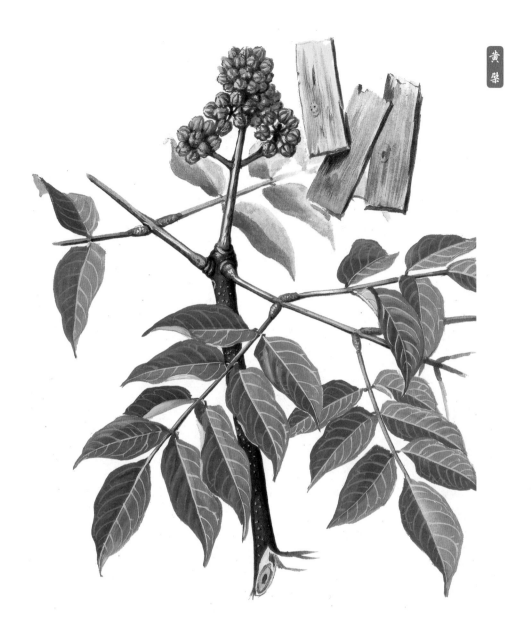

验方集萃

1. **泄泻、痢疾**：黄柏9克，蒲公英15克，水煎服。

2. **小便涩痛**：黄柏、车前子各10克，水煎服。

3. **带下色黄腥臭**：黄柏、鸡冠花各10克，芡实30克，水煎服。

4. **下肢足膝肿痛**：黄柏、苍术、牛膝各12克，水煎服。

5. **盗汗、遗精、低热**：黄柏、知母各12克，熟地黄15克，鳖甲10克，水煎服。

《本草纲目》记载：颂曰，宿根黄白色，下抽根十余条，类牛膝而短。直上生苗，高尺余。四月生叶如嫩蒜，细茎如小竹枝。七月开花，如牵牛花，作铃铎状，青碧色。冬后结子，苗便枯。俗呼草龙胆。

龙胆

来源

龙胆科植物龙胆 *Gentiana scabra* Bge. 的干燥根及根茎。

形态特征

多年生草本。根茎平卧或直立，具多数粗壮、略肉质的须根。花枝黄绿色或紫红色，中空，条棱具乳突。基部叶膜质，淡紫红色，鳞片形，中部以下联合成筒状抱茎；中、上部叶近革质，卵状披针形。花多数，簇生枝顶和叶腋；花萼筒倒锥状筒形；花冠蓝紫色，有时喉部具多数黄绿色斑点，筒状钟形，裂片卵形或卵圆形。蒴果宽椭圆形。种子褐色，有光泽，纺锤形，表面具增粗的网纹，两端具宽翅。花、果期 5~11 月。

生境分布

生于山坡草丛、灌木丛及林缘。全国各地均有分布。

采收加工

秋季采挖，晒干，切段。气微，味甚苦。药材以根条粗长、色黄或色黄棕、无碎断者为佳。生用。

功效主治

苦，寒。①清热燥湿：治湿热黄疸、阴肿阴痒、带下、湿疹瘙痒。②泻肝胆火：治目赤、耳聋、胁痛、口苦、惊风抽搐。

用量用法

3~6 克，水煎服。外用适量。脾胃虚寒、阴虚津伤者不宜用。饭后服用或用量过大，可出现头痛、颜面潮红、眩晕等症状。

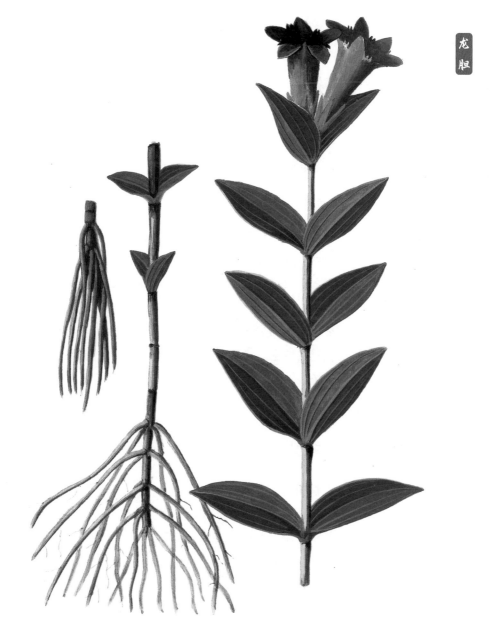

龙胆

验方集萃

1. 肝炎、胆囊炎、湿热黄疸： 龙胆、柴胡各 6 克，川楝子 10 克，栀子 8 克，水煎服。

2. 带下阴痒： 龙胆、苦参各 20 克，蛇床子 15 克，水煎外洗。

3. 目赤肿痛： 龙胆 6 克，夏枯草 15 克，水煎服。

4. 肝火胁痛、口苦、耳聋： 龙胆、黄芩各 6 克，柴胡 8 克，水煎服。

5. 高血压烦躁头晕： 龙胆 6 克，钩藤、夏枯草、菊花各 10 克，水煎服。

苦参

来源 豆科植物苦参 Sophora flavescens Ait. 的干燥根。

形态特征

灌木。根圆柱形，外皮浅棕黄色，味苦，气刺鼻。茎直立，小枝绿色，幼时有疏毛。叶互生，奇数羽状复叶。小叶 11~29，披针形至条状披针形，先端渐尖，基部宽楔形，全缘，下面密生贴伏毛。总状花序顶生；花萼钟形；蝶形花冠淡黄色。荚果条形，先端具长喙，节间紧缩不甚规则。种子 3~7 粒，近球形，棕褐色。花期 5~7 月，果期 7~9 月。

生境分布

生于山坡、灌丛及河岸沙地等。全国各地均有分布。

采收加工

春、秋二季采挖，切片，晒干。气微，味极苦。药材以条匀、断面色黄白者为佳。生用。

功效主治

苦，寒。①清热燥湿：治热痢、黄疸、淋证、带下赤白、便血、湿疹、湿疮。②解毒杀虫：治阴肿阴痒或皮肤瘙痒。③利尿：治湿热蕴结之小便不利、灼热涩痛。

用量用法

4.5~9 克，水煎服，或入丸剂。外用适量，煎汤洗。脾胃虚寒者忌用，不宜与藜芦同用。

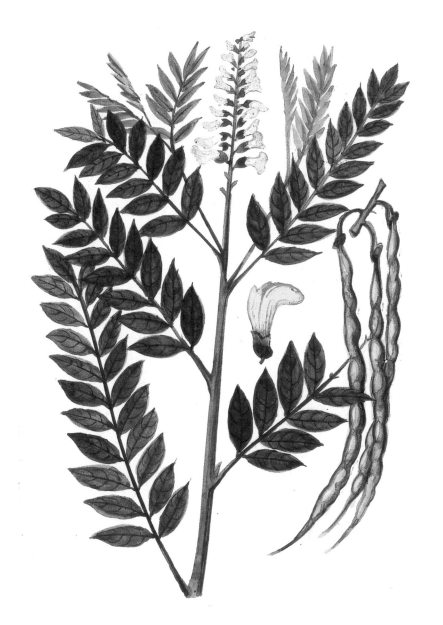

苦参

验方集萃

1. **痢疾**：苦参 8 克，木香 3 克，秦皮 10 克，水煎服。

2. **黄疸**：苦参、栀子各 9 克，茵陈 15 克，水煎服。

3. **肠热便血、痔疮出血**：苦参、地榆、槐花各 9 克，水煎服。

4. **疥疮、湿疹**：苦参、白鲜皮各 30 克，煎汤外洗。

5. **疮疡肿毒、湿疹瘙痒**：黄柏、白鲜皮、苦参各 30 克，煎汤外洗。

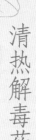

本草说

金银花

来源
忍冬科植物忍冬 *Lonicera japonica* Thunb. 的干燥花蕾或带初开的花。

形态特征
半常绿缠绕性藤本。茎中空，外皮呈条状剥离，幼枝密生柔毛和腺毛。叶对生，经冬不凋，故有"忍冬"之名；叶片卵形至长卵形，全缘，嫩叶有短柔毛。花成对腋生，有清香；初开时白色，后变黄色，外面有柔毛和腺毛，唇形，上唇具 4 裂片而直立，下唇反转；苞片叶状。浆果球形，熟时黑色。花期 4~7 月，果期 7~11 月。

生境分布
生于路旁、山坡灌丛或疏林中，亦有栽培。分布于全国大部分地区。

采收加工
夏初采花蕾，阴干。气清香，味淡、微苦。药材以花蕾初开、完整、色黄白、肥大者为佳。生用或制成露剂用。

功效主治
甘，寒。①清热解毒：治痈疮、血痢。②疏散风热：治风热感冒、温病初起。③清解暑热：制露治暑热、痱子。

用量用法
10~15 克，水煎服。

《本草纲目》记载：三四月开花，长寸许，一蒂两花二瓣，一大一小，如半边状，长蕊。花初开者，蕊瓣俱色白；经二三日，则色变黄。新旧相参，黄白相映，故呼金银花，气甚芬芳。

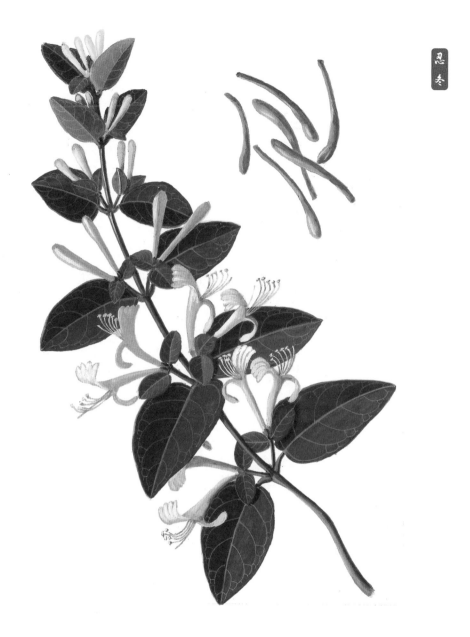

忍冬

验方集萃

1. 疔疮肿毒：金银花 10 克，蒲公英 15 克，水煎服；或金银花（连茎、叶）适量，煎汤外洗，渣敷患处。

2. 感冒：金银花、连翘各 10 克，荆芥、薄荷各 6 克，水煎服。

3. 暑热烦渴：金银花、荷叶各 15 克，水煎服，或开水泡饮。

4. 慢性咽喉炎：金银花、人参叶各 15 克，甘草 3 克，开水泡，代茶饮。

忍冬藤

来源 忍冬科植物忍冬 *Lonicera japonica* Thunb. 的干燥茎枝。

形态特征

半常绿缠绕性藤本。茎中空，外皮呈条状剥离，幼枝密生柔毛和腺毛。叶对生，经冬不凋，故有"忍冬"之名；叶片卵形至长卵形，全缘，嫩叶有短柔毛。花成对腋生；初开时白色，后变黄色，外面有柔毛和腺毛，唇形，上唇具4裂片而直立，下唇反转；苞片叶状；有清香。浆果球形，熟时黑色。花期4~7月，果期7~11月。

生境分布

生于路旁、山坡灌丛或疏林中，亦有栽培。分布于全国大部分地区。

采收加工

秋、冬二季割取带叶的嫩枝，晒干。药材以枝条均匀、带红色外皮、嫩枝稍有毛、质嫩带叶者为佳。生用。

功效主治

甘，寒。①清热解毒：治热毒血痢、痈肿疮疡。②疏散风热：治温病发热。③通络止痛：治风湿热痹、关节红肿热痛。

用量用法

9~30克，水煎服。

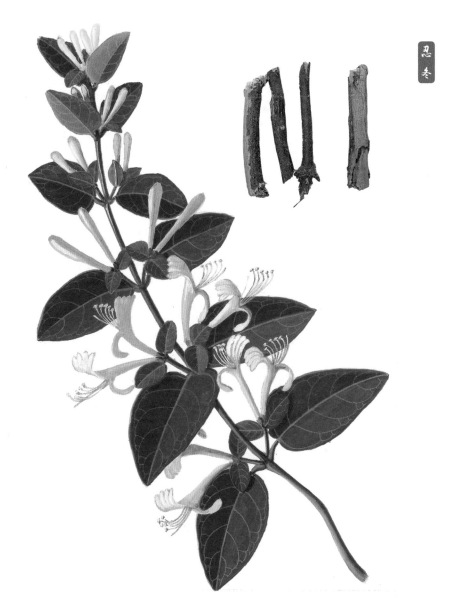

忍冬

验方集萃

1. 关节红肿热痛：忍冬藤 15 克，薏苡仁 30 克，水煎服。

2. 病毒性肝炎：忍冬藤 100 克，加水 1000 毫升，煎至 400 毫升，每日 2 次，15 日为 1 个疗程。

3. 疮痈肿毒：忍冬藤 20 克，大青叶、野菊花各 15 克，水煎，分 2 次服。

4. 风热感冒：忍冬藤、野菊花、鱼腥草各 30 克，水煎代茶。

5. 足肿胀酸痛：忍冬藤 50 克，水煎泡脚。

连翘

来源

木犀科植物连翘 *Forsythia suspensa* (Thunb.) Vahl 的干燥果实。

《本草纲目》记载：连翘状似人心，两片合成，其中有仁甚香，乃少阴心经、厥阴包络气分主药也。诸痛痒疮，皆属心火，故为十二经疮家圣药。

形态特征

落叶灌木。枝条细长平展或下垂，中空。单叶对生，具柄；3 出复叶或有时 3 深裂，卵形至长圆卵形，先端尖，基部宽楔形，边缘有齿。春季花先叶开；花萼 4 深裂；花冠浅黄色，4 深裂。蒴果木质，鸟嘴状，有多数疣状突起。种子多数，有翅。花期 3~5 月，果期 7~9 月。

生境分布

生于林缘或灌丛，多栽培。分布于云南、江苏、山东、河南、河北及东北等地。

采收加工

白露果实青绿时采，称"青翘"；寒露前果实熟透时采，习称"老翘"。气微香，微苦。青翘以色青绿、不开裂、无枝梗者为佳；老翘以色黄、瓣大、壳厚、无种子者为佳。

功效主治

苦，微寒。①清热解毒、消痈散结：治热毒疔疮、瘰疬。②清心散热：治心经热盛、风热感冒、淋证。

用量用法

5~15 克，水煎服。

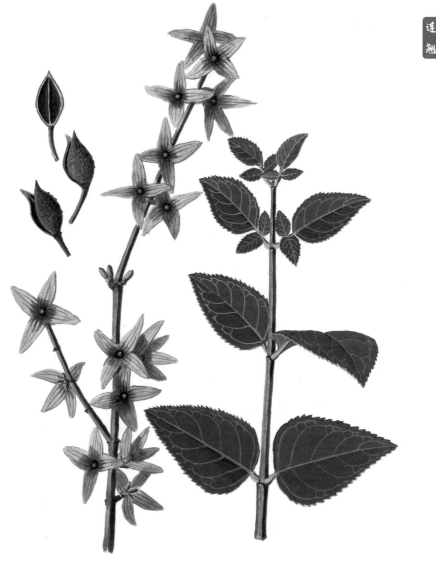

验方集萃

1. 热毒疮痈、红肿热痛：连翘、金银花各 10 克，紫花地丁 15 克，水煎服。

2. 咽喉肿痛：连翘、黄芩各 10 克，玄参、板蓝根各 15 克，水煎服。

3. 口舌生疮、心烦不寐：连翘心、莲子心各 10 克，黄柏、甘草各 6 克，水煎含漱后咽下。

4. 风热感冒：连翘、金银花各 10 克，薄荷 6 克，水煎服。

5. 小便淋沥涩痛：连翘 10 克，车前子、竹叶各 12 克，水煎服。

《中华本草》记载：散风热，宣肺气，调肠胃。

穿心莲

来源

爵床科植物穿心莲 *Andrographis paniculata* (Burm. f.) Nees 的干燥全草。

形态特征

一年生草本。茎四棱，下部多分枝，节膨大。叶卵状矩圆形至矩圆状披针形。花序轴上叶较小，总状花序顶生和腋生，集成大型圆锥花序；花冠白色而小，下唇带紫色斑纹，外有腺毛和短柔毛，二唇形，上唇微2裂，下唇3深裂。蒴果扁，中有1沟，疏生腺毛。种子12粒，四方形，有皱纹。花期9~10月，果期10~11月。

生境分布

生于热带、亚热带地区，我国长江流域以南温暖地区多栽培。

采收加工

夏、秋二季末开花前或刚开花时采收。切段，晒干。气微，味极苦。药材以色绿、叶多者为佳。生用或鲜用。

功效主治

苦，寒。①清热解毒、凉血：治流行性感冒、肺热咳喘、疮痈肿毒、丹毒、咽喉肿痛、毒蛇咬伤。②燥湿消肿：治泄痢、淋证、湿疹、烧烫伤。

用量用法

6~9克，水煎服。外用适量。内服不宜多服、久服。脾胃虚寒者慎用。

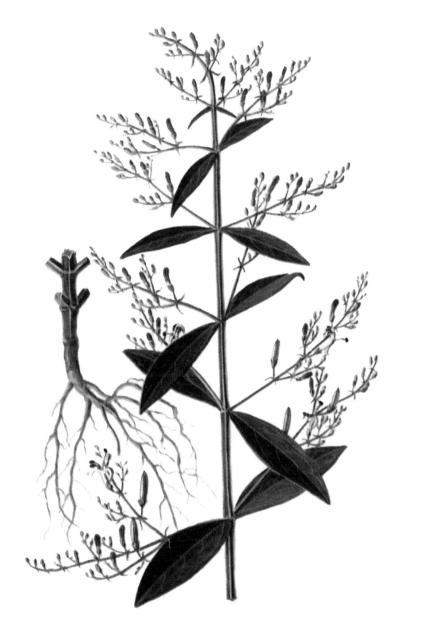

验方集萃

1. **感冒发热、咽痛：** 穿心莲、桔梗各 6 克，金银花、薄荷各 8 克，水煎服。

2. **肺热咳嗽、痰黄：** 穿心莲 8 克，浙贝母 6 克，鱼腥草 15 克，水煎服。

3. **疮痈、丹毒、毒蛇咬伤：** 穿心莲 30 克，蒲公英 15 克，鲜用，捣烂外敷。

4. **急性细菌性痢疾、胃肠炎：** 穿心莲 10 克，马齿苋 15 克，水煎服。

5. **湿疹、烧烫伤：** 穿心莲 60 克，研末，茶油调涂患处。

大青叶

来源 十字花科植物菘蓝 *Isatis indigotica* Fort. 的干燥叶。

形态特征

二年生草本。主根灰黄色。茎直立，带紫红色，有条棱，光滑无毛，上部多分枝。基生叶莲座状，矩圆状椭圆形；有柄；茎生叶矩圆形至矩圆状披针形，叶基部垂耳圆形。复总状花序；花黄色，花瓣宽楔形至宽倒披针形。角果顶端圆钝，扁平，边缘有翅。种子1枚。花期4~5月，果期5~6月。

生境分布

生于旷野山坡、路旁、荒地，或栽培。分布于河北、陕西、江苏、安徽等地。

采收加工

夏、秋二季采收。气微，味微酸、苦、涩。药材以身干、叶大完整、色暗灰绿、无枝梗杂质者为佳。鲜用或生用。

功效主治

苦、咸，大寒。①清热解毒：治温邪入营、高热神昏、热痢、痈肿。②凉血消斑：治发斑发疹、腮腺炎、喉痹、丹毒。

用量用法

10~15克，水煎服；鲜品30~60克。外用适量。脾胃虚寒者慎用。不宜长期大量应用。

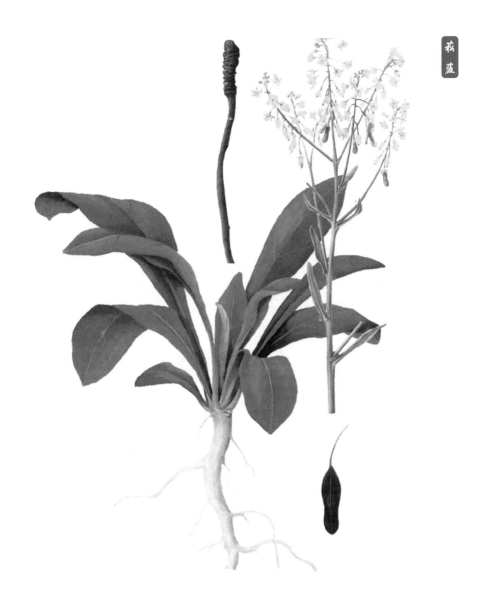

验方集萃

1. 流行性感冒头痛发热：大青叶 15 克，薄荷 6 克，金银花 10 克，水煎服。

2. 流行性乙型脑炎：大青叶 30 克，石膏、玄参各 15 克，水煎服。

3. 咽喉肿痛：大青叶 60 克，鲜用捣汁内服。

4. 疮痈、丹毒：大青叶、野菊花各 15 克，水煎服。

5. 防治暑疖、痱子：鲜大青叶 50 克，水煎代茶，药渣搽患处。

板蓝根

来源 十字花科植物菘蓝 *Isatis indigotica* Fort. 的干燥根。

《本草纲目》记载：颂曰，有菘蓝，可为淀，亦名马蓝。《尔雅》所谓「葳，马蓝」是也。又福（原作扬）州一种马蓝，四时俱有，叶类苦荬菜，土人连根采服，治败血。

形态特征

二年生草本。主根灰黄色。茎直立，带紫红色，有条棱，光滑无毛，上部多分枝。基生叶莲座状，矩圆状椭圆形；有柄；茎生叶矩圆形至矩圆状披针形，叶基部垂耳圆形。复总状花序；花黄色，花瓣宽楔形至宽倒披针形。角果顶端圆钝，扁平，边缘有翅。种子 1 枚。花期 4~5 月，果期 5~6 月。

生境分布

生于旷野山坡、路旁、荒地，或栽培。分布于河北、陕西、江苏、安徽等地。

采收加工

秋季采挖，除去泥沙，晒干。气微，味微甜而后苦涩。药材以条长、粗大、体实者为佳。鲜用或生用。

功效主治

苦，寒。①清热解毒：治外感发热、温病初起、疮痈肿毒。②凉血消肿：治瘟疫热毒、发斑发疹、丹毒。③利咽：治咽喉肿痛。

用量用法

9~15 克，水煎服。体虚而无实火热毒者忌服，脾胃虚寒者慎用。

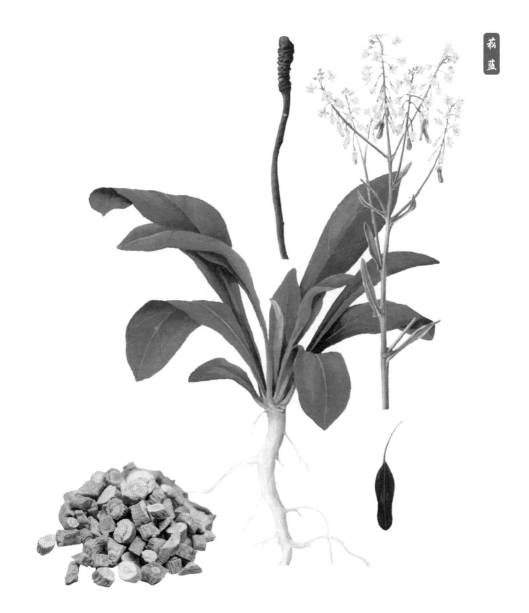

验方集萃

1. **流行性感冒头痛发热**：板蓝根 15 克，薄荷 6 克，金银花 10 克，水煎服。

2. **流行性腮腺炎**：板蓝根、山慈菇各 15 克，连翘 12 克，甘草 9 克，水煎，分 5
   次温服。

3. **咽喉肿痛**：板蓝根 15 克，牛蒡子 10 克，水煎服。

4. **感冒头痛身痛**：板蓝根、羌活各 15 克，水煎服，连服 2~3 日。

5. **湿热头痛**：板蓝根 15 克，蔓荆子 10 克，石菖蒲 9 克，水煎服。

《新修本草》记载：主妇人乳痈肿。

蒲公英

来源

菊科植物蒲公英 *Taraxacum mongolicum* Hand. -Mazz. 的干燥带根全草。

形态特征

多年生草本。根圆柱状，黑褐色，粗壮。叶基生，莲座状，长圆状倒披针形或倒披针形，羽状深裂，裂片齿牙状或三角形，全缘或具疏齿，叶柄及主脉常带红紫色，疏被蛛丝状白色柔毛或几无毛。花葶数枚，与叶近等长，上端密被蛛丝状毛。总苞淡绿色。舌状花，花冠黄色，边缘花舌片背面具紫红色条纹，花药和柱头暗绿色。瘦果倒披针形，先端有喙。花期 4~5 月，果期 6~7 月。

生境分布

生于山坡草地、路旁。分布于全国大部分地区。

采收加工

开花前连根采收，洗净，晒干。气微，味微苦。药材以叶多、灰绿、根完整、花黄、无杂质者为佳。鲜用或生用。

功效主治

甘、苦，寒。①清热解毒、消痈散结：治疗疮肿毒、乳腺炎、腮腺炎、咽喉肿痛、目赤肿痛、毒蛇咬伤。②利湿通淋：治淋证、黄疸。

用量用法

10~30 克，水煎服。外用适量。用量过大，可致缓泻。

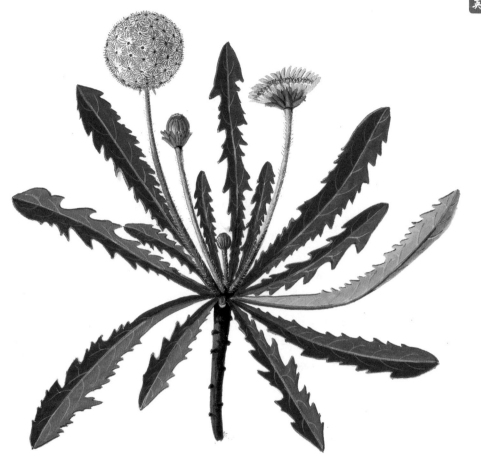

验方集萃

1. **痈疮肿毒**：蒲公英、野菊花、紫花地丁各 15 克，水煎服。

2. **急性乳腺炎早期未化脓**：蒲公英 30 克，全瓜蒌 15 克，金银花 12 克，水煎服。

3. **流行性腮腺炎**：鲜蒲公英 30 克，捣烂外敷。

4. **结膜炎**：蒲公英 15 克，黄连 3 克，夏枯草 12 克，水煎服。

5. **急性黄疸性肝炎**：蒲公英、茵陈各 15 克，栀子 10 克，水煎服。

野菊花

《本草汇言》记载：破血疏肝，解疔散毒之药也。

来源 菊科植物野菊 *Chrysanthemum indicum* L. 的干燥头状花序。

形态特征

多年生草本。根茎粗厚分枝，有长或短的地下葡匐枝；茎直立或斜举，上部多分枝，有毛。叶卵状三角形或卵状椭圆形，羽状深裂，边缘有浅锯齿，有毛。头状花序顶生，排成聚伞状；总苞半球形，4层，边缘膜质；花小，黄色，缘花舌状，1层；盘花两性，先端5裂。瘦果具5条纵棱。花期9~11月，果期10~11月。

生境分布

生于山坡、路旁、原野。分布于全国大部分地区。

采收加工

秋、冬二季花初开时采，晒干。气芳香，味苦。药材以类球形、色黄、完整、体轻、气芳香、味苦而有清凉感者为佳。鲜用或生用。

功效主治

苦、辛，微寒。①清热解毒：治疗疮肿痛、疥疮、湿疹、风热感冒、咽喉肿痛。②平肝泻火：治目赤肿痛、头痛眩晕。

用量用法

10~15克，鲜品加倍，水煎服。外用适量。

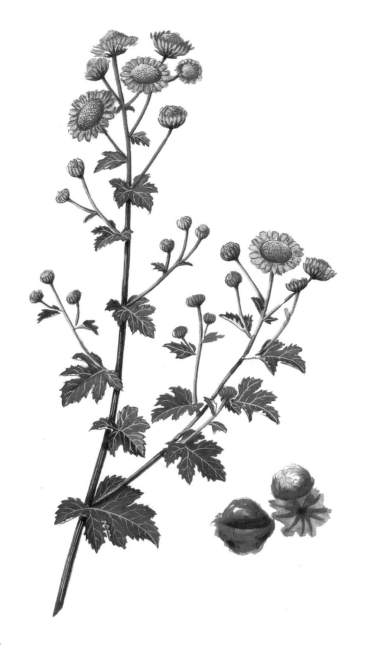

野菊

验方集萃

1. **疗疮肿痛、毒虫咬伤**：野菊花、紫花地丁、金银花、连翘各 15 克，水煎服。

2. **疥癣、湿疹**：野菊花 30 克，花椒 10 克，白矾 5 克，煎汤外洗。

3. **夏令热疖**：野菊花煎浓汤洗涤，并以药棉或纱布浸药汤掩敷，每日数次。

4. **风热感冒**：野菊花、积雪草各 15 克，水煎服。

5. **高血压头痛眩晕**：野菊花、决明子、夏枯草各 15 克，水煎服。

鱼腥草

来源

三白草科植物蕺菜 *Houttuynia cordata* Thunb. 的干燥全草。

形态特征

多年生草本，高 15~50 厘米，全株有鱼腥味。地下茎多节，色白，节上有须根。叶互生，心形或宽卵形，有细腺点，先端渐尖至长尖，全缘，下面带紫红色；托叶膜质，条形，下部常与叶柄合生成鞘状。穗状花序生于茎顶，与枝对生，基部有白色花瓣状总苞 4 片；花小而密，无花被。蒴果顶端开裂。花期 5~6 月，果期 10~11 月。

生境分布

生于田埂、山地林边及洼地草丛中。分布于长江以南。

采收加工

夏季茎叶茂盛花穗多时采割。有鱼腥气，味微涩。药材以茎叶完整、色灰绿、有花穗、鱼腥气浓者为佳。鲜用或生用。

功效主治

辛，微寒。①清热解毒、消痈排脓：治肺痈、肺热咳嗽、热毒疮痛、毒蛇咬伤、泄泻痢疾。②利尿通淋：治暑热小便短赤、淋证、白带异常、湿疹、痔疮、阴痒。

用量用法

10~30 克，水煎服。本品含挥发油，不宜久煎。

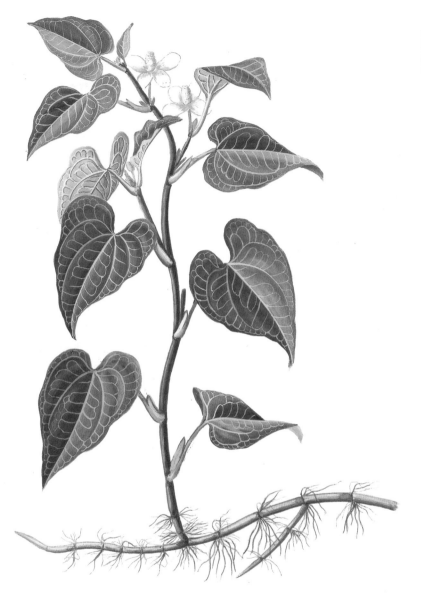

验方集萃

1. **肺脓肿**：鱼腥草 30 克，桔梗 10 克，黄芩 8 克，水煎服。

2. **咳嗽痰黄**：鱼腥草 15 克，桑白皮、浙贝母各 8 克，石韦 10 克，水煎服。

3. **疮痈、毒蛇咬伤**：鲜鱼腥草、鲜紫花地丁各 60 克，捣汁服，渣外敷。

4. **泄泻、痢疾**：鱼腥草、马齿苋各 30 克，水煎服。

5. **夏日暑热，小便短赤涩痛**：鱼腥草、荷叶、白茅根各 30 克，煎汤代茶。

败酱草

来源

败酱草科植物黄花败酱 *Patrinia scabiosaefolia* Fisch. ex Trev.、白花败酱 *Patrinia villosa* (Thunb.) Juss. 的干燥带根全草。

形态特征

黄花败酱：多年生草本。根茎粗壮，横卧或斜生，有特殊败酱臭气，故称为"败酱草"。茎直立，下部常被脱落性倒生白色粗毛。基生叶丛生，花时枯落，有长柄，叶片长卵形，先端尖，边缘有粗锯齿；茎生叶对生，叶片羽状全裂或深裂，椭圆状披针形。圆锥花序伞房状，顶生或腋生；花小，黄色。瘦果椭圆形，具 3 棱。花期 5~6 月。

生境分布

生于山坡、草地或林缘。除西北外，全国各地均有分布。

采收加工

夏、秋二季采收。气特异，味微苦。药材以干燥、根长、叶多、完整、色绿、无杂质者为佳。鲜用或生用。

功效主治

辛、苦，微寒。①清热解毒、消肿排脓：治肠痈、肺痈、疮疡肿毒、目赤肿痛、痢疾泄泻。②祛瘀止痛：治瘀血腹痛。

用量用法

15~30 克，水煎服。外用适量。脾胃虚寒者及孕妇慎用。

《本草纲目》记载：败酱乃手足阳明厥阴药也。善排脓破血，故仲景治痈及古方妇人科皆用之。乃易得之物，而后人不知用，盖未遇识者耳。

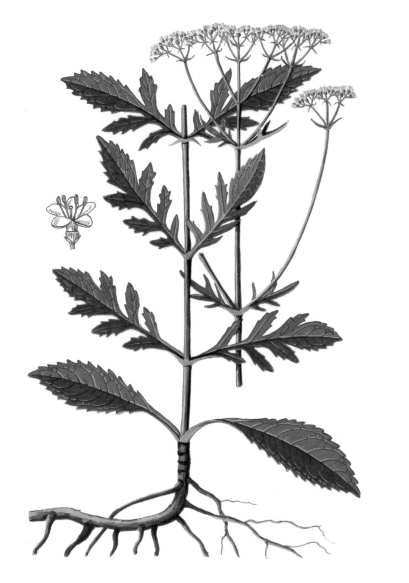

验方集萃

1. **肠痈腹痛**：败酱草、蒲公英各 30 克，金银花、大黄各 10 克，水煎服。

2. **感冒、腮腺炎以及化脓性扁桃体炎、肺炎**：败酱草、鱼腥草各 30 克，黄芩、金荞麦、桔梗各 10 克，水煎服。

3. **肛肠疾患、疮痈肿痛**：败酱草 15 克，紫花地丁 20 克，水煎服；或鲜败酱草 60 克，捣烂外敷或煎汤外洗。

4. **泻痢腹痛**：败酱草、马齿苋各 30 克，水煎服。

5. **产后腹痛、恶露不净**：败酱草、益母草各 30 克，当归 10 克，水煎服。

射干

来源　鸢尾科植物射干 *Belamcanda chinensis* (L.) DC.的干燥根茎。

形态特征

多年生直立丛生草本。地下有鲜黄色不规则结节状根茎，生有多数须根。叶互生，剑形，顶端渐尖，基部相互套叠，鞘状抱茎，2列，扁平，有多条平行脉。花序顶生，呈叉状分枝，橙黄色而有红色斑点。蒴果三角状倒卵形至长椭圆形，常残存有凋萎的花被，成熟时室背开裂，果瓣外翻，中央有直立的果轴。种子圆形，黑色。花期6~8月，果期7~9月。

生境分布

生于山坡、田边、林缘、草地等处，或栽培。全国各地均有分布。

采收加工

春、秋二季挖出根茎，洗净，切片，晒干。气微，味苦、微辛。药材以干燥、肥壮、断面色黄、无须根者为佳。生用。

功效主治

苦，寒。①清热解毒、利咽消肿：治咽喉肿痛、疮痈肿毒、瘰疬、稻田性皮炎。②祛痰止咳：治咳嗽痰多难咳。③活血散瘀：治血瘀闭经、跌打损伤。

用量用法

6~10克，水煎服。有致泻作用，脾虚便溏者和孕妇慎用。

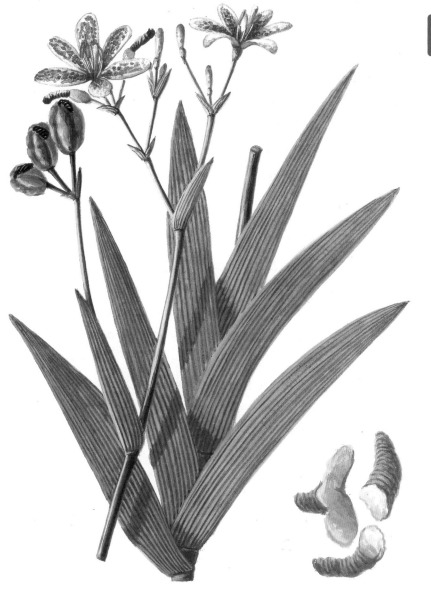

验方集萃

1. **咽喉肿痛**：射干、桔梗各 6 克，金银花、玄参各 12 克，水煎服。

2. **淋巴结结核肿痛**：射干 9 克，玄参、夏枯草各 15 克，水煎服。

3. **痰盛咳喘**：射干 9 克，浙贝母 10 克，苦杏仁 8 克，水煎服。

4. **扁桃体炎**：射干 5 克，水煎，少许蜂蜜调服。

5. **血瘀闭经**：射干、莪术各 9 克，当归、川芎各 10 克，水煎服。

马齿苋

来源

马齿苋科植物马齿苋 *Portulaca oleracea* L. 的干燥地上部分。

形态特征

一年生草本，全株无毛。茎平卧或斜倚，伏地铺散，圆柱形，淡绿色或带暗红色。叶互生，有时近对生，叶片扁平，肥厚，倒卵形，似马齿状，全缘，上面暗绿色，下面淡绿色或带暗红色。花常3~5朵簇生枝端，午时盛开；苞片2~6，叶状，膜质，近轮生；花瓣5，稀4，黄色，倒卵形，顶端微凹，基部合生。蒴果卵球形，盖裂。种子黑褐色，有光泽，具小疣状突起。花期5~8月，果期6~9月。

生境分布

生于田间、村旁、路旁等。全国各地均有分布。

采收加工

夏、秋二季采收，用沸水略烫或略蒸后，晒干。气微，味微酸。药材以棵小、质嫩、叶多、色青绿者为佳。鲜用或生用。

功效主治

酸，寒。①清热解毒：治疗疮肿毒、带状疱疹、湿疹。②凉血止痢：治赤白痢疾、胃肠炎、肠痈、乳腺炎、痔疮出血、崩漏下血。

用量用法

15~30克，水煎服。肠滑易泄者忌用，孕妇忌用。

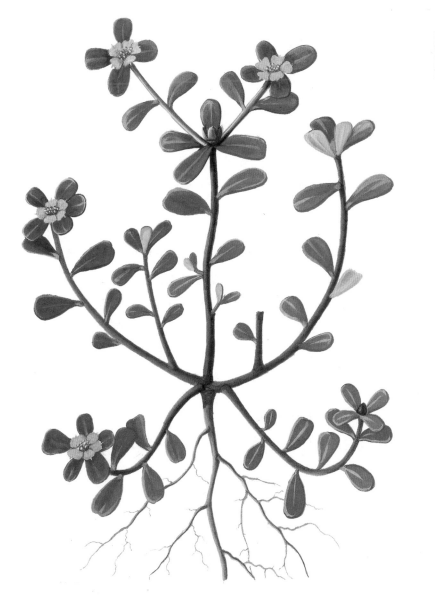

验方集萃

1. **痢疾、肠炎**：马齿苋 30 克，黄连 6 克，水煎服。

2. **痔疮出血、崩漏下血**：马齿苋 30 克，地榆炭 15 克，荆芥炭 10 克，水煎服。

3. **疮痈、湿疹、带状疱疹、瘰疬等**：鲜马齿苋 120 克，煎汤外洗或捣敷。

4. **赤白带下、血淋等**：马齿苋 30 克，车前子 10 克，黄柏 8 克，水煎服。

5. **暑热、便秘、痤疮**：鲜嫩马齿苋 500 克，洗净，开水捞过，作凉拌菜。

半边莲

《本草纲目》记载：半边莲，小草也。生阴湿塍堑边。就地细梗引蔓，节节而生细叶。秋开小花，淡红紫色，止有半边，如莲花状，故名。

来源 桔梗科植物半边莲 *Lobelia chinensis* Lour. 的干燥全草。

形态特征

多年生平卧草本，全株光滑无毛，折断时有黏性乳汁渗出。茎细长，直立或匍匐，节处生多数须根。叶互生，无柄，常呈披针形，少为长卵圆形，叶缘具疏锯齿。花单生于叶腋，淡紫色或白色；花冠基部合成筒状，上部向一边5裂展开，雄蕊5，子房下位。蒴果，椭圆形。种子细小，多数。花期5~8月，果期8~10月。

生境分布

生于稻田岸边、沟边或潮湿荒地。分布于长江中下游及其以南地区。

采收加工

夏季采收，拔起全草，除去杂质，切段晒干。气微特异，味微甘而辛。药材以干燥、叶绿、根黄、无泥沙杂质者为佳。鲜用或生用。

功效主治

甘、淡，寒。①清热解毒：治毒蛇咬伤、疮痈肿毒、咽喉肿痛、癌肿。②利湿消肿：治湿疹、足癣、湿热黄疸、水肿、小便不利等。

用量用法

10~15克，水煎服。外用适量。虚证水肿者忌用。

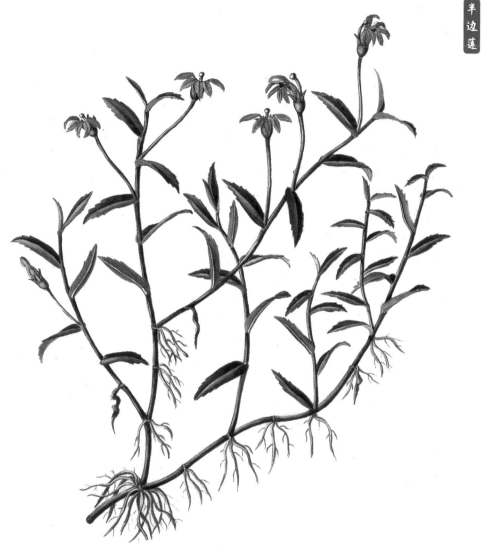

验方集萃

1. **毒蛇咬伤**：鲜半边莲 30 克，捣烂外敷伤口。

2. **热毒疔疮**：半边莲、蒲公英各 15 克，水煎服。

3. **咽喉肿痛**：半边莲、射干各 10 克，水煎服。

4. **腹水、水肿**：半边莲、泽泻、茯苓各 15 克，水煎服。

5. **湿疹、足癣**：半边莲 30 克，浓煎湿敷患处。

白花蛇舌草

《福建药物志》记载：清热解毒，消肿止痛。

 来源

茜草科植物白花蛇舌草 *Hedyotis diffusa* Willd. 的干燥全草。

形态特征

一年生披散草本。茎扁圆柱形，从基部分枝。叶对生，条形，顶端急尖，下面有时粗糙，无侧脉；托叶合生，上部芒尖。花4数，单生或成对生于叶腋，常具短而略粗的花梗，稀无梗；萼筒球形，裂片矩圆状披针形，有睫毛；花冠白色，筒状，裂片卵状矩圆形。蒴果双生，膜质，扁球形，具宿存萼裂片，开裂。花、果期7~10月。

生境分布

生于旷野、路旁、田边。分布于东南至西南地区；亚洲热带其他地区也有分布。

采收加工

夏、秋二季采收，洗净，晒干。气微，味淡。药材以干燥、灰绿色、扭缠成团、叶多者为佳。鲜用或生用。

功效主治

苦、甘，寒。①清热解毒：治肺热喘咳、疔疮肿毒、咽喉肿痛、肠痈、细菌性痢疾、肠炎、附件炎、癌肿、毒蛇咬伤。②利湿通淋：治黄疸、淋证。

用量用法

15~60克，水煎服。外用适量。阴疽及脾胃虚寒者忌用。

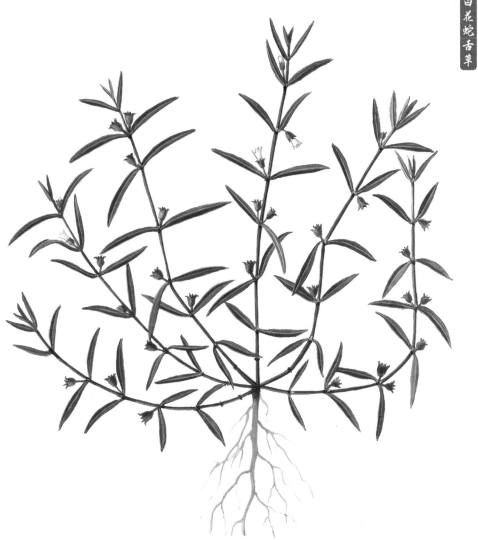

验方集萃

1. **肺癌咳血**：白花蛇舌草、半边莲、白茅根各30克，水煎服。

2. **疮痈、蛇伤**：鲜白花蛇舌草120克，捣烂外敷。

3. **泄泻、痢疾**：白花蛇舌草、地锦草各30克，水煎服。

4. **盆腔炎、附件炎**：白花蛇舌草、大血藤、两面针各30克，水煎服。

5. **小便赤涩疼痛**：白花蛇舌草、石韦各30克，水煎服。

本草说

《本草纲目》记载：土茯苓气平味甘而淡，为阳明本药。能健脾胃，去风湿。脾胃健则营卫从，风湿去则筋骨利……此亦得古人未言之妙也。

土茯苓

来源

百合科植物光叶菝葜 *Smilax glabra* Roxb. 的干燥根茎。

形态特征

攀缘灌木。根茎粗厚，块状。叶薄革质，下面通常绿色，有时带苍白色；有卷须。伞形花序通常具花10余朵；花绿白色，六棱状球形；雄花外花被片近扁圆形，兜状，背面中央具纵槽，内花被片近圆形，边缘有不规则的齿。浆果熟时紫黑色，具粉霜。花期7~11月，果期11月至次年4月。

生境分布

生于海拔1800米以下的林中、灌丛下、河岸或山谷中，也见于林缘与疏林中。分布于甘肃南部和长江流域以南各省区。

采收加工

夏、秋二季采收，除去残茎和须根，洗净，晒干。气微，味微甘、涩。药材以粉性足、筋脉少、断面淡棕色者为佳。生用。

功效主治

甘、淡，平。①解毒除湿、通利关节：治淋浊带下、湿疹瘙痒、风湿关节痛。②清热解毒、消肿散结：治热毒疮痈、瘰疬溃烂。

用量用法

15~30克，水煎服。肝肾阴虚者慎用。忌铁器，服时忌茶。

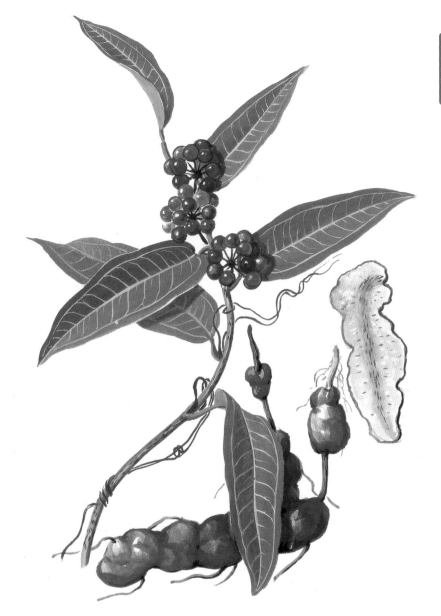

验方集萃

1. 热毒疮疡、湿疹瘙痒：土茯苓 30 克，忍冬藤、蒲公英、马齿苋各 15 克，甘草 6 克，水煎服。

2. 阴痒带下：土茯苓 15 克，车前子 10 克，白茅根 30 克，水煎服。

3. 风湿关节痛：土茯苓 30 克，防风、秦艽各 10 克，水煎服。

4. 钩端螺旋体病：土茯苓、茵陈各 30 克，黄芩 10 克，生甘草 6 克，水煎服。

《植物名实图考》记载：地黄旧时生咸阳、历城、金陵、同州。其为怀庆之产，自明始，今则以一邑供天下矣。

地黄

来源

玄参科植物地黄 *Rehmannia glutinosa* Libosch. 的新鲜或干燥块根。

形态特征

多年生草本，全株被灰白色长柔毛及腺毛。块根肥厚肉质，圆柱形或纺锤形，表面橘黄色。茎紫红色。叶基生，倒卵形或长椭圆形，下面带紫色。花排成稀疏的总状花序；花萼钟状；花冠紫红色，花冠管稍弯曲，花冠裂片5，内面黄紫色，外面紫红色，两面均被多细胞长柔毛。蒴果卵形，顶端有宿存花柱。花期4~5月，果期5~7月。

生境分布

主要为栽培。分布于北方和华东地区，以河南产者质量最佳。

采收加工

秋季采挖，去除芦头、须根及泥沙。鲜者称"鲜地黄"；气香，味微甜、微苦；药材以粗壮、色红黄者为佳。干燥生用者习称"生地黄"或"干地黄"；无臭，味微甜；药材以块大、体重、断面乌黑油润者为佳。

功效主治

甘、苦，寒。①清热凉血：治温病热入营血、血热出血等。②养阴生津：治阴虚发热、内热消渴、津伤便秘。

用量用法

10~30克，水煎服。湿盛苔腻、痰多、食少腹胀、便溏等患者不宜用。

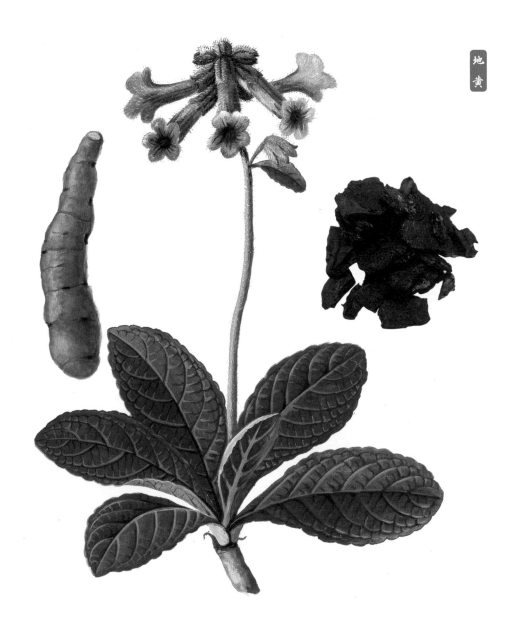

验方集萃

1. 温热病身热、烦渴：生地黄、水牛角（先煎）各15克，牡丹皮、金银花各10克，水煎服。

2. 鼻出血：生地黄、白茅根各30克，小蓟、仙鹤草各15克，水煎服。

3. 阴虚低热：生地黄、鳖甲各15克，青蒿10克，知母、黄柏各9克，水煎服。

4. 糖尿病口干：鲜地黄60克，水煎服。

5. 习惯性便秘：生地黄、生何首乌各15克，水煎服。

玄参

来源 玄参科植物玄参 *Scrophularia ningpoensis* Hemsl. 的干燥根。

形态特征

多年生高大草本，高 60~120 厘米。根圆锥形或纺锤形，外皮灰黄褐色。茎直立，四棱形，有浅槽，有腺状柔毛。叶对生，近茎顶时互生，有柄，叶片卵形至卵状披针形，先端略呈渐尖状，边缘细齿。聚伞花序顶生，花暗紫色。蒴果卵圆形。花期 7~8 月，果期 9~10 月。

生境分布

生于溪边、丛林、竹林中。分布于长江流域和贵州、福建等地，浙江有大量栽培。

采收加工

冬季茎叶枯萎时采挖，除去芦头、幼芽、须根及泥沙，晒或烘至半干，堆放发汗至内部变黑色，再晒干或烘干。具焦糖气，味甘、微苦。药材以条粗壮、坚实、断面乌黑色者为佳。切片，生用。

功效主治

苦、甘、咸，寒。①清热凉血：治温热病热入营血所致的身热夜甚、心烦口渴。②滋阴生津：治热病伤阴、内热消渴。③解毒消肿：治疮痈肿毒、咽喉肿痛、瘰疬。

用量用法

10~15 克，水煎服。脾胃虚寒、食少便溏者忌用。不宜与藜芦同用。

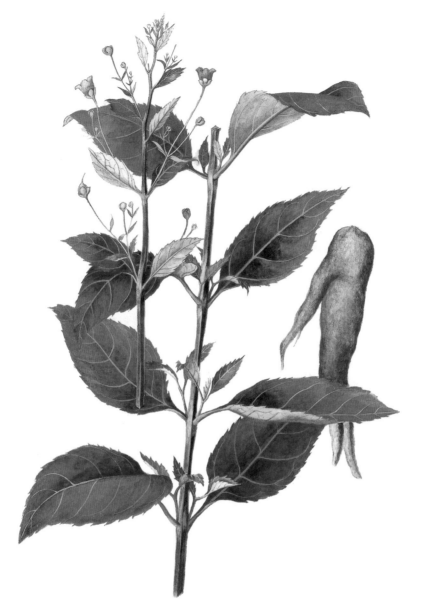

玄参

验方集萃

1. 热病口干便秘：玄参、生地黄、麦冬各15克，水煎服。

2. 淋巴结结核：玄参、生牡蛎各15克，浙贝母9克，水煎服。

3. 扁桃体炎、咽炎：玄参9克，桔梗6克，生甘草3克，水煎服。

4. 干咳、潮热盗汗：玄参、百合各15克，百部10克，川贝母粉3克（冲服），
水煎服。

5. 三焦积热：玄参、黄连、大黄各30克，研末，炼蜜为丸，每次6克。

牡丹皮

来源 毛茛科植物牡丹 *Paeonia suffruticosa* Andr. 的干燥根皮。

本草说

《本草纲目》记载：牡丹以色丹者为上，虽结子而根上生苗，故谓之牡丹。唐人谓之木芍药，以其花似芍药，而宿干似木也。群花品中，以牡丹第一，芍药第二，故世谓牡丹为花王，芍药为花相。

形态特征

多年生落叶灌木。2回3出复叶，上面绿色，无毛，下面有白粉。花单生于枝顶，花大；萼片5，绿色；花瓣5或重瓣，因品种不同而有红色、紫红色、黄色、白色等各种颜色；雄蕊多数，花药黄色；心皮密生柔毛。果实卵形。花期5~7月，果期7~8月。

生境分布

生于向阳及土壤肥沃的地方，常栽培于庭园。

采收加工

栽培3~4年，秋季采挖根部，剥取根皮。气芳香，味微苦而涩。药材以条粗、皮厚、断面色白、粉性足、香气浓、结晶物多者为佳。生用或酒炙用。

功效主治

苦、辛，微寒。①清热凉血：治温热病热入营血、血热出血、热病后期低热、急性荨麻疹。②活血散瘀：血瘀痛经、闭经、跌打损伤、瘀热肠痈、疮痈肿痛。③清肝泻火：治高血压、月经先期。

用量用法

6~12克，水煎服。生用凉血，酒炒活血，炒炭止血。血寒、月经量多者及孕妇忌用。

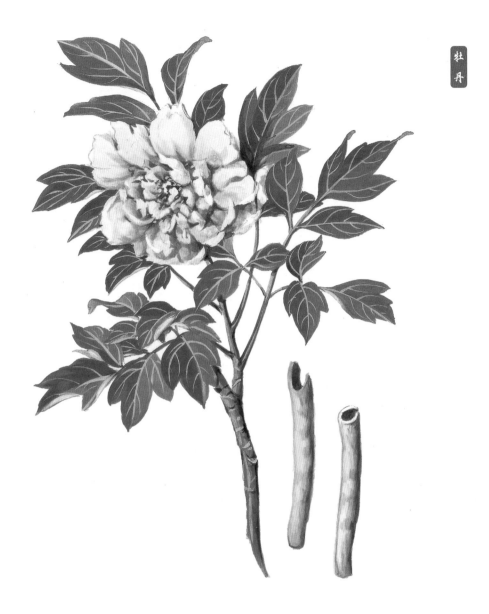

验方集萃

1. 低热不退：牡丹皮 12 克，鳖甲 15 克，青蒿 10 克，生地黄 20 克，水煎服。

2. 急性荨麻疹：牡丹皮、赤芍各 12 克，地肤子、浮萍各 10 克，蝉蜕 3 克，水煎服。

3. 阑尾炎初起、腹痛便秘：牡丹皮 12 克，生大黄 8 克，大血藤、金银花各 15 克，水煎服。

4. 高血压头晕：牡丹皮、赤芍各 10 克，钩藤（后下）15 克，水煎服。

5. 月经先期：牡丹皮炭、白芍、黄芩各 10 克，水煎服。

《本草纲目》记载：赤芍药散邪，能行血中之滞。

赤芍

来源

毛茛科植物芍药 *Paeonia lactiflora* Pall. 或川赤芍 *Paeonia veitchii* Lynch 的干燥根。

形态特征

芍药：多年生草本。根圆柱形或略呈纺锤形，粗肥。茎直立，无毛。茎下部叶为 2 回 3 出复叶，小叶窄卵形、披针形或椭圆形。花大，顶生并腋生；花瓣粉红色或白色；雄蕊多数。

生境分布

生于山地草坡。分布于东北和河北、山西、内蒙古、甘肃北部、四川等地，全国各地多有栽培。

采收加工

春、秋二季采挖。气微香，味微苦、酸、涩。药材以根条粗长、外皮易脱落、皱纹粗而深、断面色白、粉性大者为佳。生用或炒用。

功效主治

苦，微寒。①清热凉血：治温毒发斑、吐血衄血、目赤肿痛、疮痈初起。②活血祛瘀：治闭经、痛经、跌仆损伤、冠心病、慢性前列腺炎、关节炎。

用量用法

9~15 克，水煎服。生用凉血，酒炒活血。不宜与藜芦同用。

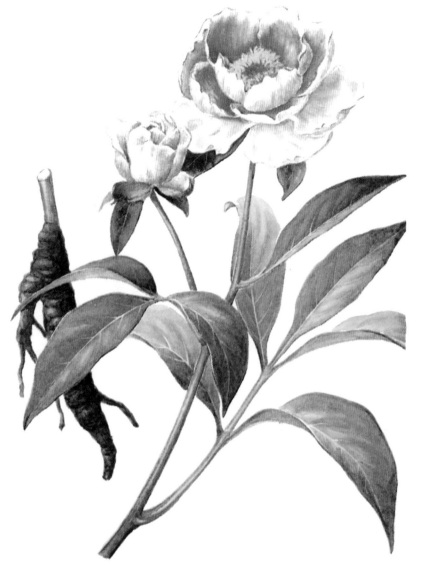

验方集萃

1. **热病吐血**：赤芍、生地黄、水牛角（先煎）各 15 克，牡丹皮、地榆各 10 克，水煎服。

2. **疮痈初起红肿热痛**：赤芍、金银花各 12 克，天花粉 15 克，水煎服。

3. **瘀血闭经、痛经**：赤芍、益母草各 15 克，当归 10 克，水煎服。

4. **瘀血头痛、跌仆肿痛**：赤芍、川芎各 10 克，桃仁、红花各 6 克，水煎服。

5. **冠心病心绞痛**：赤芍、丹参各 15 克，川芎、红花各 6 克，水煎服。

紫草

来源

紫草科植物紫草 *Lithospermum erythrorhizon* Sieb. et Zucc. 或新疆紫草 *Arnebia euchroma* (Royle) Johnst. 的干燥根。前者习称"硬紫草"，后者习称"软紫草"。

形态特征

紫草：多年生草本，全株被白色硬糙毛。根直立，粗壮，圆锥或倒圆锥形。茎直立，单一或基部分两歧。基生叶卵状披针形，全缘，黄绿褐色；茎生叶互生，无柄。聚伞花序密生于茎顶，无花梗，花序近球形，花冠白色。小坚果骨质，宽卵形，淡黄褐色。花期7~8月，果期9~10月。

生境分布

生于高山向阳坡草丛中。主产于东北、华北及长江中下游等地区。

采收加工

春、秋二季采挖，洗净，切片。硬紫草气特异，味酸、甘；以粗长、色紫、质硬而脆、木部较大者为佳。软紫草气特异，味微苦、涩；以条粗长、色紫、质松软、木部较小者为佳。生用。

功效主治

甘，寒。凉血活血、解毒透疹：治温病发斑、麻疹、痈疽疮疡、烧烫伤、湿疹、冻疮、过敏性紫癜、血小板减少性紫癜、绒毛膜癌。

用量用法

3~10克，水煎服。外用适量，熬膏或油浸液涂擦。脾虚便溏者忌服。

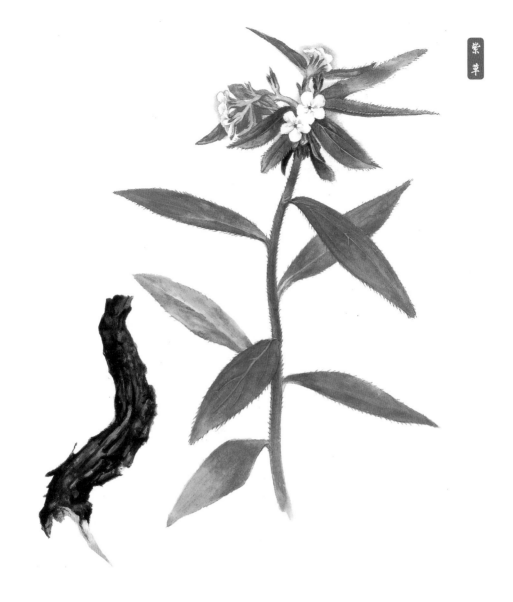

验方集萃

1. 热毒斑疹：紫草 10 克，蝉蜕 5 克，赤芍 12 克，红花 6 克，水煎服。

2. 小儿麻疹：紫草 10 克，甘草 3 克，水煎代茶。

3. 疮疡不敛、湿疹、烧烫伤、冻疮、口腔炎：紫草 120 克，茶油浸泡，滤取油液，制成紫草油备用，外涂患处。

4. 紫癜：紫草 10 克，大枣 10 枚，花生皮 6 克，水煎服。

5. 疮疹肿毒：紫草 9 克，甘草 3 克，水煎服，每日 2 次。

本草说

《本草图经》记载：青蒿治骨蒸热劳为最，古方多单用之。

青蒿

来源

菊科植物黄花蒿 *Artemisia annua* L. 的干燥地上部分。

形态特征

一年生草本，全株无毛，有挥发油气味。茎直立，多分枝，有细纵槽。叶互生，幼时绿色，老时为黄褐色；叶片常为 3 回羽状全裂。头状花序细小，黄色；总苞小，球状。瘦果矩圆形至椭圆形，微小，褐色。花期 8~10 月，果期 10~11 月。

生境分布

生于路旁、山坡、旷野及河岸等处。全国各地均有分布。

采收加工

夏、秋二季花将开时采割。气香特异，味微苦。药材以身干、色青绿、质嫩、未开花、香气浓郁者为佳。鲜用或切段生用。

功效主治

苦、辛，寒。①凉血除蒸：治低热、阴虚发热、衄血、痔疮出血。②清热解暑：治暑热烦渴、小儿夏季热。③截疟：治疟疾寒热。外用治湿疹瘙痒、疥癣。

用量用法

3~15 克，水煎服，不宜久煎；或鲜用绞汁服。外用适量。

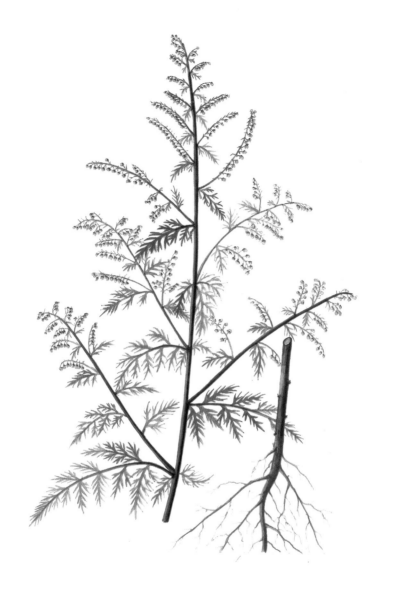

验方集萃

1. 低热不退、潮热：青蒿、牡丹皮各10克，鳖甲、生地黄、知母各15克，水煎服。

2. 衄血：鲜青蒿30克，捣汁饮，药渣纱布包，塞鼻中。

3. 暑热烦渴：青蒿15克，开水泡服；或鲜青蒿60克，捣汁，凉开水冲饮。

4. 小儿夏季热：青蒿、荷叶各10克，金银花6克，水煎代茶。

5. 疟疾寒热：鲜青蒿30克，水煎服；或鲜青蒿60克，绞汁服；或干青蒿叶研末，每次3克。均在发作前2~4小时服。

地骨皮

茄科植物枸杞 Lycium chinense Mill. 或宁夏枸杞 Lycium barbarum L. 的干燥根皮。

《养生食鉴》记载：根，名地骨皮，性大寒。退骨蒸潮热。

形态特征

枸杞：落叶灌木，高1米余，全体光滑无毛。主根长，有支根，外皮黄褐色，粗糙。枝条细长，幼枝有棱角，通常有短棘，生于叶腋。叶互生或簇生，叶片卵状披针形至菱状卵形。花单生或3~5朵簇生于叶腋，花冠淡紫色，漏斗状。浆果卵形至卵状长圆形，熟时深红色至橘红色。种子多数。花期6~9月，果期7~10月。

生境分布

生于田埂、山坡或丘陵地带，多为栽培。全国各地均有分布。

采收加工

初春或秋后采挖。气微，味微甘而后苦。药材以筒粗、肉厚、整齐、无木心及碎片者为佳。生用。

功效主治

甘、淡，寒。①清虚热：治骨蒸潮热。②凉血止血：治血热出血。③清肺降火：治肺热咳嗽、肺燥咳嗽。④降血压：治高血压。

用量用法

6~15克，水煎服。脾虚便溏者忌用。

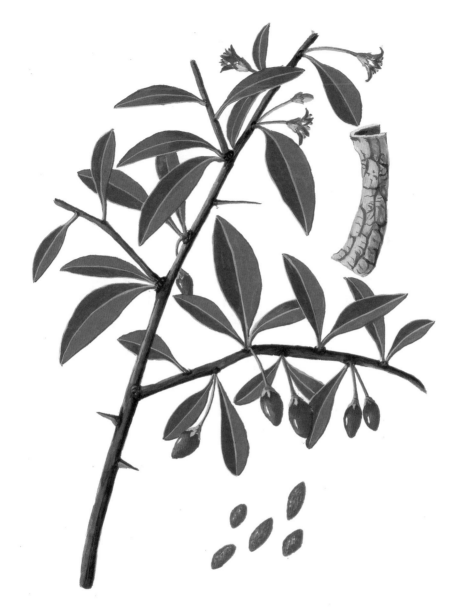

验方集萃

1. **骨蒸潮热、阴虚低热**：地骨皮、知母各 12 克，鳖甲 15 克，水煎服。

2. **鼻出血**：地骨皮、侧柏叶各 15 克，水煎服。

3. **糖尿病口干**：地骨皮、麦冬、天花粉各 15 克，水煎代茶。

4. **肺热咳嗽、痰黄口干**：地骨皮、桑叶各 12 克，浙贝母 8 克，甘草 3 克，水煎服。

5. **高血压头晕目眩**：地骨皮、菊花各 12 克，钩藤（后下）15 克，水煎服。

《本草正义》记载：退热而不苦泄，理阴而不升腾，固虚热之良药。

银柴胡

来源

石竹科植物银柴胡 *Stellaria dichotoma* L. var. *lanceolata* Bge. 的干燥根。

形态特征

多年生草本，高 20~40 厘米。主根圆柱形，外皮淡黄色。茎直立，丛生，节明显，数回叉状分枝，密被短毛或腺毛。叶对生；无柄；披针形，先端锐尖，基部圆形，全缘。聚伞花序；萼片 5，披针形；花瓣 5，白色，先端 2 深裂。蒴果近球形，成熟时顶端 6 齿裂。种子 1~2 粒。花期 6~7 月，果期 8~9 月。

生境分布

生于干草原，或石缝、碎石中。分布于陕西、内蒙古、宁夏、甘肃等地。

采收加工

春、夏间植株萌发或秋后茎叶枯萎时采挖，除去残茎、须根及泥沙，晒干。气微，微甘。药材以条粗长均匀、皮细质坚实、外皮灰黄色、断面黄白色且有菊花心者为佳。生用。

功效主治

甘，微寒。①清虚热：治阴虚骨蒸潮热。②除疳热：治小儿疳积发热。③凉血止血：治阴虚血热出血。

用量用法

3~10 克，水煎服。风寒感冒、血虚无热者忌用。

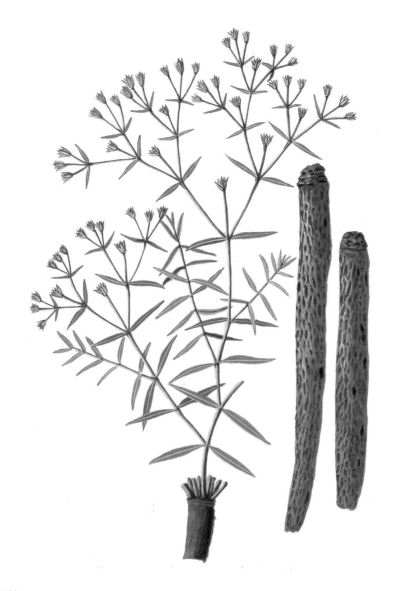

银柴胡

验方集萃

1. **阴虚骨蒸潮热**：银柴胡 10 克，青蒿 12 克，鳖甲 15 克，水煎服。

2. **小儿疳积（消瘦低热、嗜食异物）**：银柴胡、党参各 8 克，鸡内金 6 克，白术 5 克，水煎服。

3. **肺结核咯血**：银柴胡 10 克，白及 12 克，仙鹤草 15 克，水煎服。

4. **小儿夏季热（日晡低热、食少形瘦）**：银柴胡 8 克，北沙参 12 克，西瓜翠衣 15 克，麦芽 10 克，水煎代茶。

5. **虚热头晕**：银柴胡、天麻、刺五加各 10 克，水煎服。

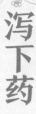

泻下药

《本草图经》记载：以蜀川锦纹者佳。正月内生青叶，似蓖麻，大者如扇。根如芋，大者如碗，长一二尺……四月开黄花，亦有青红似荞麦花者。

大黄

采源

蓼科植物掌叶大黄 *Rheum palmatum* L.、唐古特大黄 *Rheum tanguticum* Maxim. ex Balf. 或药用大黄 *Rheum officinale* Baill. 的干燥根及根茎。

形态特征

掌叶大黄：多年生高大草本。根茎粗壮；茎直立，中空。基生叶片掌状，宽心形或近圆形，有深裂，常再羽状分裂；茎生叶较小，有短柄；托叶鞘筒状。花序大，圆锥状，顶生；花紫红色。瘦果具3棱，沿棱生翅，顶端微凹，暗褐色。花期6~7月，果期7~8月。

生境分布

生于山地林缘或草坡，有栽培。主产于甘肃、四川、青海、云南西北部及西藏东部等省区。

采收加工

秋末茎叶枯萎或初春发芽前采挖，除去须根，刮去外皮，切块晒干。气清香，味苦而微涩，嚼之黏牙。药材以外表黄棕色、断面锦纹及星点明显、体重、质坚实、有油性者为佳。生用、酒炒或炒炭用。

功效主治

苦，寒。①泻下攻积：治实热便秘、食积停滞、腹痛。②泻火解毒：治火邪上炎诸证、热毒疮痈、烧烫伤。③凉血止血：治血热出血。④活血祛瘀：治血瘀闭经、产后恶露不净。⑤退黄通淋：治黄疸、淋证。

用量用法

5~10克，水煎服。外用适量。生用泻下，酒炒活血，炒炭止血。脾胃虚弱慎用，孕期、经期、哺乳期禁用。

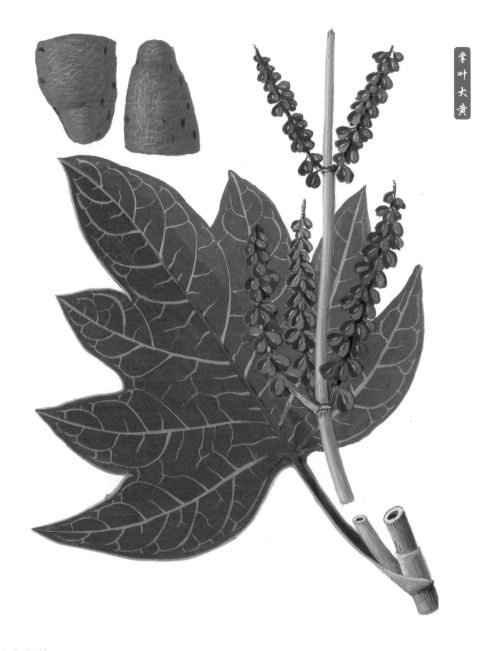

掌叶大黄

验方集萃

1. **便秘**：生大黄 6 克，泡服；或生大黄粉 3 克，温开水冲服。

2. **牙痛**：生大黄 60 克，用 75% 酒精浸泡 1 个月，过滤备用。用时用棉球蘸药液置于牙痛处。

3. **热毒疮痈、水火烫伤**：大黄、黄连各 9 克，黄柏 3 克，煅石膏 6 克，共研细末，茶油调涂。

番泻叶

来源 豆科植物狭叶番泻 *Cassia angustifolia* Vahl 和尖叶番泻 *Cassia acutifolia* Delile 的小叶。

形态特征

狭叶番泻：草质小灌木，高达 1 米。偶数羽状复叶，小叶 5~8 对；具短柄；托叶卵状披针形；小叶片卵状披针形至线状披针形，无毛或几无毛。总状花序，腋生；萼片 5；花瓣 5，黄色。荚果扁平长方形，果皮栗棕色。种子 4~7 枚。花期 3~4 月，果期 5~6 月。

生境分布

生于热带地区。分布于印度、埃及和苏丹，我国广东、广西、云南有栽培。

采收加工

9 月开花前摘取叶，阴干。气微弱而特异，味微苦而稍有黏性。药材以叶片大、色绿、梗少者为佳。生用。

功效主治

甘、苦，寒。泻热导滞：治食物积滞、便秘、腹痛腹胀、臌胀水肿。

用量用法

1.5~3 克，缓下，泡服；5~10 克，攻下，水煎服，宜后下。妇女哺乳期、经期及孕期忌用。

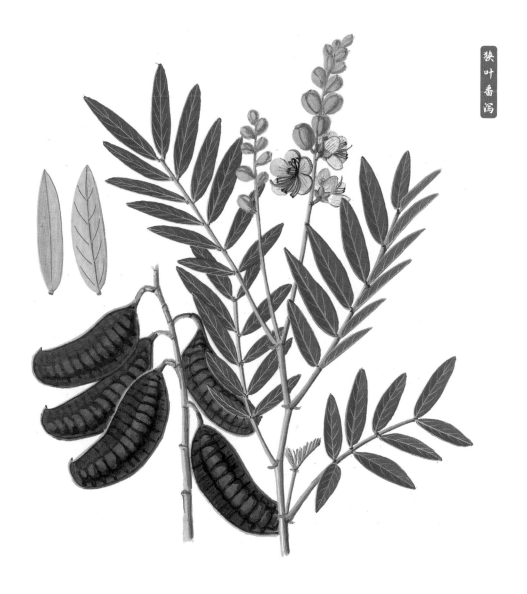

验方集萃

1. **习惯性便秘**：番泻叶 3 克，沸水泡 5 分钟，去渣，拌蜂蜜 2 汤匙服用。

2. **热结便秘**：番泻叶 9 克，枳实 12 克，水煎服。

3. **腹胀便难、纳食不佳、胃脘胀闷**：番泻叶 3 克，白术 10 克，陈皮 6 克，水煎服。

4. **腹部 X 线造影、腹部外科手术前清洁肠道**：番泻叶 8 克，开水泡服，前一晚睡前服。

5. **腹水腹胀**：番泻叶 6 克，大腹皮 10 克，泽泻 12 克，水煎服。

芦荟

来源 百合科植物库拉索芦荟 Aloe barbadensis Miller 及好望角芦荟 Aloe ferox Miller 叶的汁液浓缩干燥物。

形态特征

库拉索芦荟：多年生常绿草本。茎较短。叶簇生于茎顶，直立或近于直立，肥厚多汁，呈狭披针形，先端长渐尖，基部宽阔，粉绿色，边缘有刺状小齿。花茎单生或稍分枝；总状花序疏散；小花黄色或有赤色斑点；管状小花6裂；花药丁字着生；每室有多数胚珠。三角形蒴果，室背开裂。花期2~3月。

生境分布

多为栽培。分布于非洲，我国广东、广西、福建亦有栽培。

采收加工

四季可采，鲜用；或割取叶片，收集液汁，蒸发到一定浓度，冷却凝固为膏。有特殊臭气，味极苦。药材以色墨绿、质脆、有光泽、气味浓者为佳。

功效主治

苦，寒。①泻下：治热结便秘。②清肝火：治肝经实热实火证。③杀虫：治小儿疳积、蛔虫腹痛。外用治湿癣、疮痈肿痛、烧烫伤、皮肤粗糙、雀斑。

用量用法

1~2克，研末或入丸、散剂。外用适量。脾胃虚寒者、孕妇忌用。

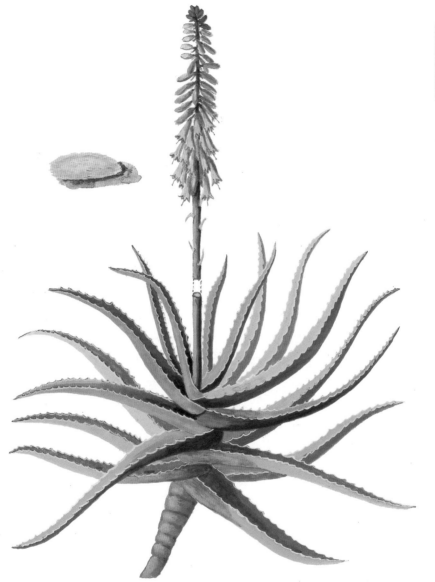

验方集萃

1. **热结便秘**：芦荟末2克，蜜水调服。

2. **肝火目赤、头晕、便秘**：芦荟末2克，龙胆10克，黄连、栀子各6克，水煎冲服。

3. **皮肤粗糙、雀斑**：鲜芦荟汁抹脸，早晚各1次，半小时后洗去。

4. **疳积、虫积**：芦荟1克，使君子、胡黄连各6克，研末，每次3克，开水调服。

5. **烧烫伤、癣疾**：鲜芦荟汁外涂。

火麻仁

来源 桑科植物大麻 *Cannabis sativa* L. 的干燥成熟种子。

形态特征

一年生草本。茎粗壮，直立，表面有纵沟，密生短柔毛。叶互生，掌状全裂，茎下部叶对生；小叶披针形至线状披针形，边缘有粗锯齿。圆锥花序顶生或腋生，单性，雌雄异株；雌花绿色，丛生叶腋。瘦果卵圆形，有细网状，外围包有黄褐色的苞片。花、果期因产地而不同，花期多在5~6月，果期多在7~8月。

生境分布

生于具有排水良好的沙壤土或黏质土的地方。全国各地多有栽培。

采收加工

10~11月采收成熟果实，去净果皮，晒干。气微，味淡，嚼后稍有麻舌感。药材以粒大、种仁饱满者为佳。生用，用时打碎。

功效主治

甘，平。润肠通便、滋养补虚：治肠燥便秘。外用治烧烫伤。

用量用法

10~15克，水煎服，打碎入煎。不宜过量服用。外用适量。

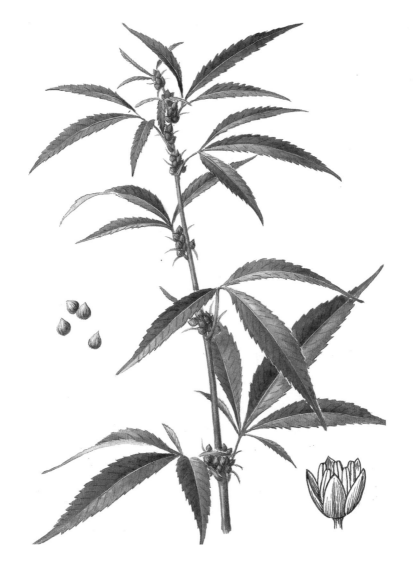

验方集萃

1. 老人、产妇体虚、津血不足肠燥便秘：火麻仁 15 克，水煎服；或火麻仁 10 克，
当归、生地黄、肉苁蓉各 12 克，水煎服。

2. 习惯性便秘数日大便不解、腹胀：火麻仁 12 克，大黄 6 克，枳实、厚朴各 8 克，
水煎服。

3. 烧烫伤、丹毒：火麻仁 20 克，地榆 15 克，黄连 10 克，大黄 12 克，研末，加
麻油或猪油调敷患处。

4. 产后多汗、便秘：紫苏子、火麻仁各 9 克，净洗，研极细，用水再研，取汁
50 毫升，分 2 次煮粥。

郁李仁

来源

蔷薇科植物欧李 *Prunus humilis* Bge.、郁李 *Prunus japonica* Thunb. 或长柄扁桃 *Prunus pedunculata* Maxim. 的干燥成熟种子。

本草说

《植物名实图考》记载：郁李，《本经》下品。即唐棣，实如樱桃而赤，吴中谓之爵梅，固始谓之秧李。

形态特征

欧李：灌木，高 0.4~1.5 米。小枝灰褐色或棕褐色，被短柔毛。叶片倒卵状长椭圆形或倒卵状披针形，边缘有单锯齿或重锯齿，上面深绿色，下面浅绿色。花单生或 2~3 花簇生；萼片三角卵圆形，先端急尖或圆钝；花瓣白色或粉红色，长圆形或倒卵形。核果成熟后近球形，红色或紫红色，核表面除背部两侧外无棱纹。花期 4~5 月，果期 6~10 月。

生境分布

生于阳坡沙地、山坡灌丛，或庭园栽培。全国各地均有分布。

采收加工

夏、秋二季果实成熟时采收，除掉果肉，去核取仁，晒干。气微，味微苦。药材以浅黄白色、饱满充实、完整、不泛油者为佳。去皮捣碎生用。

功效主治

辛、苦、甘，平。①润肠通便：治肠燥便秘。②利水消肿：治水肿、小便不利。

用量用法

5~10 克，水煎服。不可久服多服；孕妇慎用。

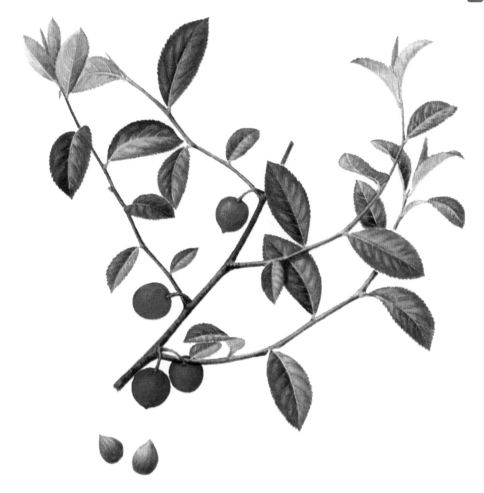

验方集萃

1. 津伤肠燥便秘、腹胀：郁李仁、火麻仁各 10 克，枳壳 6 克，水煎服。

2. 血虚肠燥便秘：郁李仁 10 克，当归 12 克，生首乌 15 克，水煎服。

3. 水肿、小便不利、大便不畅、胸腹胀满：郁李仁 10 克，大腹皮 12 克，桑白皮 9 克，大黄 6 克，水煎服。

4. 风热气秘：郁李仁、酒陈皮、炮三棱各 30 克，共捣为散，每次 6 克，煎水空腹服。

祛风寒湿药

独活

来源

伞形科植物重齿毛当归 *Angelica pubescens* Maxim. f. *biserrata* Yuan et Shan 的干燥根。

形态特征

多年生草本，全株有短柔毛。主根粗大，呈圆柱形，多分枝，头部膨大，外皮灰黄色至灰棕色，有特异香气。茎带紫色，直立。叶互生，基生叶及茎下部叶三角形，2~3回3出羽状全裂，小叶卵圆形，叶边缘有钝锯齿。复伞形花序密生黄棕色柔毛；花白色。双悬果长圆形，背面扁平，侧棱翅状。花期7~9月，果期9~10月。

生境分布

生于山谷草丛或疏林下，有栽培。分布于四川、浙江、安徽、江西、湖北等地。

采收加工

春初或秋末采挖，除去须根及泥沙，烘至半干，堆置2~3日，发软后再烘至全干。具特异香气，味苦、辛，微麻舌。药材以根条粗壮、油润、香气浓郁者为佳。切片生用。

功效主治

辛、苦，微温。①祛风胜湿、止痛：治风湿痹痛、腰膝酸痛、阴寒头痛、面瘫。②解表散寒：治感冒恶寒、头身疼痛。外用治疮痈肿痛。

用量用法

5~15克，水煎服。外用适量。

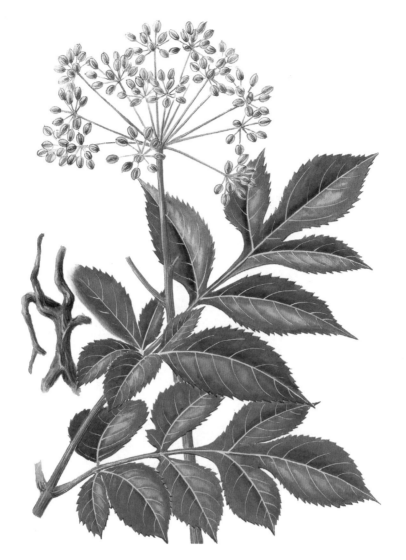

验方集萃

1. 风湿腰膝酸痛：独活、秦艽、防风各9克，杜仲、当归各10克，桑寄生15克，水煎服。

2. 面瘫：独活15克，水煎服，或加生地黄汁、竹沥汁各15毫升服。

3. 风湿性关节炎：独活120克，防风90克，当归、杜仲、川芎各60克，酒浸泡服，每日3次。

4. 感冒夹湿（头身重痛、发热恶寒）：独活、羌活各10克，白芷、苍耳子各6克，水煎热服。

5. 疮痈肿痛：独活、川芎各15克，黄芩、大黄各10克，蒲公英30克，煎汤熏洗。

威灵仙

来源 毛茛科植物威灵仙 *Clematis chinensis* Osbeck、棉团铁线莲 *Clematis hexapetala* Pall. 或东北铁线莲 *Clematis manshurica* Rupr. 的干燥根及根茎。

形态特征

威灵仙： 多年生木质攀缘藤本，干时变黑。地下有丛生细根，外皮黑褐色。茎、小枝近无毛或疏生短柔毛。叶对生，1 回羽状复叶，小叶纸质，窄卵形或三角状卵形，全缘。圆锥花序腋生或顶生，多花；花白色，无花瓣；雄蕊多数。瘦果 3~7 个，狭卵形，有柔毛。花期 5~6 月，果期 6~7 月。

生境分布

生于山坡、山谷灌丛中或沟边、路旁草丛中。分布于西南、华东、华中及陕西等地。

采收加工

秋季采挖，除去泥沙，晒干。气微，味淡。药材以根粗、条匀、皮黑、肉白、质坚实、地上残基短者为佳。切段生用。

功效主治

辛、咸，温。①祛风除湿、通络止痛：风寒湿痹手足麻木、跌打损伤。②消痰涎、除骨鲠：治胸膈停痰宿饮咳喘、骨鲠咽喉。此外，还治急性扁桃体炎、黄疸、丝虫病。外用治牙痛、痔疮肿痛、角膜溃疡。

用量用法

5~15 克，治骨鲠 30~50 克，水煎服。外用适量。

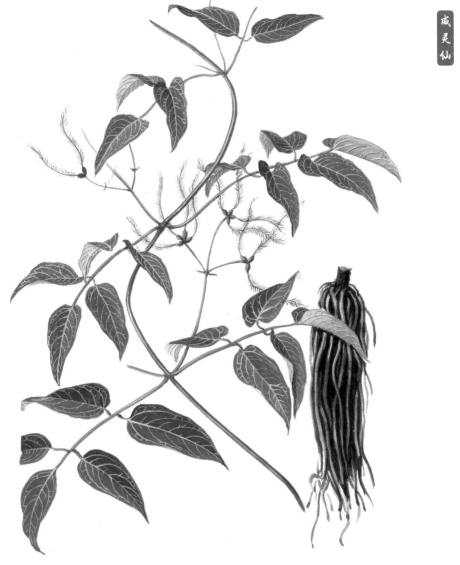

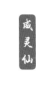
威灵仙

验方集萃

1. 关节疼痛、四肢麻木：威灵仙 15 克，羌活、川芎各 10 克，姜黄 6 克，水煎服，或药量加倍煎汤熏洗。

2. 跌打损伤：威灵仙、当归、川芎各 10 克，水煎服。

3. 骨鲠咽喉：威灵仙 50 克，浓煎，加醋 20 毫升，白糖适量，分次缓缓咽下。

4. 腰腿疼痛：威灵仙 150 克，捣为散，饭前温酒调服，每次 3 克。

5. 急性扁桃体炎：鲜威灵仙 30 克，煎汤代茶。

川乌

来源 毛茛科植物乌头 Aconitum carmichaelii Debx. 的干燥块根。

形态特征

多年生草本。块根呈倒圆锥形，外皮黑褐色。茎直立。叶互生，有柄；叶片三角形，坚纸质，3 全裂，全裂片菱形，近羽状分裂。总状花序窄长，无毛；萼片 5，高圆盔形；花蓝紫色，花瓣 2，有长爪，距拳卷。蓇葖果长 1.5~1.8 厘米。种子有膜质翅。花期 6~7 月，果期 7~8 月。

生境分布

生于山地、林缘或灌丛。分布于长江中下游各地和陕西秦岭等地。

采收加工

6 月下旬至 8 月上旬茎上盘节明显突起时采挖，除去子根、须根及泥沙，晒干或烘干。生川乌气微，味辛辣，麻舌；制川乌无臭，微有麻舌感。药材以个大、肥满、质坚实、无残根及须根者为佳。

功效主治

辛、苦，温。有大毒。祛风除湿、散寒止痛：治风寒湿痹证、寒痛证。

用量用法

1.5~3 克，水煎服，先煎、久煎。外用适量。内服用制川乌。孕妇忌用。不宜与半夏、瓜蒌、白及、川贝母、浙贝母、白蔹同用。

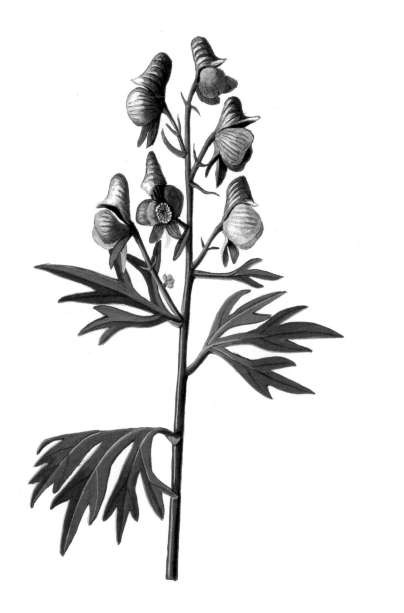

验方集萃

1. **风湿关节痛**：制川乌 3 克，麻黄 8 克，白芍、黄芪各 12 克，水煎服。

2. **头风头痛**：川乌 9 克，制天南星 10 克，研末，以葱汁调涂太阳穴。

3. **脚气疼痛**：制川乌 3 克，麻黄、赤芍、黄芪各 9 克，炙甘草 6 克，水煎后加蜜再煎，温服。

4. **外伤瘀痛**：生川乌、乳香、没药、三七各 10 克，研末，酒调敷。

5. **腰腿痹痛**：生川乌 1 克，捣为散，醋调涂布上敷痛处。

木瓜

来源

蔷薇科植物木瓜 Chaenomeles sinensis (Thouin) Koehne 或贴梗海棠 Chaenomeles speciosa (Sweet) Nakai 的干燥成熟果实。

形态特征

木瓜：落叶灌木。单叶互生；托叶膜质，斜肾形至半圆形，边缘有齿，易于脱落；叶薄草质，边缘有尖锐重锯齿。花3~5朵簇生于2年生枝上，绯红、稀淡红或白色。梨果长圆形或近卵球形，木质，黄色或黄绿色，光滑，具稀疏不明显斑点。种子多数，扁平。花期3~4月，果期9~10月。

生境分布

生于向阳、肥沃土地，或栽培。主产于安徽、四川等地。安徽宣城产者称"宣木瓜"，质量最好。

采收加工

夏、秋二季果实绿黄时采收。气微清香，味酸。药材以个大、皮皱、紫红色、质坚实、味酸者为佳。切片生用。

功效主治

酸，温。①舒筋活络：治风湿痹证筋脉拘挛、脚气风湿流注。②化湿和胃：治暑湿霍乱、吐泻转筋、消化不良。

用量用法

10~15克，水煎服。胃酸过多者不宜用。

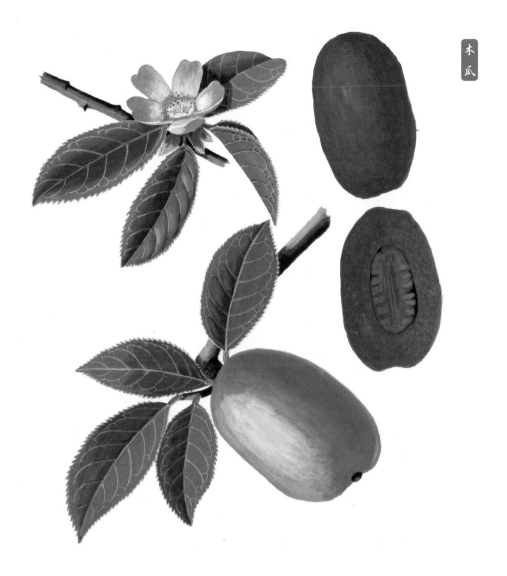

木瓜

验方集萃

1. **风湿性关节炎肢体酸重，屈伸不利**：木瓜、威灵仙各10克，五加皮、牛膝各15克，水煎服，药渣趁热擦敷患处。

2. **足胫肿重无力、胸闷、呕恶**：木瓜、槟榔各10克，吴茱萸、紫苏叶各6克，水煎服。

3. **消化不良**：木瓜10克，麦芽、谷芽各15克，木香3克，水煎服。

4. **脚癣疼痛**：干木瓜1个，明矾30克，水煎，趁热熏洗。

5. **脚膝筋急痛**：木瓜煮烂，研作浆粥样，敷于痛处。

《本草纲目》记载：徐长卿，人名也，常以此药治邪病，人遂以名之。

徐长卿

萝摩科植物徐长卿 *Cynanchum paniculatum* (Bge.) Kitag. 的干燥根及根茎。

形态特征

多年生草本，全株无毛，具白色有毒的乳汁。根茎短，不分枝，有多数细长的须根。叶对生，叶片披针形至线形，全缘，叶缘反卷、有睫毛。圆锥花序近顶腋生；花萼及花冠均 5 深裂；花淡黄绿色，近辐射状。果实单生，呈角状，表面淡褐色。种子多数，长圆形。花期 6~7 月，果期 9~10 月。

生境分布

生于山坡草丛中。全国大部分地区均有分布。

采收加工

秋季采挖，除去泥沙，阴干。气香，味微辛、凉。药材以根粗长、色灰黄、气芳香、叶多、茎青黄色、洁净者为佳。切碎生用。

功效主治

辛，温。①祛风通络止痛：治风湿痹痛、寒凝腰痛、血瘀气滞脘腹痛、跌打损伤、术后疼痛、癌肿痛。②解毒止痒：治风疹、湿疹、带状疱疹、银屑病。③解蛇毒：治毒蛇咬伤。

用量用法

3~10 克，水煎服，不宜久煎；1.5~3 克，入散剂。外用适量。

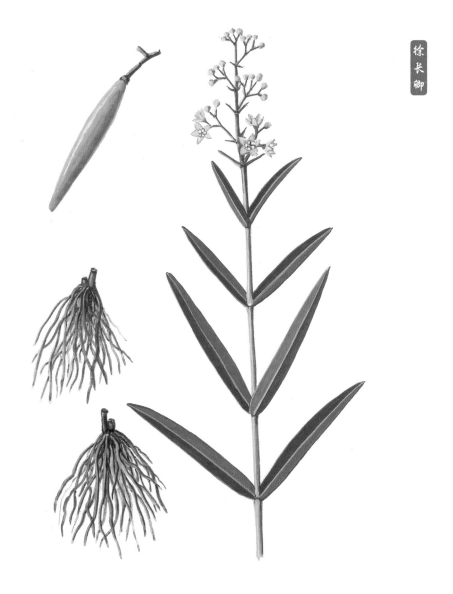

验方集萃

1. 风湿痹痛：徐长卿 30 克，白酒 250 毫升，浸泡 1 周，每次 15 毫升，每日 2 次。

2. 牙痛：徐长卿 10 克，水煎，含漱 1~2 分钟吞下。

3. 跌打损伤：徐长卿鲜品 30 克，捣敷或煎汤熏洗。

4. 风疹、湿疹、带状疱疹、银屑病等皮肤瘙痒：徐长卿、白鲜皮、苦参各 30 克，煎汤外洗。

5. 毒蛇咬伤：徐长卿、重楼各 10 克，水煎服；或上 2 味药取鲜品各 30 克，捣烂外敷。

伸筋草

来源

石松科植物石松 *Lycopodium japonicum* Thunb. ex Murray 的干燥全草。

形态特征

多年生土生植物。匍匐茎细长横走，2~3 回分叉，绿色，被稀疏的叶；侧枝直立，压扁状。叶螺旋状排列，密集，上斜，披针形或线状披针形，具透明发丝，草质。孢子囊穗（3）4~8 个集生于总柄，不等位着生，直立，圆柱形；孢子叶阔卵形，具芒状长尖头，边缘膜质，啮蚀状，纸质；孢子囊生于孢子叶腋，略外露，圆肾形，黄色。

生境分布

生于林下阴坡的酸性土壤中。分布于长江以南、河南、东北等地。

采收加工

夏、秋二季茎叶茂盛时采收，除去杂质，晒干。无臭，味淡。药材以茎长、色黄绿者为佳。切段生用。

功效主治

苦、辛，温。祛风除湿、舒筋活络：治风湿痹证、小腿转筋、跌打损伤，黄疸、带状疱疹。

用量用法

10~30 克，水煎服。外用适量。孕妇及月经过多者慎用。

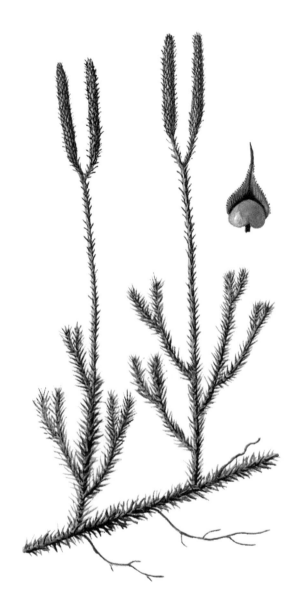

验方集萃

1. 风湿关节痛：伸筋草、独活、木瓜各 12 克，红花、桂枝各 6 克，水煎服，药渣趁热揉擦患处。

2. 小腿转筋：伸筋草、木瓜各 15 克，水煎服；或用量加倍煎汤熏洗。

3. 跌打损伤瘀肿疼痛，或伤筋屈伸不利：伸筋草、续断各 15 克，乳香、没药各 10 克，水煎服。

4. 黄疸：伸筋草、茵陈、积雪草各 15 克，水煎服。

5. 带状疱疹：伸筋草 60 克，焙干研末，茶油调涂患处。

《岭南采药录》记载：治风湿流注疼痛，及痈疽肿毒。

路路通

来源 金缕梅科植物枫香树 *Liquidambar formosana* Hance 的干燥果序。

形态特征

落叶乔木，高达 30 米。树皮灰褐色，方块状剥落。叶薄革质，阔卵形，掌状 3 裂，上面绿色，下面有短柔毛，掌状脉 3~5 条，网脉明显可见，边缘有锯齿；托叶线形，红褐色，被毛。头状果序圆球形，木质；蒴果下半部藏于花序轴内，有宿存花柱及针刺状萼齿。种子多数，褐色，多角形或有窄翅。

生境分布

生于湿润及土地肥沃的树林中。分布于秦岭和淮河以南各省区。

采收加工

冬季采摘果实，除去杂质，洗净，晒干。气微，味淡。药材以个大、色黄、无果梗者为佳。生用。其叶、根、树脂亦作药用。

功效主治

辛，平。①祛风通络：治肢体痹痛、手足拘挛、闭经、乳汁不通、痈疽。②利水除湿：治水肿、胀满。③收敛、消炎、解毒（烧灰外用）：治湿疹、痔漏、疥癣。茎皮、叶健脾和胃、理气止痛，治胃痛。

用量用法

3~10 克，水煎服。外用适量。孕妇忌服。

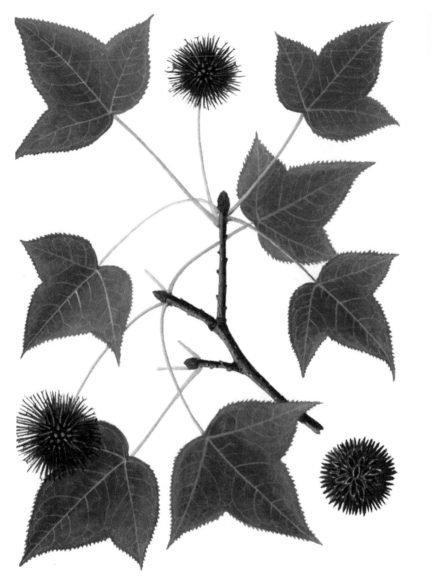

枫香树

验方集萃

1. **风湿关节痛**：路路通、海风藤各 10 克，秦艽、薏苡仁各 12 克，水煎服。

2. **乳汁不通、乳房胀痛**：路路通、丝瓜络各 10 克，猪蹄半只，炖服。

3. **湿疹、疥癣**：路路通 30 克，烧灰存性，茶油调涂。

4. **水肿、小便不利**：路路通、车前子各 10 克，泽泻、茯苓各 12 克，水煎服。

5. **胃脘疼痛**：鲜路路通叶 30 克，绞汁冲服。

桑枝

来源

桑科植物桑 *Morus alba* L. 的干燥嫩枝。

形态特征

落叶灌木或小乔木，高达 15 米。根皮红黄色至黄棕色。叶互生，具柄；叶片卵圆形或宽卵形，边缘有粗锯齿，有时不规则分裂。开绿色花，花小，雌雄异株，穗状花序腋生。瘦果外包肉质花被，多数密集成圆形或长圆形聚合果，初绿色，成熟后变肉质，黑紫色或白色，味甜。花期 4~5 月，果期 6~7 月。

生境分布

生于村旁、田间或山坡。全国各地均有分布。

采收加工

春末夏初采收，去叶晒干或趁鲜切片晒干。气微，味淡。药材以质嫩、断面黄白色者为佳。生用或炒至微黄用。

功效主治

苦，平。①祛风清热、通络除湿：治风湿痹痛、中风口眼㖞斜、湿热下注脚气浮肿。②止痒：治全身瘙痒。③利水、平肝：治水肿、高血压肝阳上亢。

用量用法

15~30 克，水煎服。外用适量。

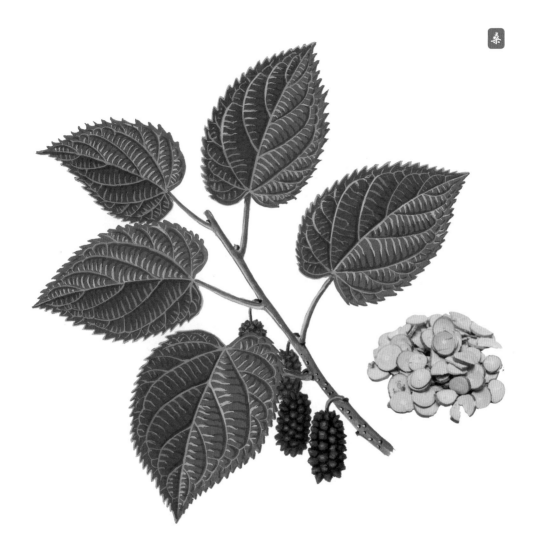

验方集萃

1. 风湿关节红肿热痛：桑枝、忍冬藤各 15 克，防风、秦艽各 10 克，水煎服。

2. 中风口眼㖞斜：桑枝 30 克，川芎、赤芍各 10 克，地龙 15 克，制天南星 8 克，水煎服。

3. 湿热脚气：桑枝、薏苡仁各 30 克，黄柏、苍术各 8 克，水煎服。

4. 全身瘙痒：桑枝、柳树枝、桃树枝各 30 克，煎汤外洗。

5. 高血压眩晕头痛：桑枝 15 克，菊花、茺蔚子各 10 克，水煎服。

秦艽

来源

龙胆科植物秦艽 *Gentiana macrophylla* Pall.、麻花秦艽 *Gentiana straminea* Maxim.、粗茎秦艽 *Gentiana crassicaulis* Duthie ex Burk. 或小秦艽 *Gentiana dahurica* Fisch. 的干燥根。

形态特征

秦艽：多年生草本。根粗大，长圆锥形。茎直立或斜上，基部被残存的纤维状叶鞘所包围。基生叶莲座状，较大；茎生叶对生，披针形或长圆状披针形，全缘。聚伞花序，生于上部叶腋，呈轮状或头状；花萼膜质；花冠筒状，蓝紫色。蒴果长圆形。种子褐色，有光泽。花期7~8月，果期9~10月。

生境分布

生于湿坡或草地上。分布于东北、西北、华北和四川等地。

采收加工

春、秋二季采挖。气特异，味苦、微涩。药材以根条粗大、肉厚、色棕黄、气味浓厚者为佳。切片生用。

功效主治

苦、辛，平。①祛风湿、舒筋络：治风湿热痹。②清虚热：治骨蒸潮热、小儿疳热。③退黄疸：治湿热黄疸。

用量用法

6~10克，水煎服。

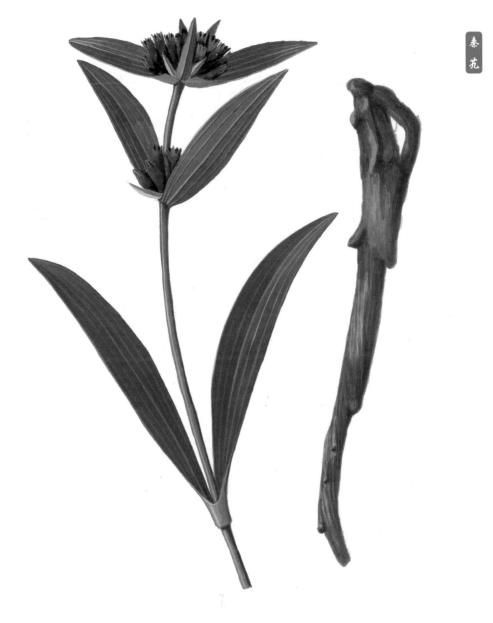

秦艽

验方集萃

1. **关节红肿热痛**：秦艽、知母各 10 克，忍冬藤 15 克，水煎服。

2. **中风偏瘫**：秦艽、地龙各 10 克，川芎、当归各 9 克，水煎服。

3. **骨蒸潮热**：秦艽、青蒿各 10 克，牡丹皮、知母各 12 克，水煎服。

4. **小儿疳热、消渴烦热**：秦艽、葛根各 10 克，地骨皮 8 克，甘草 3 克，水煎服。

5. **黄疸**：秦艽、黄芩各 10 克，茵陈、茯苓各 15 克，水煎服。

防己

来源 防己科植物粉防己 *Stephania tetrandra* S. Moore 的干燥根。

《本草纲目》记载：弘景曰，防己是疗风水要药。

形态特征

多年生木质藤本，长可达 5~7 米。根圆柱状而弯曲，粗大。茎木质，缠绕。叶互生；叶柄盾状着生；叶片呈宽三角状卵形，全缘，两面均被短柔毛，下面灰绿色或粉白色。花单性，雌雄异株；许多头状聚伞花序组成雄花序，后作长总状排列。核果球形，熟时红色。花期 4~5 月，果期 5~6 月。

生境分布

生于山坡、丘陵地带的草丛及灌木林缘。分布于广东、广西、福建、台湾、浙江、安徽、江西、湖南等地。

采收加工

秋季采挖。气微，味苦。药材以块大、粗细均匀、质坚实、粉性足者为佳。切厚片生用。

功效主治

苦、辛，寒。①祛风湿止痛：治风湿热痹。②利水消肿：治水肿、小便不利、湿疹疮毒。

用量用法

5~10 克，水煎服。阴虚、胃纳不佳者慎用。

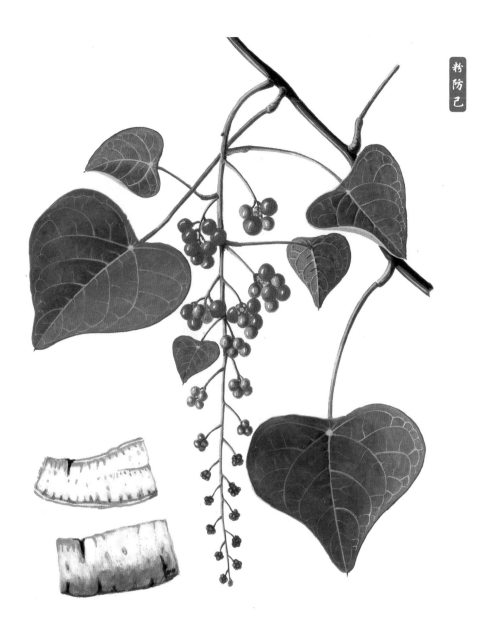

粉防己

验方集萃

1. **关节红肿热痛**：防己 10 克，薏苡仁、忍冬藤各 15 克，水煎服。

2. **头面身肿、小便不利**：防己 10 克，黄芪 15 克，白术 12 克，麻黄 6 克，水煎服。

3. **腹胀水肿**：防己、葶苈子各 10 克，大黄、椒目各 6 克，水煎服。

4. **湿疹疮毒**：防己 10 克，苦参 8 克，金银花 12 克，水煎服；或用鲜防己捣烂外敷。

5. **肾病水肿**：防己、黄芪、桂枝各 9 克，茯苓 18 克，甘草 6 克，水煎温服。

络石藤

采源

夹竹桃科植物络石 *Trachelospermum jasminoides* (Lindl.) Lem. 的干燥带叶藤茎。

《本草纲目》记载：恭曰，俗名耐冬。以其包络石木而生，故名络石。山南人谓之石血，疗产后血结，大良也。

形态特征

常绿攀缘木质藤本。茎赤褐色，圆柱形，节稍膨大，多分枝，有气根，表面有点状皮孔；幼枝绿色，被褐色短柔毛。叶对生，椭圆形或卵状披针形，全缘。聚伞花序腋生，花白色，气香；花萼5深裂；花冠5裂。蓇葖果2个，长圆柱形。种子线形而扁，褐色。花期4~5月，果期10月。

生境分布

生于山野、荒地，常附生于岩石壁、墙上或其他植物上，故称"络石藤"。分布于华南、西南、华东及河北、陕西等地。

采收加工

冬季至次春采割。气微，味微苦。药材以身干、条长、叶多、色绿者为佳。切段生用。

功效主治

苦，微寒。①祛风舒筋通络：治风湿热痹、筋脉拘挛。②凉血消肿止痛：治咽喉肿痛、疮痈肿毒、跌打损伤、毒蛇咬伤。

用量用法

6~15克，水煎服；鲜品加倍。外用适量。阳虚畏寒、便溏者忌服。

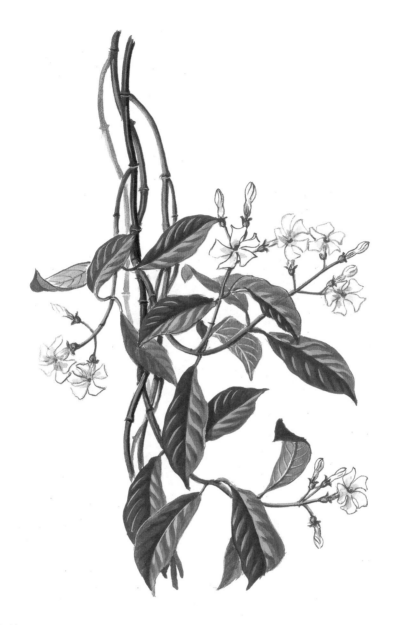

验方集萃

1. 风湿性关节炎或痛风红肿疼痛：络石藤、忍冬藤各15克，地龙10克，水煎服。

2. 咽喉肿痛：络石藤10克，桔梗6克，甘草3克，水煎服。

3. 疮痈肿痛：络石藤、金银花各12克，水煎服；或鲜络石藤、野菊花各30克，捣烂外敷。

4. 筋骨痛：络石藤30~60克，浸酒服。

5. 外伤出血：络石藤适量，晒干研末，撒敷，外加包扎。

本草说

《本草纲目》记载：此药以五叶交加者良，故名五加，又名五花。

五加皮

五加科细柱五加 Acanthopanax gracilistylus W. W. Smith 的干燥根皮，习称"南五加皮"。

形态特征

落叶蔓性灌木。茎直立或攀缘，有时蔓生状，枝常有短粗扁弯刺。掌状复叶，叶柄细长，有刺，小叶5，倒卵形至披针形，边缘有钝细锯齿。伞形花序1~2，腋生或生于枝端；花小，多数，黄绿色。浆果近球形，侧扁，熟时紫黑色。花期5~7月，果期7~10月。

生境分布

生于沟谷林边或灌丛中。除东北、西北及西藏外，我国其他地区均有分布。

采收加工

夏、秋二季采收。气微香，味微辣而苦。药材以粗长、皮厚、气香、无木心者为佳。切厚片生用。

功效主治

辛、苦，温。①祛风除湿、强壮筋骨：治痹证、腰腿酸痛、湿热痿证、小儿筋骨痿软、行迟、跌打损伤。②利水消肿：治水肿、小便不利。

用量用法

5~15克，水煎服；或浸酒服。

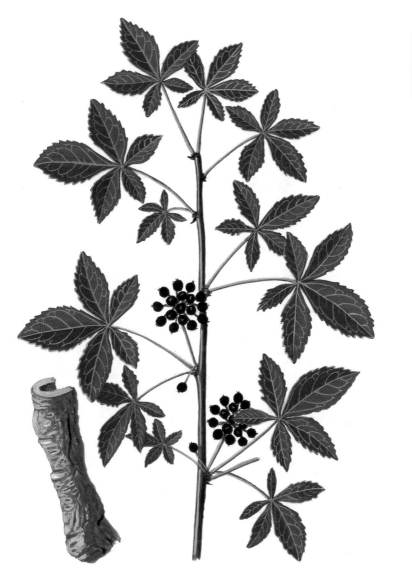

验方集萃

1. 风湿关节痛：五加皮 15 克，水煎汁冲酒服或浸酒服；若肝肾不足，腰膝酸软，五加皮 15 克，独活 10 克，川牛膝 12 克，水煎服或炖排骨服。

2. 白带量多、色白、清稀，腰酸：五加皮、芡实各 15 克，白果 10 克，水煎服。

3. 风湿痿痹：五加皮适量，煎汁，和米酿成酒饮之；或切碎袋装，浸酒煮饮。

4. 跌打损伤，骨折难愈：五加皮、骨碎补各 15 克，巴戟天 12 克，炖猪骨服汤。

5. 水肿、小便不利：五加皮、茯苓皮各 15 克，鲤鱼或鲫鱼 1 条，水煎服。

《本草纲目》记载：此物寄寓他木而生，如鸟立于上，故曰寄生、寓木、茑木。俗呼为寄生草。

桑寄生

来源 桑寄生科植物桑寄生 *Taxillus chinensis* (DC.) Danser 的干燥带叶茎枝。

形态特征

常绿小灌木，寄生于树上。老枝无毛或略有短毛，具凸起的灰黄色皮孔。单叶互生或近于对生，有短柄，革质，卵圆形或长卵圆形，全缘。花两性，聚伞花序腋生；花萼近球形；花紫红色，花冠窄管状，稍弯曲。浆果椭圆形，外具红色小瘤体，果肉有黏液。花期 8~10 月，果期 9~10 月。

生境分布

生于平原或低丘的疏林中，寄生于树上。分布于广西、广东、云南、福建、江西、浙江等地。

采收加工

冬季至次春采集。无臭，味涩。药材以干燥、外皮棕褐色、条匀、叶多、附有桑树干皮者为佳。切厚片，生用。

功效主治

苦、甘，平。①祛风除湿、补益肝肾、强壮筋骨：治风湿痹痛日久、肝肾不足、气血亏虚，高血压肝肾不足、头晕腰酸。②安胎：治肝肾亏虚而习惯性流产、月经过多。

用量用法

10~15 克，水煎服。

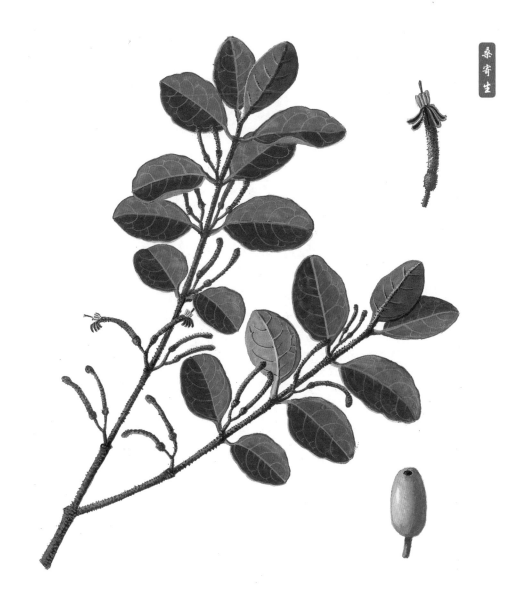

桑寄生

验方集萃

1. 风湿腰酸腿痛、面色无华： 桑寄生 15 克，独活、秦艽、当归各 9 克，水煎服。

2. 高血压头晕腰酸： 桑寄生、夏枯草各 15 克，水煎服。

3. 肾虚胎动不安： 桑寄生、苎麻根各 15 克，杜仲、艾叶各 10 克，水煎服。

4. 月经过多、血色淡红、腰酸： 桑寄生、阿胶（烊化冲服）各 15 克，荆芥炭 10 克，水煎服。

5. 冻伤： 桑寄生 300 克，制成干浸膏，茶油调敷。

狗脊

来源 蚌壳蕨科植物金毛狗脊 *Cibotium barometz* (L.) J. Sm. 的干燥根茎。

形态特征

多年生草本，植株树状。根茎粗大而短，平卧，木质。叶柄基部和根茎上密被金黄色线形长茸毛，似黄狗毛，故名"狗脊"。叶丛生于根茎顶端，叶片大型，3回羽状分裂，广卵状三角形，各羽片互生；末回裂片镰状披针形，尖头，边缘有浅锯齿，革质。孢子囊群生于小脉顶端，每裂片2~12个，囊群盖2瓣，形如蚌壳，棕褐色。

生境分布

生于山脚沟边及林下阴处酸性土上。分布于华南、西南和湖南、浙江、福建、台湾、江西等地。

采收加工

秋、冬二季采挖，洗净、晒干，切厚片。无臭，味淡、微涩。药材以片厚薄均匀、坚实无毛、不空心者为佳。砂烫用。

功效主治

苦、甘，温。祛风除湿、补益肝肾、强壮腰膝：治痹证、腰腿酸痛、脊强、腰肌劳损、老人遗尿、尿频、白带过多。茸毛可外用治外伤出血。

用量用法

10~15克，水煎服。

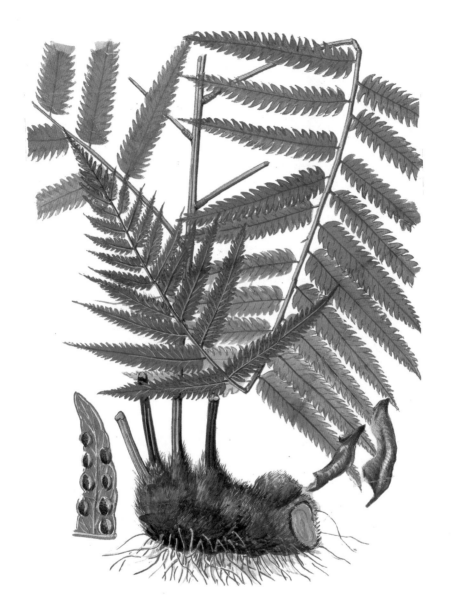

验方集萃

1. 腰膝酸痛，俯仰不能：狗脊 15 克，杜仲 10 克，木瓜、牛膝各 12 克，水煎服。

2. 老人遗尿、尿频：狗脊 15 克，鸡内金 10 克，金樱子、桑螵蛸各 12 克，水煎服。

3. 白带量多、清稀，腰酸头晕：狗脊、鹿角霜各 15 克，银杏树根 20 克，水煎服。

4. 拔牙创面出血、外伤出血：狗脊茸毛适量，消毒后外敷贴创面。

5. 腰痛：狗脊、骨碎补各 15 克，肖梵天花 30 克，炒杜仲 10 克，水煎服。

广藿香

来源

唇形科植物广藿香 *Pogostemon cablin* (Blanco) Benth. 的干燥地上部分。

本草说

《本草纲目》记载：呆目，芳香之气助脾胃，故藿香能止呕逆，进饮食。

形态特征

多年生芳香草本。茎直立，粗壮，四棱形，上部多分枝，密被灰黄色绒毛。叶对生，搓之有香气，叶片广卵形或长椭圆形，边有粗锯齿，常有浅裂，两面密被茸毛。轮伞花序密集，组成顶生或腋生的假穗状花序；花冠唇形，淡红紫色。小坚果平滑。花期1~2月。

生境分布

生于路旁、山坡，现多栽培。华南及福建沿海等地广为栽培。

采收加工

夏、秋二季枝叶茂盛时采割，日晒夜闷，反复至干。有特异香气，味微苦。药材以身干、整齐、断面发绿、叶厚而柔软、香气浓厚者为佳。生用。

功效主治

辛，微温。①芳香化湿：治湿热中阻证。②和胃止呕：治呕吐、胃痛。③祛暑解表：治外感暑热、内伤生冷。此外，治癣、鼻炎、口臭。

用量用法

5~10克，鲜品加倍，水煎服。不宜久煎。

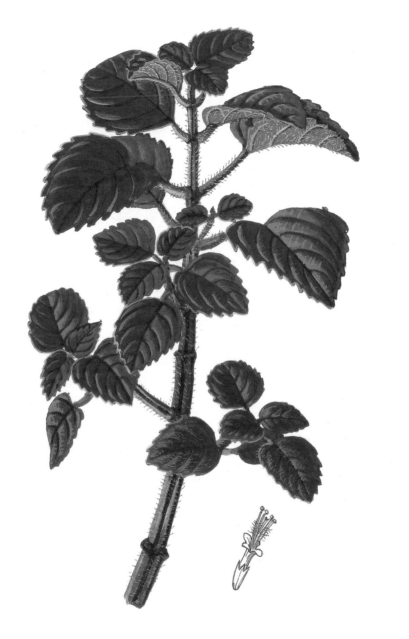

广藿香

验方集萃

1. **湿阻中焦，纳呆呕恶：** 广藿香、厚朴、苍术各8克，水煎服。

2. **夏日感冒：** 广藿香、紫苏各8克，半夏、陈皮、白芷各6克，水煎服。

3. **胃炎：** 广藿香、黄芩、佩兰各10克，陈皮、半夏、厚朴各6克，水煎服。

4. **吐泻：** 陈皮、广藿香各等量，每次15克，水煎温服，不拘时候。

5. **口臭：** 广藿香30克，煎汤含漱。

《神农本草经》记载：主利水道，杀蛊毒，辟不详。久服益气，轻身不老，通神明。

佩兰

来源

菊科植物佩兰 *Eupatorium fortunei* Turcz. 的干燥地上部分。

形态特征

多年生草本。根茎横走；茎直立，圆柱形，被短柔毛，上部毛较密。叶对生，叶片常3深裂，中裂片长圆形或长圆状披针形，边缘有锯齿，叶脉羽状，揉之有香气。头状花序排列成聚伞花序；总苞片膜质，常带紫红色；花两性，全部管状花，花冠白色。瘦果圆柱形，有5棱，熟时黑褐色。花期8~11月，果期9~12月。

生境分布

生于溪边或湿洼地带。分布于华南、西南、华东、中南及陕西、河北等地。

采收加工

夏、秋二季分2次采割，除去杂质，晒干。气芳香，味微苦。药材以身干、叶多、色绿、质嫩、香气浓者为佳。切段生用或鲜用。

功效主治

辛，平。①芳香化湿、醒脾开胃：治湿阻中焦、脾经湿热证、急性胃肠炎。②解暑辟秽：治夏季伤暑而寒热头痛、胸闷不饥。此外，也可用于治鼻炎。

用量用法

5~10克，水煎服；鲜品加倍。

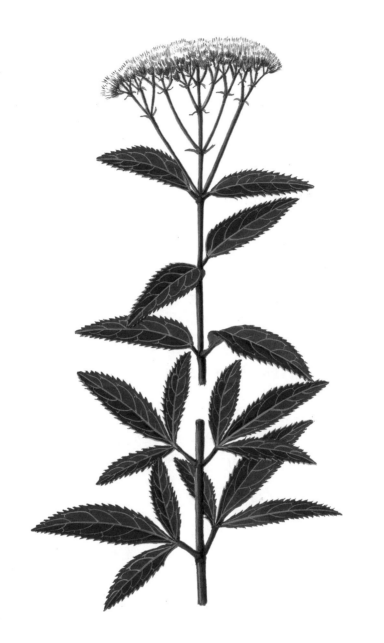

佩兰

验方集萃

1. **口臭多涎、口中甜腻、不思饮食**：佩兰 10 克，水煎服。

2. **口臭、恶心、消化不良**：佩兰、制半夏、陈皮各 9 克，水煎服。

3. **脘腹冷痛、呕吐泄泻**：佩兰、山柰、砂仁、豆蔻各 9 克，水煎服。

4. **夏季暑湿感冒**：佩兰、荷叶各 10 克，滑石 15 克，甘草 3 克，水煎服。

5. **暑邪发热、头昏头痛**：佩兰、藿香、青蒿各 9 克，水煎服。

《本草述钩元》记载：苍术，处处有之，出茅山。

苍术

来源

菊科植物茅苍术 *Atractylodes lancea* (Thunb.) DC. 或北苍术 *Atractylodes chinensis* (DC.) Koidz. 的干燥根茎。

形态特征

茅苍术：多年生草本。根茎粗壮，结节状，节上有细须根，棕褐色，气味芳香。茎直立，圆柱形，有纵棱。叶互生，不裂或 3~7 羽状浅裂，边缘有锯齿。头状花序单独顶生，总苞片 6~8 层，有纤毛，管状花白色。瘦果圆筒形。花期 8~10 月，果期 9~10 月。

生境分布

生于草丛中或山坡干燥处。分布于江苏、山东、安徽、湖北、河南、浙江、江西、四川、重庆等地。

采收加工

春、秋二季采挖，除去泥沙，晒干，撞去须根。香气特异，味微甘、辛、苦。药材以个大、质坚实、无毛须、气芳香、内有朱砂点、切开后断面起白霜者为佳。切片生用、麸炒或米泔水炒用。

功效主治

辛、苦，温。①燥湿健脾：治湿阻中焦、寒湿吐泻、湿痰留饮。②发汗祛风除湿：治痹证、感冒夹湿、湿疹。③明目：治夜盲。

用量用法

5~10 克，水煎服。燥湿炒用，祛风湿生用。

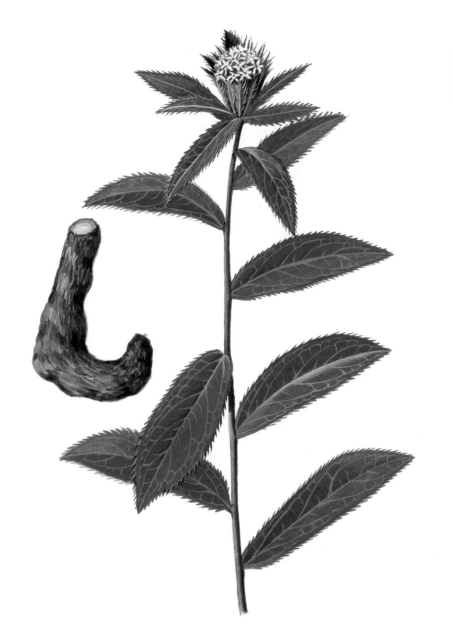

验方集萃

1. **胃炎、胃溃疡**：苍术、厚朴各 10 克，陈皮 6 克，水煎服。

2. **寒湿吐泻**：苍术、砂仁各 8 克，川椒 3 克，水煎服。

3. **痰饮**：苍术、半夏各 8 克，茯苓 15 克，陈皮 6 克，水煎服。

4. **痹证伴发热恶风寒**：苍术、羌活各 10 克，桂枝 8 克，水煎服。

5. **湿疹**：苍术、黄柏、煅石膏各等量，研末敷患处。

《本草纲目》记载：其木质朴而皮厚，味辛烈而色紫赤，故有厚朴、烈、赤诸名。

厚朴

木兰科植物厚朴 *Magnolia officinalis* Rehd. et Wils. 或凹叶厚朴 *Magnolia officinalis* Rehd. et Wils. var. *biloba* Rehd. et Wils. 的干燥干皮、根皮及枝皮。

形态特征

厚朴：落叶乔木。树皮紫褐色，具辛辣味；幼枝淡黄色，带绢毛。单叶互生，倒卵形或倒卵状椭圆形，全缘或微波状，上面绿色，下面有白色粉状物。花白色，有香气，花与叶同时开放。聚合果长椭圆形，木质。花期4~5月，果期9~10月。

生境分布

生于湿润、温暖、肥沃的山地。分布于贵州、四川、重庆、湖南、湖北、河南、陕西、甘肃等地。

采收加工

4~6月剥取根皮及枝皮，直接阴干；干皮置沸水中微煮后，堆置阴湿处"发汗"，至内表面变紫褐色或棕褐色时蒸软，取出，卷成筒状，干燥。气香，味辛辣、微苦。药材以皮厚、肉细、油性足、内表面紫棕色而有发亮结晶状物、香气浓者为佳。切丝，姜炙用。

功效主治

苦、辛，温。①燥湿行气：治气滞证、寒湿中阻证。②消积导滞：治肠胃积滞便秘、食积。③下气平喘：治痰壅气逆咳喘、梅核气。

用量用法

3~10克，水煎服。

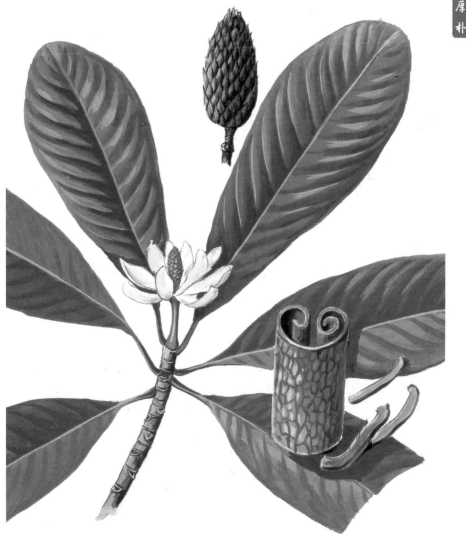

验方集萃

1. 寒湿中阻而脘腹胀满、吐泻: 姜厚朴10克,木香、干姜各3克,陈皮6克,水煎服。

2. 便秘: 厚朴、枳实各9克,大黄6克,水煎服。

3. 单纯性肠梗阻: 厚朴、莱菔子各10克,大黄、芒硝(冲服)各6克,枳实、赤芍各12克,水煎服。

4. 水谷痢: 厚朴、黄连各9克,水煎空腹服。

5. 咳喘痰多: 厚朴10克,苦杏仁、半夏、陈皮各9克,水煎服。

《食鉴本草》记载：砂仁暖胃，消饮食，下气。

砂仁

来源 姜科植物阳春砂 *Amomum villosum* Lour.、海南砂 *Amomum longiligulare* T. L. Wu 或绿壳砂 *Amomum villosum* Lour. var. *xanthioides* T. L. Wu et Senjen 的干燥成熟果实。

形态特征

阳春砂：多年生草本。根茎匍匐，圆柱形；茎直立。叶2列，叶片披针形或长圆状披针形，全缘；叶鞘开放，抱茎。穗状花序球形，生自根茎；花萼白色；花冠筒状细长，3裂，先端兜状，白色。蒴果近球形，熟时棕红色，具柔刺突起。种子多数，气味芳香。花期3~6月，果期6~9月。

生境分布

生于阴湿地或山谷林下。分布于广东、广西、福建、云南等地。

采收加工

夏、秋二季果实成熟时采收，晒干或低温干燥。气芳香而浓烈，味辛凉、微苦。药材以身干、个大、坚实、仁饱满、气味浓者为佳。打碎生用。

功效主治

辛，温。①化湿醒脾：治湿困脾胃。②温中行气、止呕止泻：治脾胃气滞证、中焦虚寒吐泻。③理气安胎：治妊娠恶阻、胎动不安。

用量用法

5~10克，水煎服，打碎，后下。

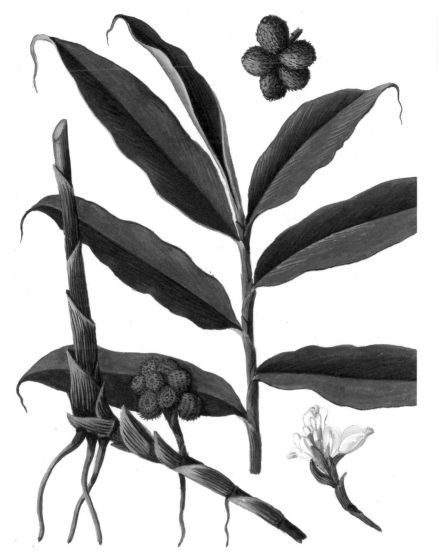

验方集萃

1. **湿阻气滞而食少便溏、腹胀**：砂仁、木香各 5 克，水煎服。

2. **脾虚消化不良、腹胀纳呆**：砂仁、枳实各 8 克，白术、麦芽各 12 克，水煎服。

3. **脾胃虚寒而腹痛腹泻、呕吐清涎**：砂仁、干姜各 10 克，水煎服。

4. **妊娠恶阻、厌食**：砂仁 6 克，紫苏梗、白术各 8 克，水煎服，或加生姜汁 10 毫升冲服。

5. **胎动不安**：砂仁 6 克，杜仲、桑寄生各 15 克，水煎服。

豆蔻

姜科植物白豆蔻 *Amomum kravanh* Pierre ex Gagnep. 的干燥成熟果实。

形态特征

多年生草本。根茎粗壮；茎直立，圆柱状。叶2列；叶片披针形，先端尾尖，基部窄，近无柄；叶舌及叶鞘口密被长粗毛，叶面光滑无毛。总状花序从根茎抽出，圆柱形；苞片密集，黄色；花萼管状，白色带红；花冠白色，唇瓣中央淡黄色。蒴果近球形。种子为不规则多面体，具芳香气味。果期10~12月。

生境分布

栽培或野生于山地阴湿处。分布于泰国、越南、老挝等，我国西南地区有栽培。

采收加工

秋季果实由绿色转成黄绿色时采收，晒干。气芳香，味辛凉略似樟脑。药材均以个大、粒实、果壳薄而完整、气味浓厚者为佳。捣碎生用。

功效主治

辛，温。①化湿行气：治湿阻中焦、脾胃气滞证。②温中止呕：治呕吐。

用量用法

3~6克，水煎服，打碎后下；或入散剂。

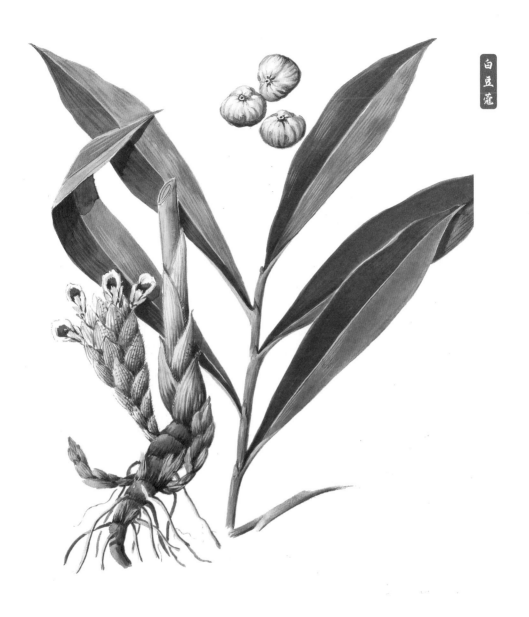

白豆蔻

验方集萃

1. 湿阻中焦而胸腹满闷：豆蔻 6 克，广藿香 8 克，水煎服。

2. 胃脘胀满、呕吐、不思饮食：豆蔻、陈皮、半夏、砂仁各 6 克，水煎服。

3. 胃寒呕吐清水：豆蔻 6 克，研末，姜汁、温酒冲服。

4. 胃寒呃逆：豆蔻、丁香各 6 克，研末，柿蒂 10 克，煎汤冲服。

5. 反胃：豆蔻、缩砂仁各 10 克，丁香 5 克，水煎，加姜汁适量，慢慢含服。

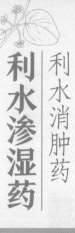

利水渗湿药

利水消肿药

《本草纲目》记载：薏苡仁属土，阳明药也，故能健脾益胃。虚则补其母，故肺痿、肺痈用之。筋骨之病，以治阳明为本，故拘挛筋急风痹者用之。土能胜水除湿，故泄痢水肿用之。

薏苡仁

来源

禾本科植物薏苡 *Coix lacryma-jobi* L. var. *ma-yuen* (Roman.) Stapf 的干燥成熟种仁。

形态特征

一年生或多年生草本。须根黄白色，海绵质。秆直立，丛生，多分枝。叶互生，条状披针形。总状花序成束腋生；小穗单性，雌小穗成熟时变成珠子状，蓝绿色或灰白色，表面光滑，质地坚硬，顶端尖，有孔。花、果期 7~10 月。

生境分布

生于湿润的屋旁、池塘、河沟、山谷、溪涧或易受涝的农田等地方，海拔 200~2000 米处常见，野生或栽培。全国各地均有分布，以福建浦城产者为优。

采收加工

秋季果实成熟时采收，晒干脱粒，碾去种壳取净仁。气微，味微甜。药材以粒大、饱满、色白、完整者为佳。生用或炒用。

功效主治

甘、淡，微寒。①利湿健脾：治水肿、小便不利、脾虚湿盛泄泻。②除痹胜湿：治风湿痹证。③清热排脓：治肺痈、肠痈。此外，治扁平疣、癌症。

用量用法

10~30 克，水煎服。健脾炒用。

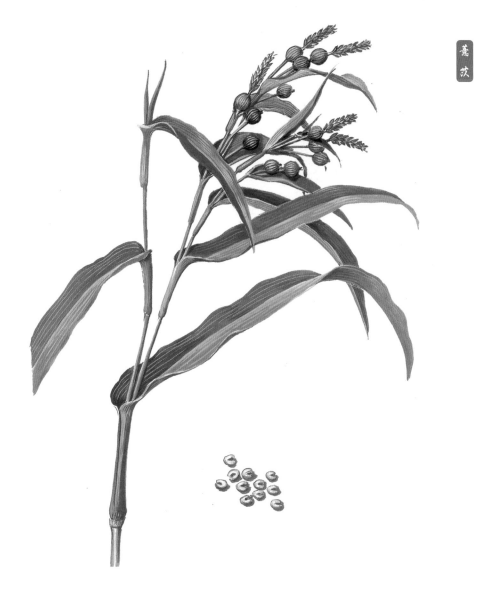

验方集萃

1. 水肿、小便不利：薏苡仁、茯苓各 15 克，黄芪、冬瓜皮各 12 克，水煎服。

2. 白带量多、清稀：薏苡仁、芡实、山药各 15 克，水煎服。

3. 泄泻：薏苡仁、白术各 12 克，苍术、陈皮各 10 克，水煎服。

4. 脾虚不运而肥胖：荷叶 1 张，生山楂、生薏苡仁、陈皮各 15 克，大米 100 克，煮粥食用。

5. 扁平疣：生薏苡仁末、白砂糖各 30 克，拌匀，每次 1 匙，开水冲服，每日 3 次，7~10 日为 1 个疗程。

泽泻

来源
泽泻科植物泽泻 *Alisma orientale* (Sam.) Juzep. 的干燥块茎。

形态特征

多年生沼泽草本，高 50~100 厘米。地下块茎球形，外皮褐色，密生多数须根。叶基生，长椭圆形至广卵形，全缘。花葶从叶丛中生出，花茎高约 1 米，花集成轮生状圆锥花序；苞片披针形至条形；萼片 3，绿色；花瓣 3，白色。瘦果倒卵形，扁平。花期 6~8 月，果期 7~9 月。

生境分布

生于水稻田、浅沼泽地。全国各地均有分布，以福建、江西产者质较优，称为"建泽泻"。

采收加工

冬季茎叶开始枯萎时采挖，除去茎叶、须根，削去粗皮，洗净，切片，晒干。气微，味微苦。药材以个大、坚实、色黄白、粉性足者为佳。生用、麸炒或盐水炒用。

功效主治

甘、淡、寒。①渗湿利尿：治水肿、小便不利、湿盛泄泻、眩晕、带下。②泄热：治湿热淋证、黄疸。

用量用法

5~10 克，水煎服。

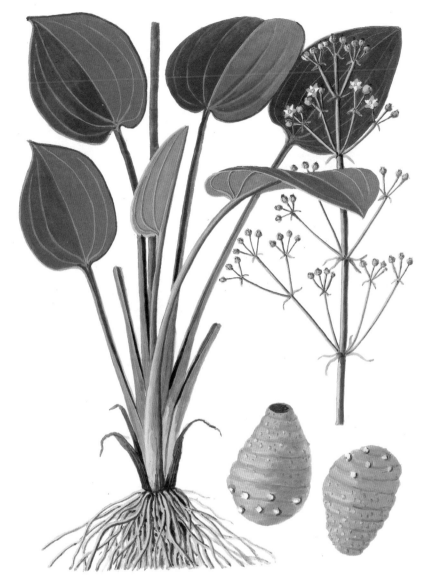

泽泻

验方集萃

1. 肾炎水肿、小便不利：泽泻、茯苓各 10 克，车前子 12 克，水煎服。

2. 湿热黄疸，面目身黄：泽泻、茵陈各 30 克，滑石 9 克，水煎服。

3. 痰饮眩晕、呕吐：泽泻、白术各 10 克，半夏、天麻各 8 克，水煎服。

4. 带下：泽泻、薏苡仁各 10 克，水煎服。

5. 小便淋沥涩痛：泽泻、木通各 8 克，滑石 15 克，甘草 3 克，水煎服。

利尿通淋药

《本草纲目》记载：陆机《诗疏》云，此草好生道边及牛马迹中，故有车前、当道……之名。

车前子

来源

车前科植物车前 *Plantago asiatica* L. 或平车前 *Plantago depressa* Willd. 的干燥成熟种子。

形态特征

车前：多年生草本，高 10~30 厘米，光滑或稍有毛。具须根。叶基生，直立或展开，卵形或宽卵形，有 5~7 条明显、近于平行的弧形主脉。穗状花序，长达 20 厘米，绿白色；每朵花有 1 枚三角形宿存的苞片。蒴果卵状圆锥形，近中部周裂。种子细小，黑褐色。花期 6~9 月，果期 7~10 月。

生境分布

生于路旁、山野、荒地、河边。全国各地均有分布。

采收加工

夏、秋二季果实成熟时剪取果穗，晒干，打下种子，去杂质。气微，味淡。药材以粒大、色黑、饱满者为佳。生用或盐水炙用。全草亦入药，称为车前草。

功效主治

甘，寒。①利尿通淋：治水肿小便不利、湿热淋证。②渗湿止泻：治湿盛水泻。③清肝明目：治肝热目赤、高血压。④清热化痰：治痰热咳嗽。

用量用法

10~15 克，水煎服。包煎。

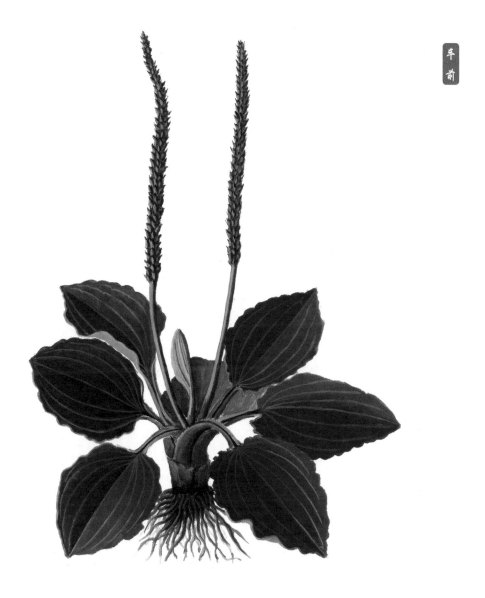

验方集萃

1. 慢性肾盂肾炎：车前子、滑石各 15 克，金银花、蒲公英各 20 克，水煎服。

2. 尿路感染尿急、尿痛：车前子、白茅根各 15 克，紫花地丁、栀子各 10 克，水煎服。

3. 肠炎水泻：车前子、茯苓各 15 克，藿香、黄连各 6 克，水煎服。

4. 急性结膜炎目赤肿痛：车前子、菊花、龙胆各 10 克，决明子 12 克，水煎服。

5. 高血压头晕头痛：车前子、夏枯草各 15 克，水煎代茶。

通草

五加科植物通脱木 *Tetrapanax papyrifer* (Hook.) K. Koch 的干燥茎髓。

《本草纲目》记载：通草，色白而气寒，味淡而体轻，故入太阴肺经，引热下降而利小便；其气寒，降也；其味淡，升也。入阳明胃经，通气上达而下乳汁。

形态特征

灌木或小乔木，高 1~3.5 米。茎粗壮，不分枝，木质部松脆，中央有宽大白色茎髓。叶大型，互生，集生于茎顶，叶柄粗壮，托叶膜质，叶片 5~11 枚，掌状浅裂至半裂，全缘或有粗锯齿。大型复圆锥状伞形花序，顶生或近顶生，花 4 数，稀 5 数，外面被毛，白色或绿白色。核果状浆果，扁球形，成熟时紫黑色。花期 10~12 月。

生境分布

生于山坡杂木林中或沟旁阴湿地。分布于广东、广西、云南、四川、福建、台湾、湖北、陕西等地。

采收加工

秋季割取茎，切段，趁鲜捅出茎髓，理直，晒干。气微，味淡。药材以条粗、色洁白、有弹性者为佳。切片生用。

功效主治

甘、淡，微寒。①清热利尿：治水肿、小便不利、淋证尿急尿痛。②通气下乳：治产后乳汁较少或不下。

用量用法

5~10 克，水煎服。

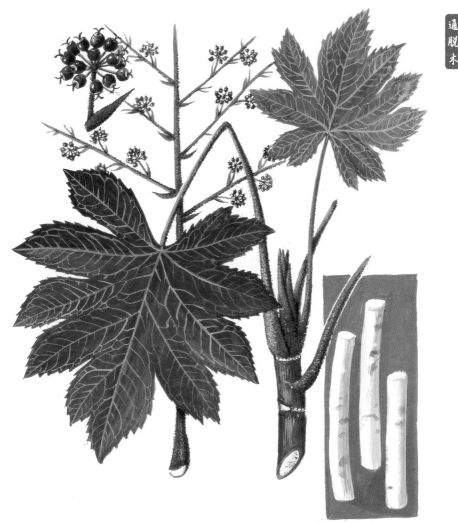

通脱木

验方集萃

1. 水肿、小便不利：通草、车前子各 10 克，泽泻 12 克，水煎服。

2. 小便淋沥涩痛：通草、淡竹叶各 10 克，滑石 15 克，甘草 3 克，水煎服。

3. 乳汁少或乳汁不下：通草 24 克，路路通、丝瓜络各 10 克，当归 9 克，水煎服。

4. 肝硬化腹水：通草 24 克，半边莲 30 克，马鞭草、车前草各 15 克，大腹皮 10 克，水煎服。

5. 肾炎性水肿：通草、茯苓皮各 15 克，赤小豆 30 克，猪苓、香薷各 10 克，白术 9 克，泽泻 5 克，水煎服。

《本草备要》记载：降心火，利小肠，逐膀胱邪热，为治淋要药。

瞿麦

 来源 石竹科植物瞿麦 *Dianthus superbus* L. 或石竹 *Dianthus chinensis* L. 的干燥地上部分。

形态特征

瞿麦：多年生草本，高 30~50 厘米。茎丛生，直立，圆柱形，光滑。单叶对生，叶片条形至条状披针形，全缘，两面粉绿色。花单生或数朵簇生成疏聚伞花序；萼筒状粉绿色或带紫红色晕；花冠紫红色，花瓣 5，顶端深裂成细线条，基部成爪，有须毛。蒴果长筒形，有宿萼。种子扁卵圆形，边缘有宽于种子的翅。花期 8~9 月，果期 9~11 月。

生境分布

生于山坡疏林和溪边草丛中。分布于全国大部分地区。

采收加工

夏、秋二季花开放前割取，除去杂质，晒干，捆成小把。气微，味淡。药材以花未开放、青绿色、干燥、无根者为佳。切段生用。

功效主治

苦，寒。①清热利尿：治小便不通、血淋、热淋、尿路结石。②活血通经：治血瘀闭经。此外，还治血热痈肿、目赤肿痛、湿疹。

用量用法

10~15 克，水煎服。孕妇忌服。

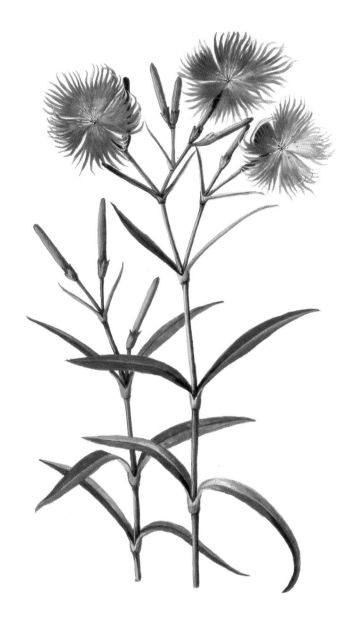

验方集萃

1. 小便不通、淋沥涩痛：瞿麦、车前子各 15 克，滑石 18 克，甘草 3 克，水煎服。

2. 尿血、小便赤涩、尿急、尿痛：瞿麦、白茅根、小蓟各 15 克，赤芍、生地黄各 12 克，水煎服。

3. 尿路结石：瞿麦、海金沙、金钱草各 30 克，水煎代茶。

4. 闭经、痛经：瞿麦、丹参各 15 克，赤芍、桃仁各 8 克，水煎服。

5. 湿疹、阴痒：鲜瞿麦 60 克，捣汁外涂或煎汤外洗。

萹蓄

蓼科植物萹蓄 *Polygonum aviculare* L. 的干燥地上部分。

形态特征

一年生草本，高 10~40 厘米。茎平卧或上升，自基部分枝，有棱角。叶有极短柄或近无柄；叶片狭椭圆形或披针形，全缘；托叶鞘膜质，下部褐色，上部白色透明，有不明显脉纹。花腋生，1~5 朵簇生叶腋，遍布于全植株；花梗细而短，顶部有关节；花被 5 深裂，裂片椭圆形，绿色，边缘白色或淡红色。瘦果卵形，有 3 棱，黑色或褐色，生不明显小点，无光泽。

生境分布

生于田野、路旁、山坡、荒地和水边湿地等。全国大部分地区有产。

采收加工

夏季叶茂盛时采收，割取地上部分，除去杂质，切段，晒干。气微，味微苦。药材以色绿、叶多、质嫩者为佳。生用。

功效主治

苦，微寒。①清热利尿：治淋证、癃闭、湿热黄疸、细菌性痢疾、腮腺炎。②杀虫止痒：治蛲虫病、蛔虫病、疥癣、湿疹、阴痒。

用量用法

10~30 克，水煎服；鲜品加倍，捣汁饮。外用适量。

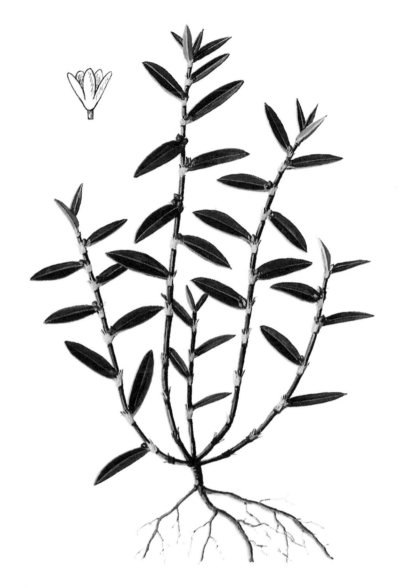

验方集萃

1. 尿路感染：萹蓄、瞿麦各12克，大黄6克，车前子、栀子各10克，水煎频服。

2. 输尿管结石：萹蓄、金钱草、海金沙各15克，丹参、泽泻、虎杖各12克，水煎代茶。

3. 黄疸：鲜萹蓄60克，捣汁冲服。

4. 蛔虫病腹痛：萹蓄30克，乌梅10克，黄连6克，川椒3克，水煎服。

5. 蛲虫病肛痒：萹蓄60克，煎汤，每晚熏洗肛门；萹蓄、槟榔各10克，槐花8克，水煎服。

地肤子

藜科植物地肤 *Kochia scoparia* (L.) Schrad. 的干燥成熟果实。

形态特征

一年生草本，高1.5米。茎直立，多分枝，老枝红色，幼枝常有白色短柔毛。单叶互生，叶片线形或披针形，全缘，3条基生脉明显。花单生或2朵并生于叶腋，花小，黄绿色，花被5裂，裂片卵状三角形，结果时自背部生出三角形横突起或呈翅状。胞果扁球形，包于宿存花被中。种子扁平。花期7~9月，果期8~10月。

生境分布

生于村旁、路边、荒地田野，或栽培。全国各地均有分布。

采收加工

秋季果实成熟时采收植株，晒干，打下果实，除去杂质。气微，味微苦。药材以色灰绿、饱满、无枝叶杂质者为佳。生用。

功效主治

苦，寒。①清热利湿：治淋证。②祛风止痒：治荨麻疹、湿疹、皮癣、带下阴痒。③明目：治目昏、视物不明。

用量用法

10~15克，水煎服。外用适量。

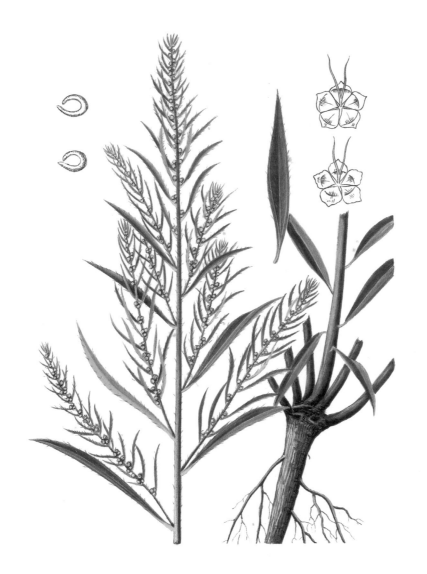

验方集萃

1. 尿急、尿痛、小便不利：地肤子、车前子、滑石各 15 克，木通 6 克，甘草 3 克，水煎服。

2. 皮肤湿疹、阴囊湿疹、带下阴痒：地肤子、蛇床子、白鲜皮、苦参各 30 克，白矾 15 克，煎汤熏洗，每日 2 次。

3. 风疹瘙痒：地肤子、荆芥各 15 克，蝉蜕 6 克，生地黄 20 克，水煎服。

4. 视物昏花、两目干涩：地肤子、枸杞子、决明子各 15 克，炖猪肝，吃猪肝喝汤。

海金沙

来源

海金沙科植物海金沙 *Lygodium japonicum* (Thunb.) Sw. 的干燥成熟孢子。

《本草纲目》记载：海金沙，小肠、膀胱血分药也。热在二经血分者宜之。

形态特征

多年生攀缘植物。根茎细长，横走，生黑褐色、有节的毛。叶多数，纸质，对生于茎上的短枝两侧，叶2型，能育叶羽片卵状三角形，不育叶片三角形，2~3回羽状复叶。小羽片2~5对，边缘有浅钝齿。孢子囊穗生于孢子叶的边缘。孢子囊梨形，黑褐色。

生境分布

生于山坡林边、灌丛或溪谷灌丛中。分布于全国大部分地区。

采收加工

立秋后割取藤叶，铺在塑料上晒干，打下孢子，去杂质，收集孢子粉。气微，味淡。药材以干燥、黄棕色、质轻、光滑、能浮于水、无泥沙杂质者为佳。生用。

功效主治

甘，寒。①利尿通淋、排石：治淋证。②利湿消肿：治湿热小便不利、水肿。此外，藤清热解毒，治疮痈肿毒、腮腺炎、黄疸。

用量用法

6~12克，布包，水煎服。藤15~30克，水煎服。外用适量。

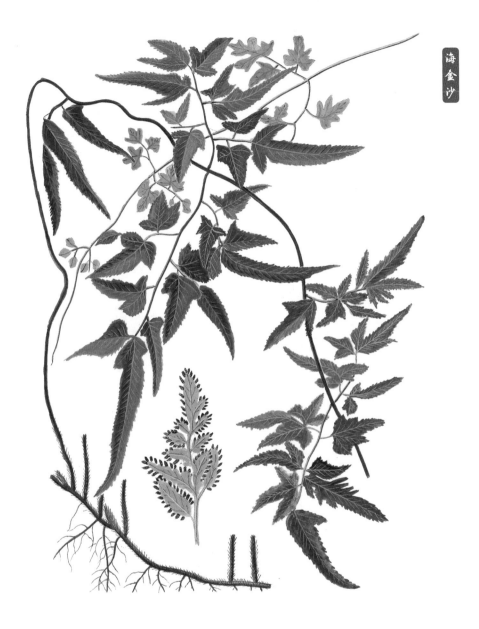

海金沙

验方集萃

1. **尿路结石**：海金沙、石韦、金钱草各 12 克，鸡内金、郁金各 10 克，水煎服。

2. **热淋，小便赤涩疼痛**：海金沙 12 克，滑石 15 克，栀子 10 克，水煎服。

3. **水肿、小便不利**：海金沙、木通各 10 克，猪苓、泽泻各 12 克，水煎服。

4. **咽喉肿痛、腮腺炎**：海金沙藤 15 克，板蓝根 18 克，甘草 3 克，水煎服。

5. **黄疸**：海金沙藤、金钱草各 15 克，水煎服。

石韦

水龙骨科植物石韦 *Pyrrosia lingua* (Thunb.) Farwell、庐山石韦 *Pyrrosia sheareri* (Bak.) Ching 或有柄石韦 *Pyrrosia petiolosa* (Christ) Ching 的干燥叶片。

形态特征

石韦：多年生草本，高 10~30 厘米。根茎如粗铁丝，横走，密生披针形鳞片。叶近 2 型，远生，革质，上面绿色，偶有 1~2 根星状毛，并有小凹点，下面密覆灰棕色星状毛，叶片披针形至矩圆披针形，长 8~15 厘米，宽 2~5 厘米。孢子囊群在侧脉间紧密而整齐地排列，初为星状毛包被，成熟时露出，无盖。

生境分布

生于山坡、石上、石缝等阴湿处或树干上。分布于长江以南各地。

采收加工

全年均可采收，除去根茎及根，晒干或阴干。气微，味微苦涩。药材以叶大而厚、完整、背面色发红、有小点者为佳。切碎生用。

功效主治

苦、甘，微寒。①利水通淋：治淋证。②清肺止咳：治肺热咳嗽痰多。③止血：治血热出血、放疗或化疗所致的白细胞减少。

用量用法

5~10 克，水煎服。大剂量可用 30~60 克。

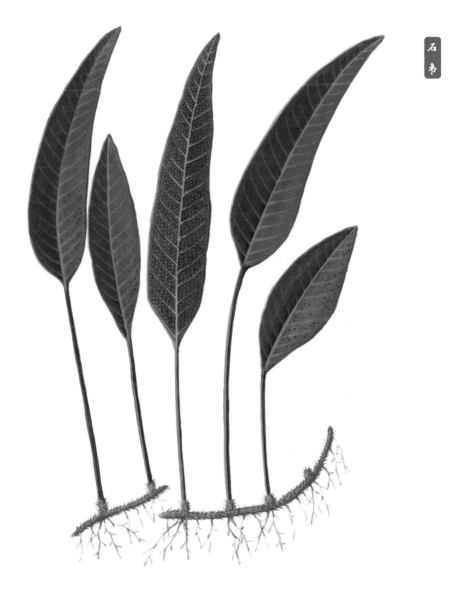

石
韦

验方集萃

1. 尿血、小便淋沥涩痛：石韦、白茅根各15克，小蓟、蒲黄各10克，水煎服。

2. 尿黄、尿闭：石韦、车前子各等量，水煎服。

3. 尿路结石：石韦、车前草各30克，生栀子、甘草各15克，水煎2次，早晚各1次。

4. 慢性支气管炎、支气管哮喘：石韦、鱼腥草各15克，黄芩、浙贝母各8克，水煎服。

5. 吐血、衄血、崩漏：石韦、仙鹤草各15克，大蓟10克，贯众炭12克，水煎服。

灯心草

来源 灯心草科植物灯心草 *Juncus effusus* L. 的干燥茎髓。

形态特征

多年生草本，高 40~100 厘米。根茎粗壮，横走，黑褐色；秆直立，圆柱形，丛生，内部充满白色的髓。无叶，下部有鳞片状鞘叶数个，上部绿色，基部叶鞘紫褐色或淡褐色。花序假侧生，成丛或疏散成复聚伞花序；总苞圆柱状；花小，淡绿色，花被片 6，舟形，边缘膜质。蒴果三棱状倒锥形，淡黄褐色。花期 5~6 月，果期 7~8 月。

生境分布

生于沟渠旁或原野潮湿地。全国各地均有分布。

采收加工

夏末至秋季割下全草，顺茎划开皮部，剥出髓心，捆扎成小把，晒干。气微，无味。药材以色白、条长、粗细均匀、有弹性者为佳。生用。

功效主治

甘、淡，寒。①利尿通淋：治小便不利、淋沥涩痛。②清心除烦：治心烦口渴、惊痫、小儿夜啼。

用量用法

1~3 克，水煎服。

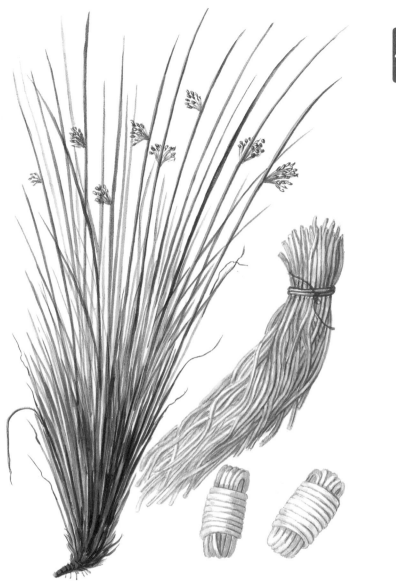

验方集萃

1. **尿路感染、小便涩痛**：灯心草 3 克，栀子 10 克，滑石 15 克，甘草 3 克，水煎服。

2. **小便不利**：灯心草 3 克，麦冬、甘草各 15 克，浓煎温服。

3. **心烦失眠、口舌生疮**：灯心草 3 克，淡竹叶 10 克，麦冬、首乌藤各 15 克，水煎服。

4. **小儿夜啼、惊痫**：灯心草 1 克，蝉蜕 3 克，钩藤 6 克，白芍 8 克，水煎服。

绵萆薢

来源

薯蓣科植物绵萆薢 Dioscorea spongiosa J. Q. Xi, M. Mizuno et W. L. Zhao 或福州薯蓣 Dioscorea futschauensis Uline ex R. Kunth 的干燥根茎。

形态特征

绵萆薢：多年生缠绕植物。茎圆柱形，根茎节不明显。单叶互生，纸质，三角状心形或卵形，全缘或微波状，两面被白色粗毛，叶干后不变黑。花单性，雌雄异株，花橙黄色。蒴果宽倒卵形，干后棕褐色。种子四周具膜质翼。花期 5~7 月，果期 6~9 月。

生境分布

生于灌木丛中或山地疏林中。分布于广东、广西、湖南、湖北、浙江、江西、福建等地。

采收加工

秋、冬二季采收，除去须根，洗净，切片，晒干。气微，味微苦。药材均以片大而薄、切面色灰白者为佳。生用。

功效主治

苦，微寒。①利尿去浊：治膏淋、白浊、白带异常。②祛风除湿：治风湿痹证。③清热解毒：治痈疮、臁疮（慢性下肢溃疡）、杨梅毒疮。

用量用法

10~15 克，水煎服。遗精、滑精者慎用。

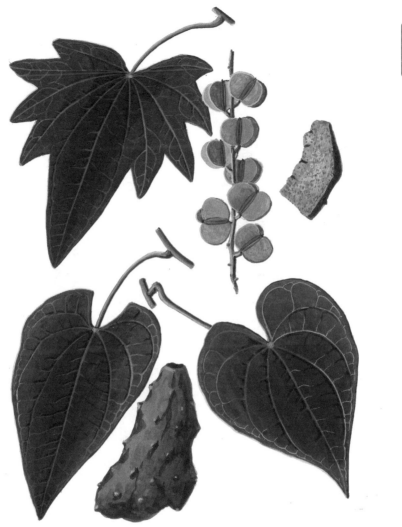

验方集萃

1. 膏淋、白浊（小便混浊如米泔水）：绵萆薢、乌药各 10 克，石菖蒲、益智各 6 克，水煎服。

2. 小便频数、色黄混浊：绵萆薢、黄柏各 10 克，车前子 15 克，水煎服。

3. 白带量多：绵萆薢 10 克，芡实、薏苡仁各 15 克，水煎服。

4. 痹证关节红肿疼痛、屈伸不利：绵萆薢、秦艽各 10 克，忍冬藤、防己各 12 克，水煎服。

5. 慢性下肢溃疡：绵萆薢、土茯苓各 10 克，薏苡仁、滑石各 15 克，牡丹皮 12 克，水煎服。

本草说

《本草纲目》记载：宗奭曰，张仲景治伤寒热甚发黄，身面悉黄者，用之极效。

茵陈

菊科植物茵陈蒿 *Artemisia capillaris* Thunb. 或滨蒿 *Artemisia scoparia* Waldst. et Kit. 的干燥地上部分。

形态特征

茵陈蒿： 多年生草本或半灌木状，高 50~100 厘米。茎直立，基部木质化，有纵条纹，多分枝；当年枝顶端有叶丛，密被绢毛；幼时嫩枝被灰白色细柔毛，长成后脱落。叶 1~3 回羽状全裂，小裂片线形或卵形，下部叶常被绢毛，上部叶近无毛。头状花序球形，花小，多数集成复总状；花淡绿色。瘦果矩圆形，无毛。花期 9~10 月，果期 11~12 月。

生境分布

生于山坡、路边。全国各地均有分布。

采收加工

春季幼苗高 6~10 厘米时采收或秋季花蕾长成时采割。春季采收的习称"绵茵陈"，秋季采收的习称"茵陈蒿"。气清香，味微苦。药材以质嫩而绵软、色灰绿、毛如绒、香气浓者为佳。生用。

功效主治

苦，微寒。清热利湿、利胆退黄：治黄疸、湿温、湿疮、湿疹。

用量用法

10~30 克，水煎服。外用适量。

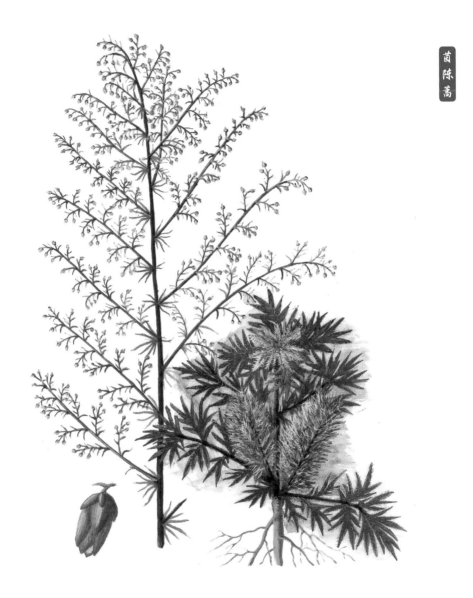

验方集萃

1. 病毒性肝炎：茵陈、板蓝根各15克，水煎代茶。

2. 肠伤寒、钩端螺旋体病、黄疸性肝炎：茵陈、滑石各15克，黄芩、石菖蒲、藿香各10克，水煎服。

3. 胆结石、胆囊炎、胁痛、黄疸：茵陈、金钱草各15克，郁金、柴胡、黄芩各10克，水煎服。

4. 口腔溃疡：茵陈30克，煎汤内服或漱口。

5. 湿疹、湿疮：茵陈30克，黄柏、苦参各15克，白鲜皮20克，煎汤外洗。

《草木便方》记载：除风毒。

金钱草

来源

报春花科植物过路黄 *Lysimachia christinae* Hance 的干燥全草。

形态特征

多年生匍匐草本，全株近无毛，叶、花萼、花冠均有黑色腺条。茎柔弱，平卧延伸，下部节间常发出不定根。叶对生，叶片宽卵形或心形，全缘，先端钝尖或钝，基部心形或近圆形，鲜时稍厚，透光可见密布的透明腺条，干时腺条变黑色；具长柄。花萼 5 深裂；花成对腋生，花冠黄色，5 裂。蒴果球形，无毛，有稀疏黑色腺条。花期 5~7 月，果期 9~10 月。

生境分布

生于沟边、溪流旁及山地林缘等处。分布于华东、华中和西南各地。

采收加工

夏、秋二季采收，除去杂质，晒干。气微，味淡。药材以干燥、枝黄色、叶灰绿色或见花果者为佳。切段生用。

功效主治

甘、淡，微寒。①利胆退黄：治湿热黄疸、胆绞痛。②通淋排石：治热淋、砂淋、尿路结石、肝胆结石。③清热解毒：治疮痈肿痛、毒蛇咬伤、湿疹、脓疱疮、皮炎。

用量用法

10~30 克，水煎服。鲜品加倍，外用适量。

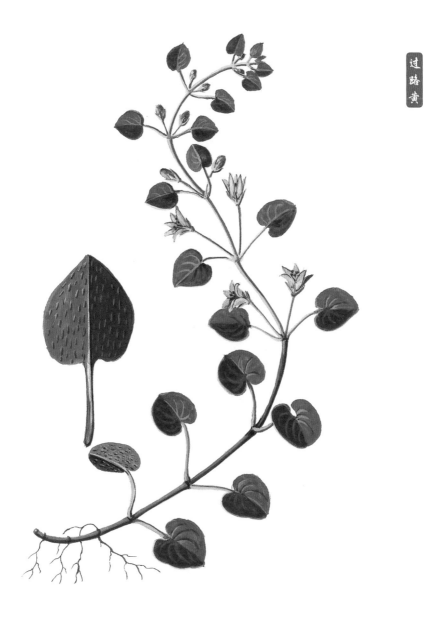

验方集萃

1. **黄疸**：金钱草、茵陈各 15 克，栀子 10 克，水煎服。

2. **肝胆结石、尿路结石**：金钱草、海金沙各 25 克，郁金、鸡内金各 10 克，木香 3 克，水煎代茶频服。

3. **腹水肿胀**：鲜金钱草适量，捣烂敷脐部。

4. **热淋、小便赤涩疼痛**：金钱草、车前子各 15 克，石韦 12 克，水煎服。

虎杖

来源 蓼科植物虎杖 *Polygonum cuspidatum* Sieb. et Zucc. 的干燥根茎和根。

形态特征

多年生草本。根茎外皮黑棕色或棕黄色，木质，断面黄色；茎中空，圆柱形，散生红色或紫红色斑点，节稍膨大。单叶互生，宽卵形或卵状椭圆形；托叶鞘膜质，褐色。花单性，雌雄异株，圆锥花序顶生或腋生；花被白色或红色，背部有翅。瘦果黑褐色而光亮。花期6~7月，果期9~10月。

生境分布

生于溪旁、山沟及林下。分布于华东、华中及河南、山西、甘肃、陕西等地。

采收加工

春、秋二季采挖，除去须根，洗净，趁鲜切短段或厚片，晒干。气微，味微苦、涩。药材以根条粗壮、坚实、断面色黄者为佳。生用或鲜用。

功效主治

苦，寒。①利湿退黄：治湿热黄疸、淋证、带下。②清热解毒：治疮痈、蛇伤、烧烫伤。③活血化瘀：治跌打损伤、血瘀闭经。④清肺止咳：治肺热咳嗽。⑤通便：治便秘。

用量用法

10~30克，水煎服。外用适量。孕妇忌用。本品苦寒，个别患者服用后有食欲下降、呕吐、腹泻、头晕的症状，故不宜大剂量及长期服用。

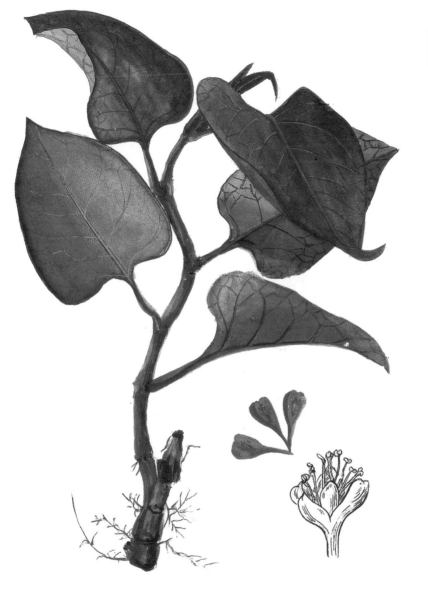

验方集萃

1. 急性黄疸性肝炎：虎杖、茵陈各 15 克，水煎服。

2. 烧烫伤：虎杖 60 克，研细末，配冰片 10 克，茶油调敷。

3. 跌打损伤：虎杖 15 克，水煎，三七粉 3 克，冲酒服；或新鲜虎杖叶或茎适量，捣烂外敷。

4. 咳嗽痰黄：虎杖、枇杷叶各 15 克，水煎服。

5. 带状疱疹：虎杖、紫花地丁各 15 克，研末，浓茶调敷。

《本草纲目》记载：二月生苗成丛，高四五寸，脆茎细叶，柔泽如马齿苋，尖长而小。夏开黄花，经霜则枯。人多栽于石山瓦墙上，呼为佛指甲。

垂盆草

来源

景天科植物垂盆草 *Sedum sarmentosum* Bge. 的干燥全草。

形态特征

多年生草本。不育枝及花茎细，匍匐而节上生根，直到花序之下。3叶轮生，叶倒披针形至长圆形，有距。聚伞花序，有3~5分枝，花少，无梗；萼片5，披针形至长圆形；花瓣5，黄色，披针形至长圆形。种子卵形。花期5~7月，果期8月。

生境分布

生于山坡岩石、屋顶瓦缘，或栽培。全国各地均有分布。

采收加工

夏、秋二季采收，除去杂质，切段晒干。气微，味微苦。药材以茎叶完整、叶色黄绿者为佳。生用或鲜用。

功效主治

甘、淡、微酸，凉。①利湿退黄：治湿热黄疸。②清热解毒：治痈疮疔疖、毒蛇咬伤、烧烫伤、咽喉肿痛。

用量用法

15~30克，水煎服。鲜品加倍，外用适量。

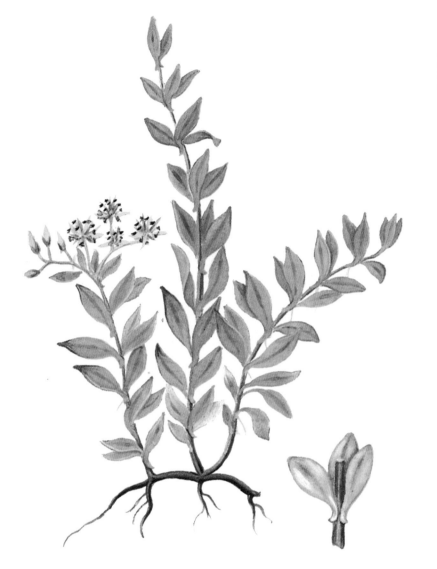

验方集萃

1. 急性肝炎、迁延性肝炎、慢性肝炎活动期：垂盆草、金钱草各15克，水煎服；如胁痛，垂盆草、茵陈各15克，郁金、香附各10克，水煎服。

2. 痈疮、毒蛇咬伤、烧烫伤：鲜垂盆草60克，捣烂取汁服，药渣外敷患处。

3. 咽喉肿痛：垂盆草、板蓝根各15克，水煎服；或鲜垂盆草60克，捣汁，加食盐少许，含漱慢咽。

4. 肺痈：垂盆草30克，冬瓜仁、薏苡仁、鱼腥草各15克，水煎服。

5. 扁桃体炎：鲜垂盆草60克，洗净，捣烂绞汁，含漱并服下。

温里药

《本草正义》记载：附子，本是辛温大热，其性善走，故为通十二经纯阳之要药。

附子

来源 毛茛科植物乌头 *Aconitum carmichaeli* Debx. 的干燥子根的加工品。

形态特征

多年生草本。块根呈倒圆锥形，外皮黑褐色。茎直立。叶互生，有柄；叶片三角形，坚纸质，3 全裂，全裂片菱形，近羽状分裂。总状花序窄长，无毛；萼片 5，高圆盔形；花蓝紫色，花瓣 2，有长爪，距拳卷。蓇葖果长 1.5~1.8 厘米。种子有膜质翅。花期 6~7 月，果期 7~8 月。

生境分布

生于山地、林缘或灌丛。分布于长江中下游各地和陕西秦岭等地。

采收加工

夏、秋二季挖取附于母根旁的子根，洗净，按大小分别加工成盐附子、黑附片、白附片、淡附片、炮附片。

功效主治

辛、甘，大热。有毒。①回阳救逆：治亡阳证。现代用于治心源性休克、心力衰竭等危急症。②补火助阳：治各种阳虚证，如阳痿、不孕、阳虚水肿。③散寒除湿、通络止痛：治风湿骨节疼痛。

用量用法

3~15 克，先煎 30~60 分钟。阴虚阳亢、实热证者及孕妇禁用。不宜与半夏、瓜蒌、贝母、白蔹、白及同用。内服具有较强的毒性。中毒原因主要是误食或用药不慎。

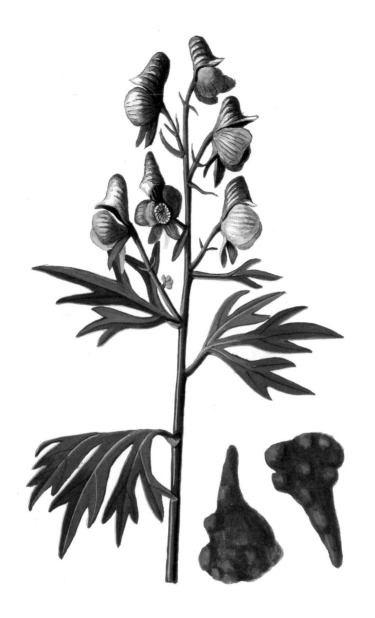

乌头

验方集萃

1. 亡阳证（四肢厥冷、脉微欲绝）： 炮附片 15 克，干姜 10 克，炙甘草 6 克，水煎服。

2. 低血压眩晕： 制附子、干姜各 9 克，白术 12 克，黄芪 15 克，炙甘草 3 克，大枣 10 枚，水煎服。

3. 阳痿不育： 炮附片、白术、桂枝、龙骨各等量，研末为丸，每次 5~8 克，每日 3 次。

4. 阳虚水肿： 淡附片 12 克，白术、黄芪、茯苓各 15 克，水煎服。

5. 风湿关节冷痛： 炮附片、桂枝、威灵仙各 9 克，巴戟天 12 克，水煎服。

肉桂

樟科植物肉桂 *Cinnamomum cassia* Presl 的干燥树皮。

形态特征

常绿乔木。树皮灰棕色，有细皱纹及小裂纹，皮孔椭圆形，芳香而味甜。叶互生，叶片革质，全缘，具离基 3 出脉。花顶生或腋生，聚成圆锥花序，黄绿色，花被片 6。果实椭圆形，熟时暗紫色。花期 6~7 月，果期次年 2~3 月。

生境分布

生于山坡、丛林。分布于广东、广西、云南等地，福建南部有栽培。

采收加工

多于秋季剥皮，阴干。因剥取部位及品质的不同而加工成多种规格，常见的有企边桂、板桂、桂通等。香气浓厚、味甜辣。药材以不破碎、体重、外皮细、肉厚、断面色紫、油性大、嚼之渣少者为佳。生用。

功效主治

辛、甘，热。①补火助阳：治命门火衰之阳痿、不孕、虚喘心悸，心肾不交之失眠多梦、遗精梦交。②引火归原：治虚阳上浮面赤脉虚、口舌糜烂、腰痛足冷。③散寒止痛：治疝气痛、痹痛、胸痹。④温经活血：治宫冷闭经、痛经、跌打损伤、阴疽流注、冻疮。

用量用法

2~5 克，水煎服，宜后下；1~2 克，研末冲服。出血证、热证患者及孕妇忌用。不宜与赤石脂同用。

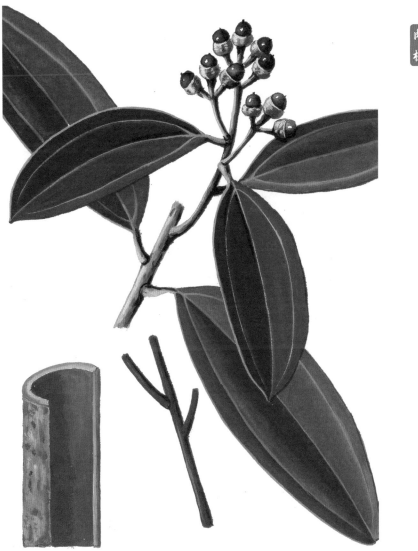

肉桂

验方集萃

1. 阳虚不育不孕：肉桂 5 克，制附子 10 克，熟地黄、山茱萸各 12 克，菟丝子 15 克，鹿角霜 18 克，水煎服。

2. 心悸怔忡、虚烦失眠：肉桂 5 克，黄连 3 克，开水泡服。

3. 面赤口烂、腰痛足冷：肉桂、细辛各 3 克，玄参、熟地黄、知母各 15 克，水煎服。

4. 腰痛：肉桂 5 克，杜仲 15 克，牛膝 12 克，水煎服。

5. 胸痛、跌打损伤：肉桂、三七各 5 克，研末，酒冲服。

6. 冻疮：肉桂、干姜、辣椒适量，浸茶油，外涂。

《本草纲目》记载：藏器曰，茱萸南北总有，入药以吴地者为好，所以有吴之名也。

吴茱萸

来源

芸香科植物吴茱萸 *Euodia rutaecarpa* (Juss.) Benth.、石虎 *Euodia rutaecarpa* (Juss.) var. *officinalis* (Dode) Huang 或疏毛吴茱萸 *Euodia rutaecarpa* (Juss.) var. *bodinieri* (Dode) Huang 的干燥近成熟果实。

形态特征

吴茱萸：落叶小乔木或灌木，幼枝、叶轴及花序均被锈色长柔毛。奇数羽状复叶对生；小叶纸质，卵形或椭圆形，两面及叶轴被长柔毛，毛密如毡状。花单性，黄白色。果实密集，扁球形，熟时紫红色。种子近圆球形，一端钝尖，腹面略平坦，褐黑色，有光泽。花期6~8月，果期9~10月。

生境分布

生于山地、疏林下或林缘空旷地，有栽培。分布于长江流域及其以南地区。

采收加工

8~11月果实尚未开裂时采集，晒干。芳香气浓郁、味辛辣。药材以粒大、色棕黑者为佳。生用或炙用。

功效主治

辛、苦，热。有小毒。①散寒止痛：治脘腹冷痛、寒疝腹痛、厥阴头痛。②疏肝下气、降逆止呕：治呕吐、吞酸。③燥湿止泻：治寒湿泄泻、五更泄泻、湿疹瘙痒。④引火下行：治口舌生疮、咽痛、高血压。

用量用法

1.5~6克，水煎服。外用适量。较大量服用可引起腹痛、腹泻，并可引起视力障碍及错觉。不宜多服久服。

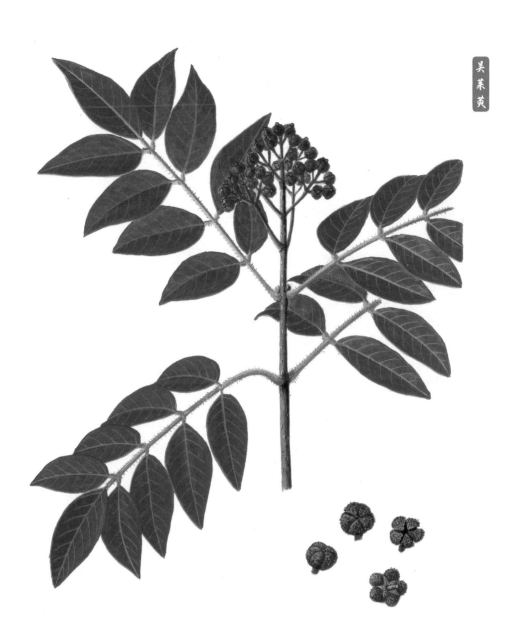

验方集萃

1. **疝气腹痛**：吴茱萸、乌药各 6 克，川楝子、小茴香各 10 克，水煎服。

2. **呕吐、吞酸**：吴茱萸 6 克，黄连 2 克，水煎少量频服。

3. **五更泄泻**：吴茱萸、五味子各 6 克，肉豆蔻 10 克，补骨脂 8 克，水煎服。

4. **湿疹瘙痒**：吴茱萸 10 克，蛇床子、艾叶各 15 克，水煎洗患处。

5. **口舌生疮、高血压**：吴茱萸 10 克，研末，调醋敷足心。

小茴香

伞形科植物茴香 *Foeniculum vulgare* Mill. 的干燥成熟果实。

《本草纲目》记载：茴香宿根，深冬生苗作丛，肥茎丝叶。五六月开花，如蛇床花而色黄。结子大如麦粒，轻而有细棱。

形态特征

草本。茎直立，光滑，灰绿色或苍白色，多分枝。叶片轮廓为阔三角形，4~5回羽状全裂，末回裂片线形。复伞形花序顶生与侧生，伞幅6~29，不等长，小伞形花序有花14~39，无萼齿；花瓣黄色，倒卵形或近倒卵圆形，先端有内折的小舌片，中脉1条；花丝略长于花瓣，花药卵圆形，淡黄色。果实长圆形，主棱5条，尖锐。花期5~6月，果期7~9月。

生境分布

全国各地均有栽培。

采收加工

秋季果实初熟时采割植株，晒干，打下果实，除去杂质。有特异香气，味微甜、辛。药材以果实饱满、色黄绿、香气浓者为佳。生用或盐水炙用。

功效主治

辛，温。①温里散寒：治寒疝腹痛、睾丸坠痛、痛经。②行气止痛：治寒凝气滞疼痛、胁肋胀痛。

用量用法

3~9克，水煎服。外用适量。

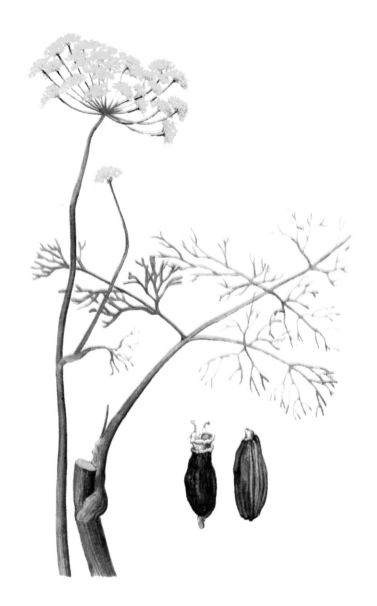

验方集萃

1. **疝气腹痛**：小茴香、荔枝核各 10 克，研末服；或小茴香 30 克，与谷壳一同炒热布包，温熨痛处。

2. **肾虚夜尿多或遗尿**：小茴香、桑螵蛸各 9 克，鸡内金 10 克，焙干，共研细末，开水送服。

3. **月经来潮少腹冷痛、血色暗黑有块**：小茴香 9 克，当归、川芎各 12 克，水煎服。

4. **脘腹冷痛、泛吐清水**：小茴香、干姜各 9 克，党参、高良姜各 10 克，水煎服。

5. **胁肋胀痛**：小茴香、枳壳各 9 克，研末，开水送服。

花椒

来源

芸香科植物花椒 *Zanthoxylum bungeanum* Maxim. 或青椒 *Zanthoxylum schinifolium* Sieb. et Zucc. 的干燥成熟果皮。

形态特征

花椒：灌木，高 2~5 米。枝皮暗灰色，枝暗紫色，疏生平直而尖锐的皮刺。奇数羽状复叶互生，小叶 5~11，叶缘有齿，齿间有腺点。花单性，雌雄异株，伞房状圆锥花序顶生，花萼、花瓣、雄蕊均 5 数。果实 3 个，球形，果熟时红色至紫红色，密生疣状突起的油点。种子近圆形，蓝黑色有光泽。花期 3~5 月，果期 7~10 月。

生境分布

生于山坡灌木丛中或向阳地、路旁。分布于全国大部分地区，以四川产者为佳，故又名川椒、蜀椒。

采收加工

秋季采收。青椒气香，味微甜而辛；花椒香气浓，味麻而持久。药材以身干、色红、无枝梗及椒目、香气浓、果皮厚者为佳。生用或炒用。

功效主治

辛，热。①温中散寒、行气止痛：治胃脘冷痛、呕吐、泄泻。②燥湿杀虫止痒：治虫积腹痛、湿疹、瘙痒。外用麻醉止痛。

用量用法

3~10 克，水煎服。外用适量，煎汤熏洗。

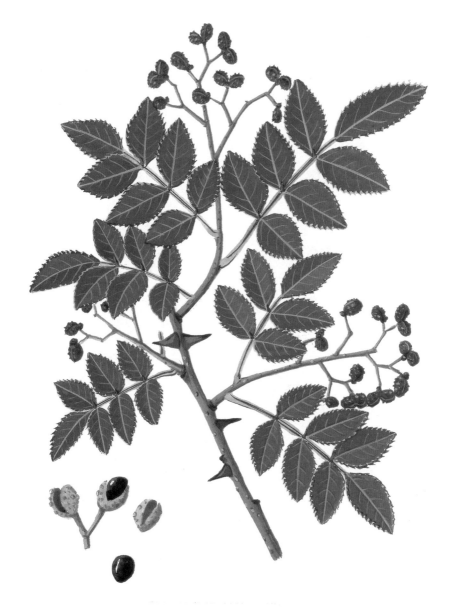

验方集萃

1. **胃脘冷痛、得温则减**：花椒、干姜各6克，党参12克，水煎温服。

2. **寒湿吐泻**：花椒、草豆蔻、砂仁各6克，苍术10克，水煎服。

3. **蛔虫腹痛**：花椒、干姜各6克，乌梅12克，黄连8克，水煎服。

4. **牙痛**：花椒适量，醋煎含漱。

5. **回乳**：花椒9克，生麦芽、炒麦芽各30克，水煎服。

《海药本草》记载：主心腹卒痛、霍乱吐泻、痰癖冷气。

荜澄茄

来源 樟科植物山鸡椒 *Litsea cubeba* (Lour.) Pers. 的干燥成熟果实。

形态特征

落叶灌木或小乔木。枝叶有香气。叶互生，披针形或长椭圆形，顶芽圆锥形。雌雄异株，伞形花序腋生，先叶开放；花被片 6，淡黄色。浆果状核果，球形，成熟时呈黑色。种子有脊棱。花期 2~3 月，果期 7~8 月。

生境分布

生于灌木丛中、疏林或林中路旁、水边。分布于长江以南各地。

采收加工

秋季果实成熟时采收。气香，味辛辣而苦。药材以身干、粒大、油性足、香气浓郁者为佳。生用。根和叶也当药用。果实可榨油用。

功效主治

辛，温。①温中止痛、行气助运：治中寒食滞而胃脘冷痛、泄泻、呕吐，夏日贪凉饮冷腹痛。②温肾祛寒：治下焦虚寒小便频数、白浊、寒疝腹痛。外用治虫蛇咬伤、无名肿痛、乳腺炎。

用量用法

2~5 克，水煎服，或研末服。外用适量。

验方集萃

1. **食积不化**：荜澄茄 6 克，鸡矢藤 9 克，茶叶 3 克，水煎服。

2. **胃寒腹痛**：荜澄茄、干姜各 6 克，香附 10 克，大枣 15 克，水煎服。

3. **中暑腹痛吐泻**：荜澄茄 6 克，藿香 10 克，水煎服。

4. **虫咬瘙痒、毒蛇咬伤肿痛**：荜澄茄油外擦；或鲜荜澄茄或山鸡椒叶 30 克，捣汁外涂。

5. **无名肿痛、急性乳腺炎**：鲜荜澄茄或山鸡椒叶 60 克，加红糖或淘米水捣敷。

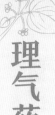

理气药

陈皮

来源 芸香科植物橘 *Citrus reticulata* Blanco 及其栽培变种的干燥成熟果皮。

本草说

《本草纲目》记载：好古曰，橘皮以色红日久者为佳，故曰红皮、陈皮。

形态特征

常绿小乔木。单身复叶互生；翼叶通常狭窄，叶片披针形或椭圆形。花单生或簇生于叶腋或枝端，白色或黄白色；花萼杯状；花瓣5，长椭圆形。柑果近圆形或扁球形，果皮与肉瓤易分离。种子通常卵形，顶部狭尖，基部浑圆。花期3~4月，果期9~12月。

生境分布

生于丘陵、低山地带，多栽培。分布于广东、福建、四川、浙江、江西等地。

采收加工

在霜降后至第二年春季，采摘成熟果实，剥取外层果皮，晒干或低温干燥。以陈久者为佳，故称"陈皮"。有浓郁香气，味辛而微苦。药材以瓣大、完整、外皮色深红、内面白色、肉厚、油润、质柔软、气浓、辛香、味稍甜后感苦辛者为佳。生用或盐炙用。

功效主治

辛、苦，温。①理气健脾：治脾胃气滞证、胃寒气逆呕吐、肝脾不和泄泻。②燥湿化痰：治湿痰、寒痰咳嗽。

用量用法

3~10克，水煎服。

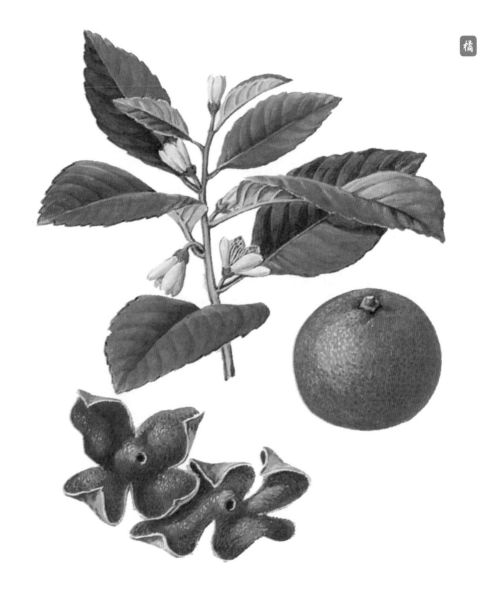

验方集萃

1. 胃脘胀痛：陈皮、苍术各8克，厚朴10克，水煎服。

2. 胃寒气逆呕吐：陈皮、生姜各6克，半夏8克，水煎服。

3. 醉酒或伤酒呕吐、干渴：陈皮、葛花各10克，水煎代茶。

4. 咳嗽痰多稀白：陈皮、半夏各8克，茯苓15克，细辛3克，水煎服。

5. 脾胃不调，胸腹胀满：陈皮120克，白术60克，研细末，酒和为丸，煎木香汤送服，每次6~9克，饭前服用。

青皮

芸香科植物橘 *Citrus reticulata* Blanco 及其栽培变种的幼果或未成熟果实的干燥果皮。

《本草图经》记载：主气滞，下食，破积结及膈气。

形态特征

常绿小乔木。单身复叶互生；翼叶通常狭窄，叶片披针形或椭圆形。花单生或簇生于叶腋或枝端，白色或黄白色；花萼杯状；花瓣5，长椭圆形。柑果近圆形或扁球形，果皮与肉瓤易分离。种子通常卵形，顶部狭尖，基部浑圆。花期3~4月，果期9~12月。

生境分布

生于丘陵、低山地带，多栽培。分布于广东、福建、四川、浙江、江西等地。

采收加工

5~6月间收集自落的幼果，晒干，称为"个青皮"，7~8月间采收未成熟的果实，在果皮上纵剖成4瓣至基部，除去瓤肉，晒干，习称"四花青皮"。气清香，味酸、苦、辛。生用或醋炙用。

功效主治

苦、辛，温。①疏肝破气：治癥瘕积聚、痞块气滞脘腹疼痛。②消积化滞：治疝气疼痛、胸胁胀痛、乳房肿痛、食积腹痛。

用量用法

3~9克，水煎服。

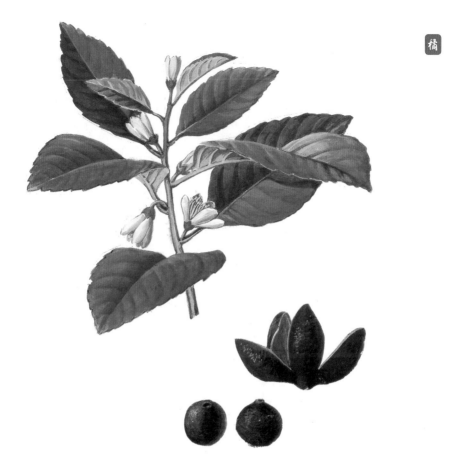

橘

验方集萃

1. 肝郁气滞胁肋胀痛、乳房肿痛：醋制青皮 12 克，柴胡、香附各 10 克，水煎服。

2. 食积气滞腹痛：青皮、山楂、神曲、麦芽各 10 克，水煎服。

3. 胆囊炎：青皮 9 克，龙胆 10 克，蒲公英 15 克，半枝莲 24 克，水煎服。

4. 跌打胁痛：青皮 3 克，白前 15 克，香附 9 克，水煎服。

5. 乳房肿痛：青皮、山慈菇各 15 克，蒲公英 60 克，鹿角霜 30 克，水煎服。

附　注

橘的种子称为"橘核"，其性味苦，平。具有理气散结，止痛之功效。主治疝气痛、睾丸肿痛、乳房结块。橘的中果皮与内果皮之间的纤维束群为"橘络"，其性味甘、苦，平。具有行气通络、化痰止咳之功效。主治胸痛、咳嗽痰多。橘树的叶为"橘叶"，其性味辛、苦，温。具有疏肝行气、散结消肿之功效。主治胁肋胀痛、乳腺炎。

化橘红

《本经逢原》记载：能下气消痰。

来源

芸香科植物化州柚 *Citrus grandis* "Tomentosa" 或柚 *Citrus grandis* (L.) Osbeck 的干燥未成熟或接近成熟外层果皮。

形态特征

化州柚：常绿乔木，高5~10米。小枝稍扁，幼嫩枝、叶背、花梗、花萼及子房均被短柔毛。单身复叶互生，长椭圆形、卵状椭圆形或阔卵形，边缘浅波状，叶翅倒心形。花单生或为总状花序，腋生；花瓣白色；雄蕊25~45；子房长圆形。柑果梨形、倒卵形或圆形，柠檬黄色，油室大；瓤囊10~18瓣。种子形状不规则，通常近似长方形，上部质薄且常截平，下部饱满，多兼有发育不全的，有明显纵肋棱。花期4~5月，果熟期9~11月。

生境分布

多为栽培。分布于广东化州、广西玉林地区。

采收加工

果实未成熟时采收，置沸水中略烫后，将果皮割成5或7瓣，除去果瓤及部分中果皮，压制成形，干燥。气芳香，味苦、微辛。药材以皮薄均匀、气味浓者为佳。生用。叶亦可入药。

功效主治

辛、苦，温。①理气宽中：治食积呕恶、胸闷等。②燥湿化痰：治湿痰、寒痰咳嗽。

用量用法

3~6克，水煎服。

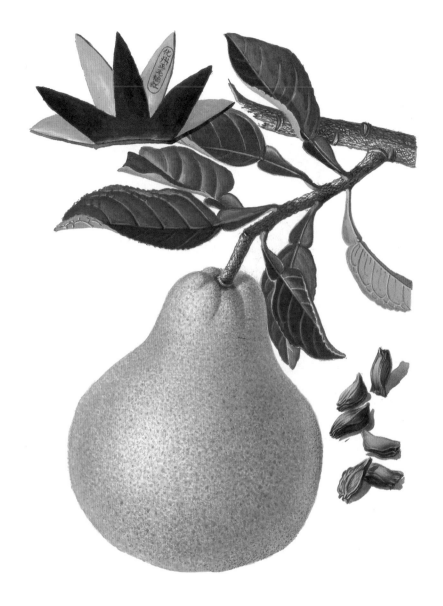

验方集萃

1. 消化不良、腹胀、咳嗽：柚子1个，在上方横切，挖出果肉，塞满绿茶，将切下的皮盖重新缝紧，微火烘干或阴干，用时取出绿茶6~9克，开水泡服。

2. 支气管炎咳喘痰多：化橘红、半夏各6克，茯苓15克，紫苏子10克，甘草3克，水煎服。

3. 食积伤酒：化橘红、葛花各6克，开水泡服。

4. 妊娠呕吐：化橘红、紫苏梗各6克，水煎少量频服。

枳实

来源

芸香科植物酸橙 *Citrus aurantium* L. 及其栽培变种或甜橙 *Citrus sinensis* Osbeck 的干燥幼果。

形态特征

酸橙：常绿小乔木。茎有棱有刺。单身复叶互生，叶色浓绿，质地颇厚，翼叶倒卵形，叶片卵状长椭圆形或倒卵形。花单生或数朵簇生于叶腋；萼浅钟状；花瓣白色，略反卷，芳香。柑果球形或扁圆形，果肉味酸，有时有苦味或兼有特异气味，熟时橙黄色。种子多且大，常有肋状棱。花期4~5月，果期6~11月。

生境分布

多为栽培。分布于江西、四川、福建、江苏等地。

采收加工

5~6月采集幼果，横切两半，干燥，切薄片。气香，味苦而后微酸。药材以外皮色绿褐、果肉厚、质坚硬、香气浓者为佳。生用或麸炒用。

功效主治

苦、辛，微寒。①散痞消积：治胃脘痞满、热结便秘、泻痢后重。②破气豁痰：治胸痹、结胸证。③升阳举陷：治中气下陷证。

用量用法

3~10克，水煎服；大剂量可用至30克。孕妇慎用。

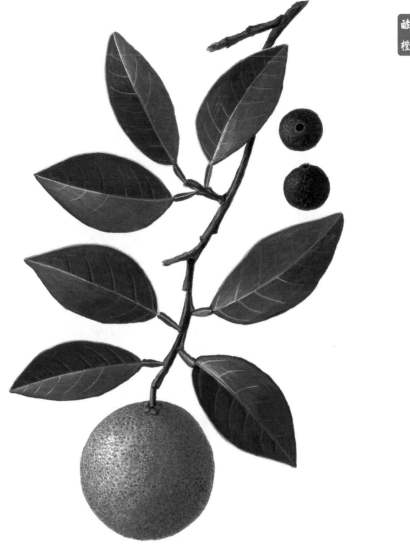

验方集萃

1. 积滞内停而脘腹痞满、嗳腐不食：枳实、厚朴、白术各10克，麦芽15克，半夏6克，陈皮8克，水煎服。

2. 热结便秘：枳实、厚朴、芒硝（冲服）各10克，大黄8克，水煎服。

3. 大便不通：枳实、皂荚各等量，研末，用米饭炼成丸，米汤送服2~3克。

4. 湿热泻痢：枳实、白术各10克，大黄、黄连各8克，水煎服。

5. 胃下垂：枳实30克，黄芪20克，升麻10克，水煎服。

枳壳

《本草纲目》记载：枳乃木名。从只，谐声也。

来源 芸香科植物酸橙 *Citrus aurantium* L. 及其栽培变种的干燥未成熟果实。

形态特征

酸橙：常绿小乔木。茎有棱有刺。单身复叶互生，叶色浓绿，质地颇厚，翼叶倒卵形，叶片卵状长椭圆形或倒卵形。花单生或数朵簇生于叶腋；萼浅钟状；花瓣白色，略反卷，芳香。柑果球形或扁圆形，果肉味酸，有时有苦味或兼有特异气味，熟时橙黄色。种子多且大，常有肋状棱。花期4~5月，果期6~11月。

生境分布

多为栽培。分布于江西、四川、湖北、贵州等省，以江西清江、新干所产最为闻名，习称"江枳壳"。

采收加工

7~8月（大暑）果实尚未成熟时采收，不宜过迟，否则果实老熟，皮薄瓤多，影响质量；采后横切为两半，晒干或低温干燥。气微，味苦而后微酸。药材以外皮色棕褐、果肉厚、质坚硬、香气浓郁者为佳。生用或麸炒用。

功效主治

苦、辛、酸，温。①理气宽中：治胸胁气滞、胀满疼痛、痰饮内停、脏器下垂。②行滞消胀：治食积不化。

用量用法

3~10克，水煎服。孕妇慎用。

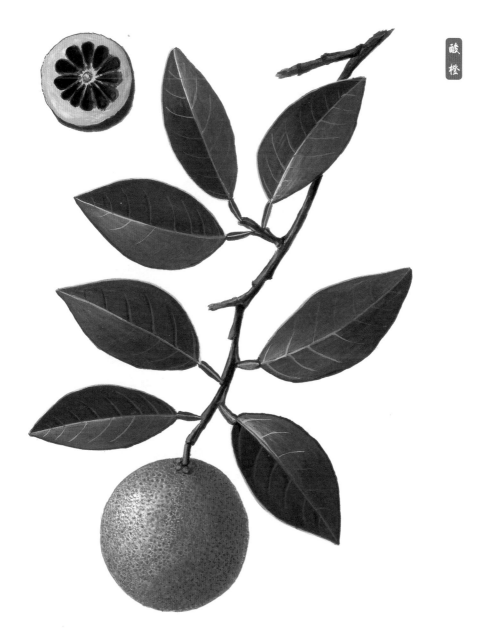

酸橙

验方集萃

1. **气滞腹胀**：枳壳、陈皮各6克，水煎服。

2. **慢性胃炎痞闷饱胀**：枳壳、石菖蒲、小茴香（炒）各6克，水煎服。

3. **风疹瘙痒不止**：枳壳9克，麸炒微黄，去瓤，研末，每次0.6克。

4. **脾胃湿热、胸闷腹痛**：枳壳10克，黄芩6克，白术5克，黄连4克，水煎服。

木香

来源

菊科植物木香 *Aucklandia lappa* Decne. 的干燥根。

《本草纲目》记载：木香，草类也。本名蜜香，因其香气如蜜也。绿沉香中有蜜香，遂讹此为木香尔。

形态特征

多年生草本，高 1.5~2 米。主根粗大。茎直立，不分枝，被稀疏短柔毛。基生叶大，有长柄，叶片三角状卵形或长三角形，边缘有不规则的齿，齿端有刺，两面有短毛。头状花序顶生或腋生，常数个集生于花茎顶端；总苞片 7~10 层，管状花，花冠暗紫色。瘦果长圆形，上端有两层羽状冠毛，冠毛淡褐色。花期 5~8 月，果期 8~10 月。

生境分布

生于较高的山地。原产于印度，我国广西、云南、四川、陕西及福建等地有栽培。

采收加工

秋、冬二季采挖，晒干后撞去粗皮。气芳香浓烈而特异，味先甜后苦，稍刺舌。药材以条匀、质坚实、油性足、香气浓郁者为佳。生用或煨用。

功效主治

辛、苦，温。①行气止痛：治脘腹胀痛、胁肋胀痛、泻痢后重、疝气疼痛。②健脾消食：治食积不消、泄泻、不思饮食。

用量用法

3~10 克，水煎服，后下。行气止痛生用，止泻止痢煨用。

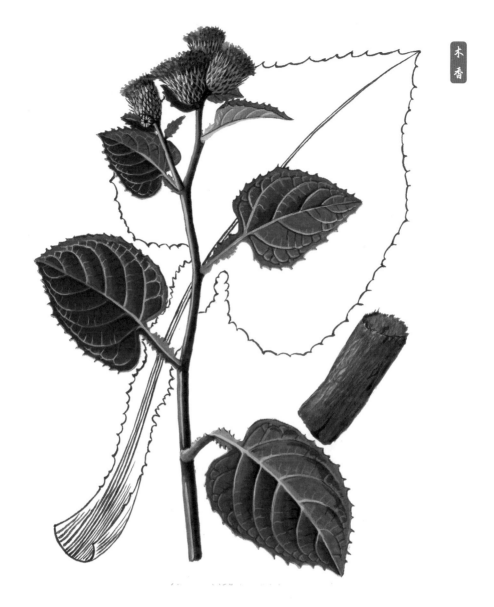

验方集萃

1. **胃溃疡、胃炎气滞脘腹胀痛**：木香、砂仁各 6 克，水煎服。

2. **胆石症、胆绞痛**：木香、川楝子各 10 克，金钱草 15 克，柴胡 12 克，水煎服。

3. **痢疾腹痛、里急后重**：木香、黄连各 8 克，槟榔、大黄各 10 克，水煎服。

4. **脾虚食滞、泄泻、纳呆**：木香、豆蔻各 10 克，白术、党参各 12 克，麦芽、谷芽各 15 克，水煎服。

5. **胃痛**：木香 3 克，制香附、南山楂、神曲各 9 克，水煎服。

沉香

瑞香科植物沉香 *Aquilaria agallocha* Roxb. 及白木香 *Aquilaria sinensis* (Lour.) Gilg 含有树脂的木材。

《本草纲目》记载：恭曰，沉香、青桂、鸡骨、马蹄、煎香，同是一树，出天竺诸国，木似榉柳，树皮青色。叶似橘叶，经冬不凋。夏生花，白而圆。秋结实似槟榔，大如桑椹，紫而味辛。

形态特征

沉香：常绿乔木，高达 30 米。树皮灰褐色。叶互生，革质；叶片长卵形、倒卵形或椭圆形，全缘。伞形花序顶生和腋生，总花梗被灰白色绒毛；花黄绿色，被绒毛，花被钟形。蒴果倒卵形，木质，扁压状，密被灰色绒毛，基部具稍带木质的宿存花被。种子棕黑色，卵形，基部延长为角状附属物。花期 3~5 月，果期 5~6 月。

生境分布

生于山地或丘陵树林中，亦有栽培。沉香主要分布于东南亚、印度等地；白木香主要分布于海南、广东、云南、台湾等地。

采收加工

全年均可采，割取含树脂的木材，除去不含树脂部分，阴干。有浓烈香气。药材以色黑、质坚硬、油性足、能沉水者为佳。锉末生用。

功效主治

辛、苦，温。①行气止痛：治胸腹疼痛、寒疝腹痛。②温中降逆：治胃寒呕吐、呃逆。③纳气平喘：治咳逆气喘。

用量用法

1~3 克，水煎服，后下；或 0.5~1 克，磨汁冲服或研末入丸、散剂。

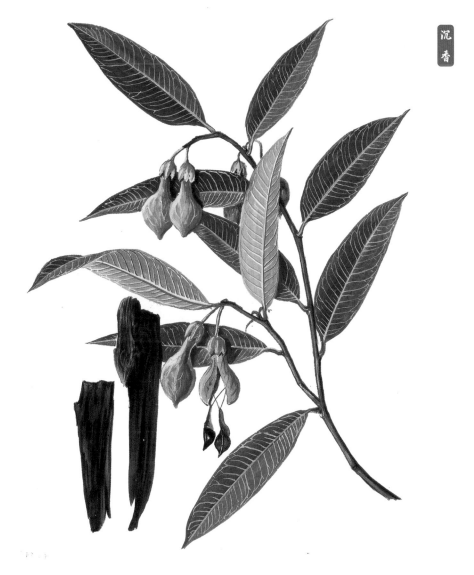

验方集萃

1. **气滞血瘀胸腹胀痛**：沉香、木香各3克，乳香、没药各10克，水煎服。

2. **脘腹冷痛，得温则减**：沉香1克，肉桂5克，研末，姜汤送服。

3. **胃寒呕吐、呃逆**：沉香（研末）1克，荜澄茄（研末）5克，陈皮6克，半夏8克，煎汤送服。

4. **肾不纳气虚喘**：沉香3克，山茱萸、熟地黄各15克，制附子10克，水煎服。

5. **大肠气滞、肠燥便秘**：沉香（磨汁）1克，当归、肉苁蓉各15克，枳壳10克，水煎，和沉香汁服。

《本草纲目》记载：乃气病之总司，女科之主帅也。

香附

莎草科植物莎草 *Cyperus rotundus* L. 的干燥块茎。

形态特征

多年生草本。根茎横走，根茎上有须根；块茎椭圆形，黑褐色。气味香，有时数个连生。花葶直立，单生，有 3 锐棱。叶基生，窄条形，基部抱茎，全缘。复穗状花序，排成伞形，有叶状总苞 2~4 片；小穗条形、稍扁平，茶褐色；鳞片紧密，2 列，膜质。小坚果长圆倒卵形，三棱状，灰褐色。花期 5~8 月，果期 7~11 月。

生境分布

生于路边、菜园或沟边。广布于全国各地。

采收加工

春、秋二季采挖块茎，燎去毛须，晒干。气芳香，味微苦。药材以个大、饱满、色棕褐、质坚实、香气浓郁者为佳。生用或醋炙用。

功效主治

辛、微苦、微甘，平。①疏肝解郁：治肝气郁结、精神抑郁。②行气止痛：治胁肋胀痛、胃痛、疝气痛。③调经：治痛经、月经不调、乳房结块胀痛。

用量用法

6~12 克，水煎服。止痛用醋炙。

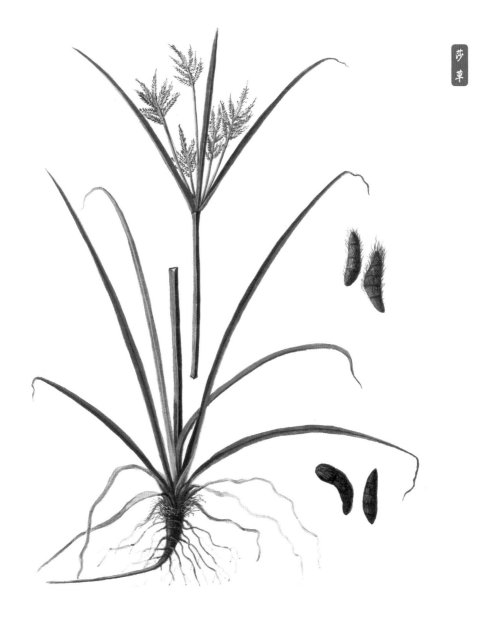

验方集萃

1. 抑郁证：香附、柴胡各10克，川芎12克，水煎服。

2. 胁痛腹胀：香附、延胡索各10克，柴胡8克，白芍、枳壳各12克，水煎服。

3. 胃寒痛：香附、高良姜各15克，研末，每次3克，每日2次，温开水送服。

4. 疝气痛：香附、川楝子各12克，乌药10克，水煎服。

5. 月经不调、痛经、乳房胀痛：香附、当归、川芎各12克，柴胡、延胡索各10克，青皮8克，水煎服。

《本草纲目》记载：楝实，导小肠膀胱之热，因引心包相火下行，故心腹痛及疝气为要药。

川楝子

来源

楝科植物川楝 *Melia toosendan* Sieb. et Zucc. 的干燥成熟果实。

形态特征

落叶乔木。树皮灰褐色，有纵沟纹，幼枝灰黄色密被星状鳞皮。2回羽状复叶互生，羽片狭卵形，两侧常不对称，全缘或少有不明显钝锯齿。圆锥花序腋生，淡紫色或紫色。核果椭圆形或近球形，黄色或栗棕色，有光泽；核坚木质。花期3~4月，果期9~11月。

生境分布

生于丘陵、田边，或栽培。分布于广西、湖南、湖北、河南、贵州、四川、重庆、福建等地，以四川产量大、质量优。

采收加工

冬季果实呈黄色时采收，或收集经霜后落下的果实。气闷臭，味苦。药材以个大、外皮金黄色、肉黄白色、饱满、有弹性者为佳。生用或炒用，用时打碎。

功效主治

苦，寒。有小毒。①行气止痛：治胃痛、胁痛、疝气痛、痛经。②杀虫疗癣：治虫积腹痛、头癣。

用量用法

3~10克，水煎服。外用适量。不可多服久服。中毒反应，主要为肝脏损害、中毒性肝炎、精神失常、视力障碍、胃及小肠炎症、血压下降等。

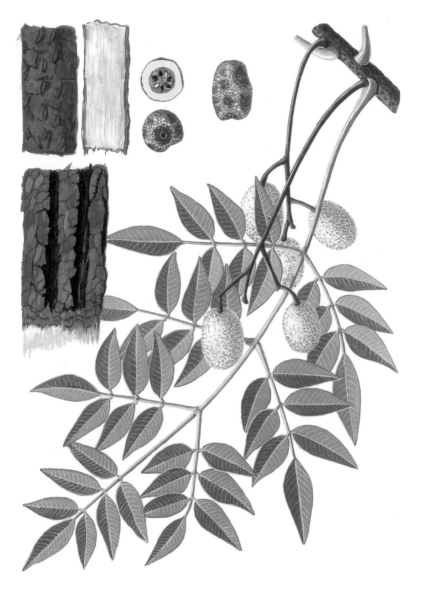

川楝

验方集萃

1. **胆石症**：川楝子、延胡索各30克，研细末，每次3克，每日2~3次。

2. **疝气痛**：川楝子、橘核各10克，乌药、小茴香各8克，水煎服。

3. **蛔虫病**：川楝子、乌梅各10克，槟榔12克，水煎服。

4. **头癣**：川楝子60克，焙干，研末，与熟猪油或茶油调成软膏外涂患处。

5. **热厥心痛**：川楝子、延胡索各30克，研末，每次6~9克，酒调服。

《本草纲目》记载：乌药辛温香窜，能散诸气。

乌药

来源 樟科植物乌药 *Lindera aggregata* (Sims) Kosterm. 的干燥根。

形态特征

常绿灌木或小乔木。根木质，纺锤形，有结节状膨大，外皮淡紫红色，表面有细皱纹，具香气，微苦，有刺激性清凉感。树皮灰褐色。叶互生，革质，叶片椭圆形、卵形或近圆形，下面密生灰白色柔毛。叶腋开黄绿色小花，雌雄异株，伞形花序。核果球形，成熟时黑色。花期3~4月，果期9~11月。

生境分布

生于向阳山坡灌木丛中、山麓。分布于浙江、江西、安徽、江苏、广东、广西、福建、台湾等地。

采收加工

全年可采，冬季与春季为佳，除去须根，趁鲜切片，晒干。气微香，味辛而苦，有清凉感。药材以个大、质嫩、折断后香气浓郁、横切面色红微白且无黑色斑点者为佳。生用或麸炒用。

功效主治

辛，温。①行气止痛：治胸胁腹痛、气逆喘急、疝气痛。②温肾散寒：治膀胱虚冷遗尿、尿频。

用量用法

3~10克，水煎服。

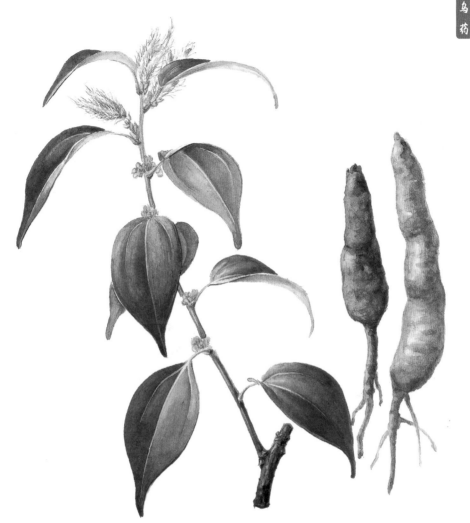

验方集萃

1. 胸胁胀痛：乌药、薤白各10克，丹参15克，柴胡、延胡索各12克，水煎服。

2. 胃肠炎（胃脘胀痛、呕吐泄泻）：乌药、木香各15克，研末，每次2~3克，每日3次，生姜汤送服。

3. 痛经：乌药、香附、艾叶各10克，川芎、当归各12克，水煎服。

4. 尿频、遗尿：乌药、益智各10克，山药15克，鸡内金、山茱萸各12克，水煎服。

5. 寒疝腹痛：乌药、吴茱萸各6克，川楝子、小茴香各10克，水煎服。

佛手

来源

芸香科植物佛手 *Citrus medica* L. var. *sarcodactylis* Swingle 的干燥果实。

形态特征

常绿小乔木。枝有刺，幼枝微带紫红色。单叶互生；叶柄短；叶片矩圆形或倒卵状矩圆形，先端钝，有时凹缺，基部圆钝，上面深黄绿色，侧脉明显，叶缘具波状。花两性，间有因雌蕊退化成单性，单生、簇生或为总状花序；萼片、花瓣均为 5，花瓣内白外紫。果实先端开叉如手指状，或卷曲如握拳，如佛之手，故称"佛手"，表面橙黄色，皮粗糙，果肉淡黄色。种子卵形，7~8 粒。花期 4~5 月，果熟期 10~12 月。

生境分布

多为栽培。分布于长江以南及四川等地。

采收加工

秋季果实尚未变黄或变黄时采收，纵切为薄片，晒干或低温干燥。气香浓，味苦而微甘。药材以片大、皮黄、肉白、香气浓厚者为佳。鲜用或生用。

功效主治

辛、苦，温。①疏肝解郁、理气和中：治肝郁气滞及肝胃不和之胸胁胀痛、脘腹痞满、呕吐，脾胃气滞之食少纳呆。②燥湿化痰：治咳嗽日久痰多、胸闷作痛。

用量用法

3~10 克，水煎服。鲜品加倍。

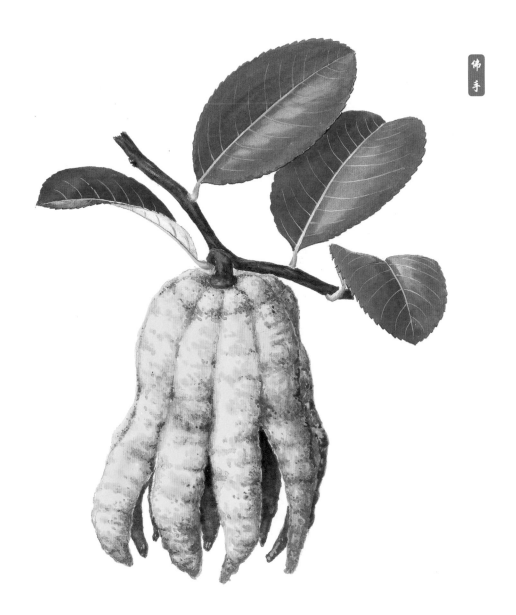

验方集萃

1. **痰气咳嗽**：佛手6克，水煎饮。

2. **慢性支气管炎咳嗽痰多**：佛手、姜半夏各8克，水煎服。

3. **慢性胃炎胃脘胀痛**：鲜佛手20克，开水冲泡，代茶饮；或佛手、延胡索各6克，水煎服。

4. **呕吐、呃逆**：佛手、紫苏梗各10克，生姜5片，水煎少量频服。

5. **食欲不振、脘腹痞满**：佛手、陈皮各6克，麦芽、神曲各10克，水煎服。

本草说

《食疗本草》记载：薤，轻身耐老。疗金疮，生肌肉，生捣薤白，以火封之。

薤白

百合科植物薤 *Allium chinense* G. Don 或小根蒜 *Allium macrostemon* Bge. 的干燥地下鳞茎。

形态特征

薤：多年生草本。鳞茎卵圆形，侧旁有 1~2 个突起，外皮白色膜质，后变黑色。叶基生，窄条形，席卷状圆形而稍扁。花茎单一；伞形花序半球形或球形，密聚珠芽，间有数朵花或都是花；花被宽钟状，红色至粉红色；花柱伸出花被。蒴果倒卵形，先端凹入。花期 6~8 月，果期 7~9 月。

生境分布

生于田间、草地或山坡草丛中。全国各地均有分布。

采收加工

夏、秋二季采挖，洗净，除去茎及须根，蒸熟或用开水煮至内无生心，晒干。有蒜臭，味微辣。药材以身干、体重、个大、质坚、黄白色、半透明者为佳。生用。

功效主治

辛、苦，温。①宽胸理气：治胸痛、胸闷、慢性支气管炎。②温中导滞：治胃寒气滞脘腹痞满、胃肠气滞、泻痢后重。

用量用法

5~10 克，水煎服。

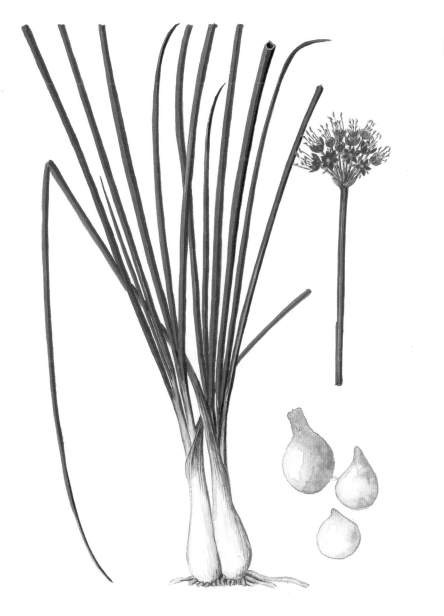

薤

验方集萃

1. **冠心病胸闷**：薤白、瓜蒌各 12 克，半夏 6 克，丹参 15 克，川芎 10 克，水煎服。

2. **慢性支气管炎**：薤白、紫苏子各 12 克，半夏、陈皮各 6 克，水煎服。

3. **脘腹胀痛**：薤白、香附各 12 克，干姜、厚朴各 8 克，水煎服。

4. **痈肿、烧烫伤久不愈**：鲜薤白、鲜栀子各 30 克，白及 15 克，捣烂，茶油调涂。

5. **扭伤肿痛**：鲜薤白、红酒糟各等分，捣敷。

玫瑰花

来源 蔷薇科植物玫瑰 *Rosa rugosa* Thunb. 的干燥花蕾。

《食物本草》记载：四月开花，大者如盏，小者如杯，色若胭脂，香同兰麝。

形态特征

直立灌木。茎粗壮，丛生，小枝密被绒毛，并有针刺和腺毛，有直立或弯曲的淡黄色皮刺。小叶 5~9，椭圆形或椭圆状倒卵形，边缘有尖锐锯齿，托叶大部贴生于叶柄。花单生于叶腋，或数朵簇生；花瓣倒卵形，重瓣至半重瓣，芳香，紫红色至白色；花柱稍伸出萼筒口外。果扁球形，砖红色，肉质，平滑，萼片宿存。花期 5~6 月，果期 8~9 月。

生境分布

多为栽培。主要分布于江苏、浙江、福建、山东、四川等地。

采收加工

春末夏初分批采摘含苞未放的花蕾，除去花梗及蒂，低温干燥。气芳香浓郁，味微苦涩。药材以花朵大、完整、瓣厚、色鲜紫、不露蕊、香气浓者为佳。生用。

功效主治

甘、微苦，温。①行气解郁：治胸胁痛、胃脘胀痛。②活血止痛：治血瘀月经不调、痛经、跌打损伤。

用量用法

3~6 克，水煎服。

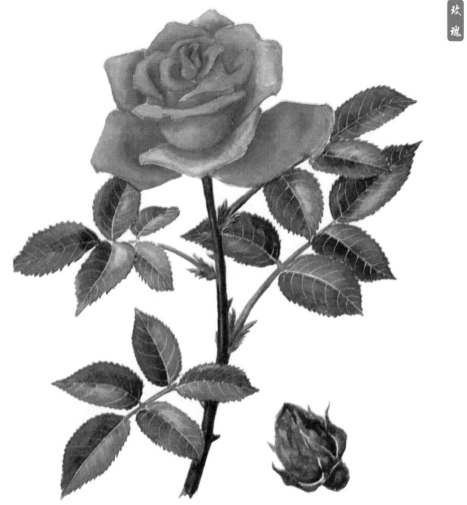

验方集萃

1. 胸胁痛：玫瑰花 6 克，食盐少许，冲开水代茶饮。

2. 胃脘痛：玫瑰花、川楝子、白芍各 9 克，香附 12 克，水煎服。

3. 月经不调、痛经、血色紫暗：玫瑰花、月季花各 6 克，益母草、香附、川芎各 12 克，水煎服。

4. 跌打损伤：玫瑰花、红花各 6 克，桃仁、赤芍各 10 克，水煎服。

5. 胃痛、消化不良、肺结核咯血：玫瑰花（捣碎）100 克，白砂糖 300 克，混匀，置阳光下，待糖溶化后服用，每日 3 次，每次 10 克。此膏亦可健脾胃，润肤美容。

绿萼梅

来源 蔷薇科植物梅 *Prunus mume* (Sieb.) Sieb. et Zucc. 的干燥花蕾。

《百花镜》记载：开胃散邪，煮粥食，助清阳之气上升，蒸露点茶，生津止渴，解暑涤烦。

形态特征

落叶乔木。树皮浅灰色或带绿色，平滑。单叶互生；有叶柄，通常有腺体；托叶2片，线形，边缘具细锐齿；叶片卵形至长圆状卵形，边缘具细锐齿，沿脉背呈褐黄色。花单生或2朵簇生，白色或粉红色，芳香，通常先叶开放。核果球形，一侧有浅槽，被毛，绿色，熟时黄色，核硬，有槽纹。花期1~2月，果期5月。

生境分布

多为栽培。主要分布于四川、浙江、福建、湖南、贵州。

采收加工

初春花未开放时采摘，及时低温干燥。气清香，味微苦涩。药材以花心黄白色或淡粉红色、完整饱满而未开放者为佳。生用。

功效主治

酸、涩，平。①疏肝解郁、理气和胃：治郁闷心烦、肝胃气痛、梅核气。②化痰解毒：治瘰疬疮毒。

用量用法

3~6克，水煎服。

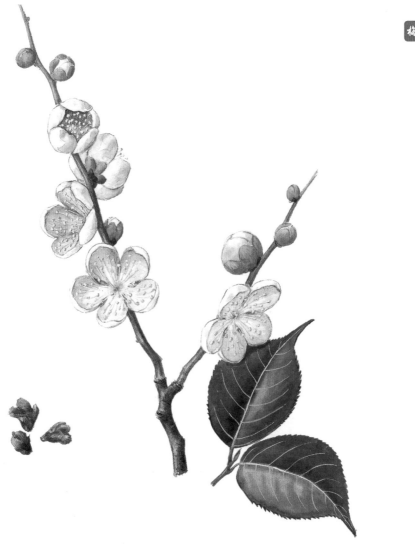

验方集萃

1. **精神抑郁、胸闷心烦**：绿萼梅、玫瑰花各6克，柴胡、香附各10克，水煎服。

2. **肝胃气痛、胁肋胀闷**：绿萼梅6克，川楝子、延胡索各10克，水煎服。

3. **梅核气（咽中如有物哽，吞之不下，吐之不出）**：绿萼梅、紫苏叶各6克，半夏、厚朴、陈皮各8克，水煎服；或绿萼梅5克，粳米50~100克，加水煎煮，加白糖温服。

4. **瘰疬**：绿萼梅6克，浙贝母10克，夏枯草30克，水煎服。

5. **暑热烦渴**：绿萼梅、菊花各10克，玫瑰花15克，开水冲泡频服。

6. **高血压**：绿萼梅3克，草决明10克，开水泡饮。

大腹皮

来源

棕榈科植物槟榔 *Areca catechu* L. 的干燥果皮。

形态特征

乔木，高 10~18 米。不分枝，叶脱落后形成明显的环纹。叶在顶端丛生；羽状复叶，光滑，叶轴三棱形；小叶片披针状线形或线形，基部较狭，顶端小叶愈合，有不规则分裂。花序着生于最下 1 叶的叶基部，有佛焰苞状大苞片，长倒卵形，光滑，花序多分枝；花单性，雌雄同株。坚果卵圆形或长圆形，花萼和花瓣宿存，熟时红色。每年开花 2 次，花期 3~8 月，冬花不结果；果期 12 月至次年 2 月。

生境分布

多为栽培。主产于海南、福建、云南、广西、台湾等地。

采收加工

冬季至次春采收未成熟的果实，低温烘干，纵剖两瓣，除去种子，称为"大腹皮"；春末至秋初采收成熟果实，剥取果皮，打松，置水中浸泡，晒干，再打松，除去外果皮及内果皮硬壳，称为"大腹毛"。大腹皮以色深褐、长椭圆形、皱皮、结实、有光泽者为佳。大腹毛（纤维性果肉）以质轻松柔韧、绒毛厚、黄白色者为佳。生用、酒炙用或姜炙用。

功效主治

辛，微温。①行气导滞：治食积腹胀、湿阻中焦、脘腹胀痛、便秘。②利水消肿：治水肿、小便不利。

用量用法

5~10 克，水煎服或入丸、散剂。外用适量。

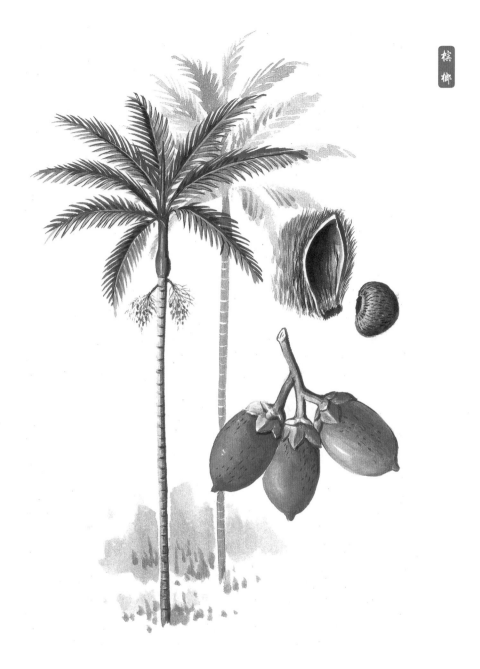

槟榔

验方集萃

1. 脚气肿满： 大腹皮、槟榔、郁李仁各 30 克，木香 15 克，木通、桑白皮、炒牵牛子各 60 克，捣筛为散，每次 12 克，入生姜、葱白适量，水煎送服。

2. 漏疮恶秽： 大腹皮适量，煎汤洗。

3. 食积腹胀： 大腹皮、莱菔子各 10 克，麦芽、谷芽各 15 克，水煎服。

消食药

本草说

《遵生八笺·饮馔服食笺》记载：山东大山楂刮去皮、核，每斤入白糖霜四两，捣为膏，明亮如琥珀。再加檀屑一钱，香美可供，又可久放。

山楂

来源

蔷薇科乔木植物山里红 *Crataegus pinnatifia* Bge. var. *major* N. E. Br. 或山楂 *Crataegus pinnatifia* Bge. 的干燥成熟果实。

形态特征

山里红：落叶小乔木。分枝多，无刺或疏生短刺，无毛。叶互生，有长柄；托叶镰形，边缘有齿；叶片菱状卵形，具 5~9 羽状浅裂，常稍偏斜，边缘具不规则重锯齿。伞房花序，花梗被短柔毛，花白色或稍带红晕。梨果球形，深亮红色，有黄白色小斑点。花期 5~6 月，果期 8~10 月。

生境分布

生于山坡沙地、河边杂林，或栽培。主产于河南、山东、河北等地，山东产的量大质优，习称"北山楂"。

采收加工

秋季果实成熟时采收，切片，干燥。气微、味酸涩。药材以果实个大、皮红、果肉厚、核少、干燥者为佳。生用或炒用。

功效主治

酸、甘，微温。①消食化积：治食积、疳积、痢疾。②活血散瘀：治产后腹痛、疝气痛、冠心病、高血压、高脂血症。

用量用法

10~30 克，水煎服。活血生用，止痢炒焦用。胃酸过多、胃及十二指肠溃疡、龋齿患者及孕妇慎用。

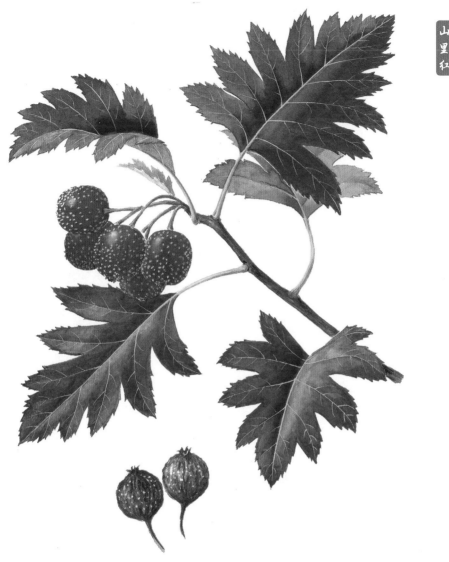

山里红

验方集萃

1. **肉食积滞、嗳腐、便溏**：炒山楂、炒麦芽各 15 克，陈皮 6 克，水煎服。

2. **食积**：山楂、白术各 120 克，神曲 60 克，研末，蒸饼后为丸，每次 20~30 克，白开水送服。

3. **食肉不消**：山楂肉 120 克，水煮食之，并饮汁。

4. **食滞腹痛**：山楂煎汤饮。

5. **高血压、冠心病**：生山楂、葛根、菊花各 15 克，水煎服。

《本草纲目》记载：志曰，俗传潘州郭使君疗小儿多是独用此物，后医家因号为使君子也。

使君子

来源

使君子科植物使君子 *Quisqualis indica* Linn. 的干燥成熟果实。

形态特征

落叶攀缘状藤本，幼株被锈色毛。叶对生，长椭圆形至椭圆状披针形，两面有黄褐色短柔毛，宿存叶柄基部呈刺状。伞房状穗状花序顶生；萼筒细管状；花瓣 5，白色后变红色，气味芳香。果实橄榄核状，黑褐色，有 5 棱，革质。花期 5~9 月，果期 6~10 月。

生境分布

生于山坡、平地、路边等向阳灌丛中，或栽培。分布于四川、重庆、广东、广西、海南、云南、福建等地。

采收加工

秋季果皮变紫黑时采收，晒干，去壳，取种仁。无臭，味甜。药材以干燥、果实个大、仁饱满、不泛油、子叶黄白色者为佳。生用或炒香用。

功效主治

甘，温。①驱虫：治蛔虫病、蛲虫病、滴虫阴道炎。②消积健脾：治小儿疳积。

用量用法

10~15 克，水煎服；6~9 克，炒香嚼服；小儿每岁每日 1~1.5 粒，总量不超过 20 粒。空腹服，每日 1 次，连用 3 日。不宜大量服用，大量服用可致呃逆、眩晕、呕吐、腹泻等反应；忌茶，若与热茶同服，亦能引起呃逆、腹泻。

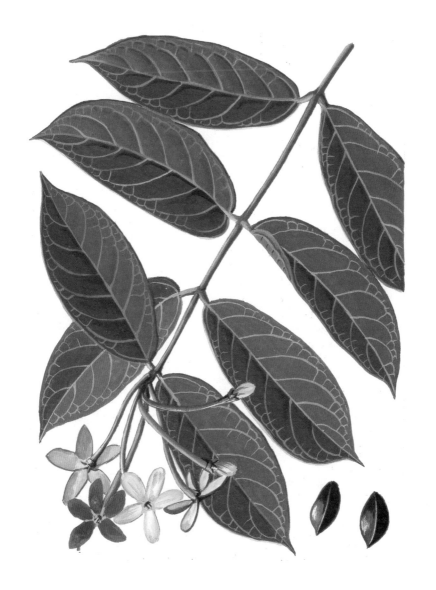

使君子

验方集萃

1. **蛔虫病**：使君子 15 克，炒香嚼服或研末服。

2. **蛲虫病、滴虫阴道炎**：使君子、百部各 10 克，水煎服。

3. **小儿疳积**：炒使君子每岁 1 粒，嚼服；另取槟榔 5 克，神曲 8 克，麦芽 10 克，水煎服。

4. **龋齿牙痛**：使君子适量煎汤，频漱口。

5. **胆道蛔虫、腹痛**：使君子 7~10 粒，研粉，乌梅、川椒各 3 克，水煎送服，每日 2~3 次。

《食疗本草》记载：槟榔，多食发热，南人生食。闽中名橄榄子。所来北者，煮熟，熏干将来。

槟榔

 来源

棕榈科植物槟榔 *Areca catechu* L. 的干燥成熟种子。

形态特征

乔木，高 10~18 米。不分枝，叶脱落后形成明显的环纹。叶在顶端丛生；羽状复叶，光滑，叶轴三棱形；小叶片披针状线形或线形，基部较狭，顶端小叶愈合，有不规则分裂。花序着生于最下 1 叶的叶基部，有佛焰苞状大苞片；花单性，雌雄同株。坚果卵圆形或长圆形，花萼和花瓣宿存，熟时红色。花、果期 3~4 月。

生境分布

多为栽培。主产于海南、福建、云南、广西、台湾等地。

采收加工

春末至秋初采收成熟果实，用水煮后，干燥，剥去果皮，取出种子，晒干。气微，味涩、微苦。药材以个大、质坚、体重、断面色鲜艳者为佳。切片或捣碎用。

功效主治

苦、辛，温。①驱虫：治绦虫病、钩虫病、蛔虫病、蛲虫病、姜片虫病等。②行气消积导滞：治食积腹胀、便秘腹痛，湿热泻痢里急后重。③利水消肿：治水肿、二便不通、脚气肿痛。④截疟：治疟疾寒热。外用治小儿头疮等。

用量用法

6~15 克，捣碎水煎服，驱虫单用至 60~120 克。便溏、脱肛、子宫脱垂、胃下垂等患者忌用。

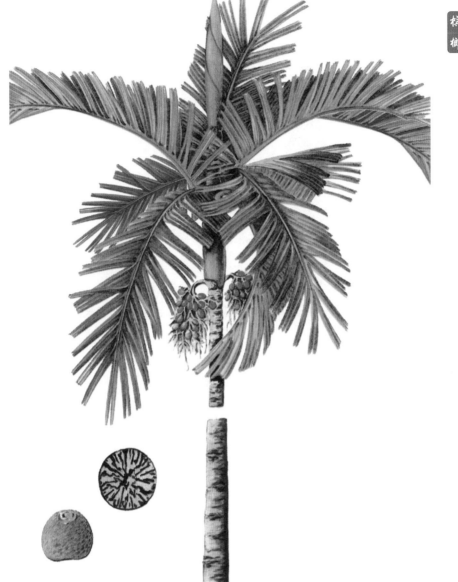

验方集萃

1. **食积腹胀**：槟榔 1~2 粒，嚼食。

2. **便秘腹痛、泻痢后重、泻而不爽**：槟榔 10 克，生大黄 8 克，木香 6 克，水煎服。

3. **水肿（二便不通、腹胀）**：槟榔、泽泻各 15 克，大黄 8 克，木通 6 克，水煎服。

4. **肠道寄生虫**：炮槟榔 15 克，研末，葱蜜煎汤调服 3 克。

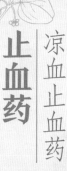

本草说

大蓟

来源

菊科植物蓟 *Cirsium japonicum* DC. 的干燥地上部分。

形态特征

多年生草本。根簇生，长纺锤形或长圆锥形，肉质，表面棕褐色。茎直立，被稠密或稀疏的白色丝状毛。茎生叶，叶片倒披针形或倒卵状披针形，羽状深裂，边缘有齿，齿端具长针刺。头状花序顶生，集成圆锥状，花两性，紫色或紫红色。瘦果压扁，偏斜楔状倒披针状，顶端斜截形。瘦果长椭圆形。花期 5~8 月，果期 6~8 月。

生境分布

生于荒山、路旁。分布于全国大部分地区。

采收加工

夏、秋二季割取地上部分，除去杂质，鲜用或晒干。气微，味淡。药材以色灰绿、叶多者为佳。生用或炒炭用。

功效主治

苦、甘，凉。①凉血止血：治血热出血。②散瘀解毒消痈：治疗疮肿毒、肺痈、疥癣恶疮。③清肝降压：治肝炎、高血压。

用量用法

10~15 克，水煎服；鲜品加倍。外用适量。

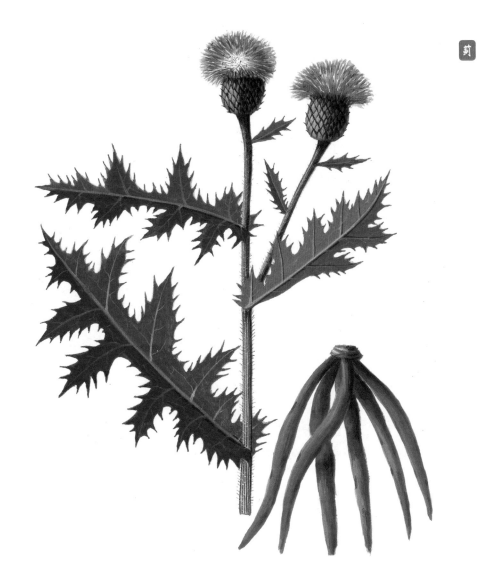

验方集萃

1. 吐血、咯血色鲜红：鲜大蓟 30 克，捣汁饮；或大蓟 15 克，玄参、生地黄各 20 克，水煎服。

2. 疮痈、烧烫伤：大蓟、生地榆、金银花各 15 克，水煎服；鲜大蓟、蒲公英各 30 克，捣敷。

3. 肺脓肿初起：大蓟、鱼腥草各 15 克，黄芩 10 克，芦根 30 克，水煎服。

4. 急性黄疸性肝炎：大蓟、茵陈各 15 克，水煎服。

5. 高血压：大蓟、菊花各 15 克，水煎代茶。

《本草纲目》记载：恭曰，大、小蓟皆能破血。但大蓟兼疗痈肿，而小蓟专主血，不能消肿也。

小蓟

来源

菊科植物刺儿菜 *Cirsium setosum* (Willd.) MB. 的干燥地上部分。

形态特征

多年生草本，高 20~50 厘米。根茎长；茎直立，幼茎被白色蛛丝状毛。叶互生，叶片椭圆形或矩圆状披针形，全缘或羽状浅裂，边缘有不等长的针刺，两面均有疏或密的白色蛛丝状毛。雌雄异株，头状花序顶生；总苞钟状；舌状花冠，紫红色。瘦果椭圆形或长卵形，具纵棱，冠毛羽状。花期 5~7 月，果期 8~9 月。

生境分布

生于田间、荒山、路边。几乎遍布全国。

采收加工

夏、秋二季采收，除去杂质，鲜用或晒干。气微，味微苦。药材以黄绿茎微带紫棕色、叶多、无杂质者为佳。生用或炒炭用。

功效主治

苦、甘，凉。①凉血止血：治血热出血。②解毒散瘀消痈：治热毒痈肿、黄水疮、癣疮作痒。③清利湿热：治黄疸、肾炎、高血压。

用量用法

10~15 克，水煎服；鲜用加倍。外用适量。

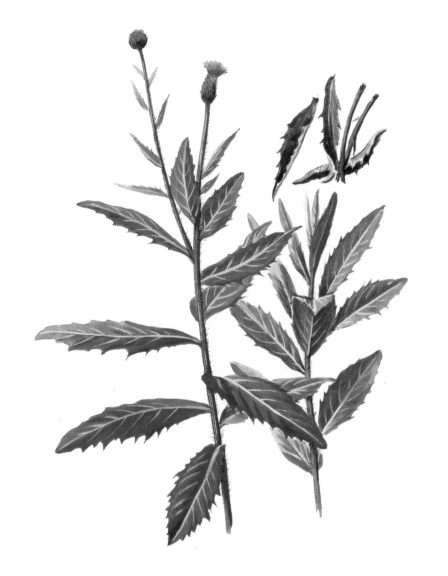

验方集萃

1. 尿血，小便淋沥涩痛：小蓟、滑石、淡竹叶各15克，海金沙、白茅根各12克，水煎服。

2. 高血压：小蓟、夏枯草各15克，水煎服。

3. 热毒疮痈：鲜小蓟60克，捣烂外敷。

4. 肾炎水肿、血尿：小蓟、蒲黄、淡竹叶各15克，生地黄12克，山栀子10克，水煎服。

5. 病毒性肝炎：小蓟、金钱草各30克，煎汤代茶。

《本草图经》记载：叶似榆少狭、细长，作锯齿状，青色。七月开花如椹子，紫黑色。根外黑里红，似柳根。

地榆

来源

蔷薇科植物地榆 *Sanguisorba officinalis* L. 或长叶地榆 *Sanguisorba officinalis* L. var. *longifolia* (Bert.) Yü et Li 的干燥根。

形态特征

地榆：多年生草本，全株无毛。根茎粗，木质化，生有多数纺锤形根，红褐色，断面暗红色。羽状复叶，基生叶有长柄，茎生叶互生；托叶镰状；小叶 7~19 片，椭圆形，边缘有圆而锐的锯齿。穗状花序顶生，直立，圆柱形；花小而密集，花被 4 裂，花瓣状，紫红色。瘦果包藏在宿存萼筒内，外面有 4 棱。花期 7~10 月，果期 10~11 月。

生境分布

生于草地、山坡、灌丛及田边。除广东、广西外，分布于全国大部分地区。

采收加工

春、秋二季采挖，晒干，切片。气微，味微苦涩。药材均以条粗、质坚、断面粉红色者为佳。生用或炒炭用。

功效主治

苦、酸，微寒。①凉血止血：治便血、痔血、血痢、崩漏。②解毒敛疮：治痈肿、白带异常、湿疹。

用量用法

10~15 克，水煎服。生用解毒，炒炭止血。外用适量。大面积烧烫伤者不宜多用、久用。

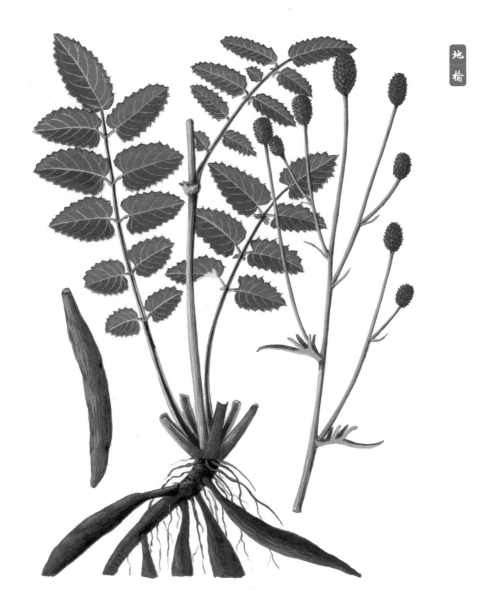

验方集萃

1. **便血、痔血**：地榆炭、槐角各15克，黄芩、防风各10克，水煎服。

2. **烧烫伤**：地榆炭、大黄、黄柏各30克，煅石膏60克，冰片10克，研末，茶油调敷，每日1次。

3. **痈肿初起**：生地榆、紫花地丁各30克，三七10克，研末，麻油调敷。

4. **白带异常**：生地榆、鸭跖草、大蓟、车前草各15克，水煎服。

5. **湿疹**：地榆60克，煎汤洗。

《梁书》言：庾肩吾常服槐实，年七十余，发鬓皆黑，目看细字，亦其验也。

槐花

来源 豆科植物槐 *Sophora japonica* L. 的干燥花及花蕾。

形态特征

落叶乔木，高 15~25 米，树冠圆形。树皮棕灰色。叶多而密，单数羽状复叶互生，小叶 9~15 片；叶轴有毛，基部膨大；叶片卵状长圆形，全缘，下面灰白色，疏生短柔毛。圆锥花序顶生；萼钟状，先端 5 浅裂；蝶形花冠乳白色或略带黄色，旗瓣阔心形，有短爪和紫脉。荚果肉质，无毛，串珠状。种子肾形。花期 7~8 月，果期 10~11 月。

生境分布

生于山坡原野。全国各地均有栽培。

采收加工

夏季花开放或花蕾形成时采摘，及时干燥，去除枝梗及杂质，前者习称"槐花"，后者习称"槐米"。气微，味微苦。药材以粒大、紧实、色黄绿者为佳。生用或炒炭用。干燥成熟果实亦入药，称"槐角"，亦称"槐实"。

功效主治

苦，微寒。①凉血止血：治痔血、便血、吐血、衄血。②清肝泻火：治肝火上炎头痛目赤、高血压。

用量用法

10~15 克，水煎服。止血炒炭用，泻火生用。孕妇忌用槐角。

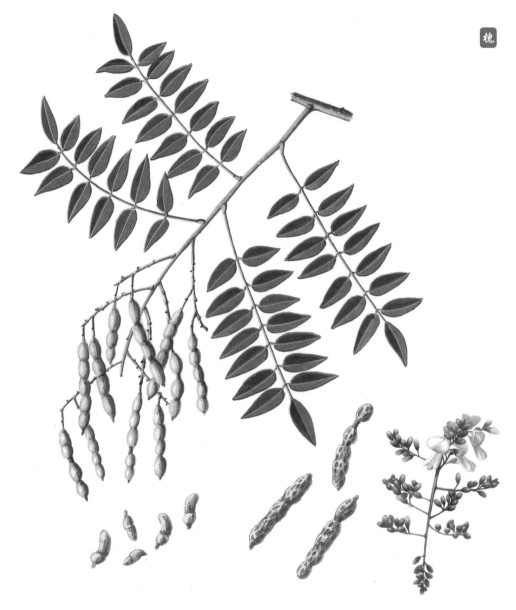

验方集萃

1. 便血、痔血：槐花炭、地榆炭各 15 克，侧柏叶、枳壳各 10 克，水煎服。

2. 痢疾下痢脓血：槐花、白芍各 15 克，黄连、地榆各 10 克，水煎服。

3. 咯血、吐血：槐花、仙鹤草、白及各 12 克，水煎服。

4. 目赤肿痛、便秘：槐角、决明子、夏枯草各 15 克，水煎服。

5. 高血压头晕面赤：槐花、菊花各 15 克，水煎代茶。

侧柏叶

来源 柏科植物侧柏 *Platycladus orientalis* (L.) Franco 的干燥枝梢和叶。

形态特征

常绿乔木。树皮薄，淡灰褐色或深灰色，常裂为条状；分枝较密，小枝扁平，排成 1 个平面。叶鳞形，交互对生，正面 1 对扁平，有腺点，侧面 1 对龙骨状，盖在正面基部两侧。雌雄异株，球花单生于上年短枝顶端。球果有种鳞 4 对，卵状椭圆形，中部种鳞各有 1~2 粒种子。种子长卵形。

生境分布

全国各地均有栽培。

采收加工

多于夏、秋二季采收嫩枝叶，阴干，切段。气清香，味苦涩、微辛。药材以枝嫩、青绿色、无碎末者为佳。生用或炒炭用。

功效主治

苦、涩，微寒。①凉血止血：治血热出血。②止咳化痰：治肺热咳嗽咳痰。③清热消肿：治疗疮肿痛、鹅掌风、癣疮、烫伤、跌打损伤。④生发乌发：治血热脱发、须发早白。

用量用法

10~15 克，水煎服。止血炒炭用，止咳、清热生用。外用适量。

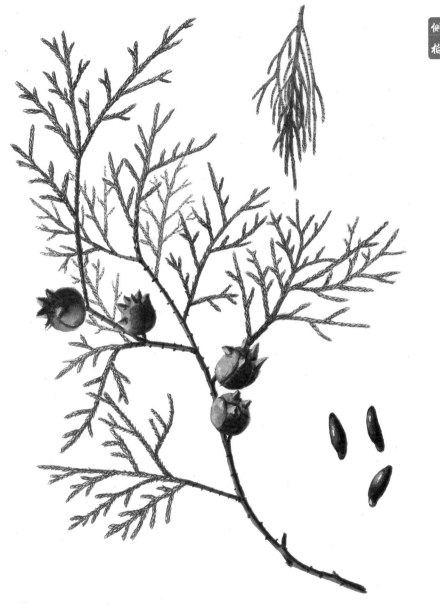

验方集萃

1. 胃及十二指肠溃疡出血：侧柏叶炭 15 克，白及 10 克，研末冲服。

2. 慢性支气管炎及百日咳：侧柏叶、黄芩各 10 克，桔梗、前胡各 8 克，水煎服。

3. 疔疮肿毒、缠腰火丹：侧柏叶、大黄、黄柏、赤芍各 15 克，研末，茶油调敷。

4. 血热脱发：侧柏叶适量，研细末，桐油调敷脱发处。

《本草纲目》记载：白茅根甘，能除伏热，利小便，故能止诸血、哕逆、喘急、消渴，治黄疸、水肿乃良物也。

白茅根

来源 禾本科植物白茅 *Imperata cylindrica* Beauv. var. *major* (Nees) C. E. Hubb. 的干燥根茎。

形态特征

多年生草本。根茎白色，节部生有鳞皮。秆直立，丛生，节上有细柔毛。单叶互生，叶线形或条状披针形；叶鞘褐色，具短叶舌。圆锥花序紧缩成穗状，长 5~20 厘米，小穗披针形，每小穗具花 1 朵，基部被白色丝状柔毛。颖果暗褐色，成熟果序被白色长柔毛。花期 5~6 月，果期 6~7 月。

生境分布

生于低山带平原河岸草地、沙质草甸、荒漠与海滨。全国各地均有分布。

采收加工

春、秋二季采挖，除去须根及膜质叶鞘，洗净，捆成小把，鲜用或晒干。气微，味微甜。药材以条粗、色白、味甜者为佳。生用或炒炭用。

功效主治

甘，寒。①凉血止血：治血热咯血、吐血、衄血、尿血。②清热利尿：治热病烦渴、湿热黄疸、热淋涩痛、肾炎水肿尿少。

用量用法

15~30 克，水煎服；鲜品加倍。止血炒炭用。

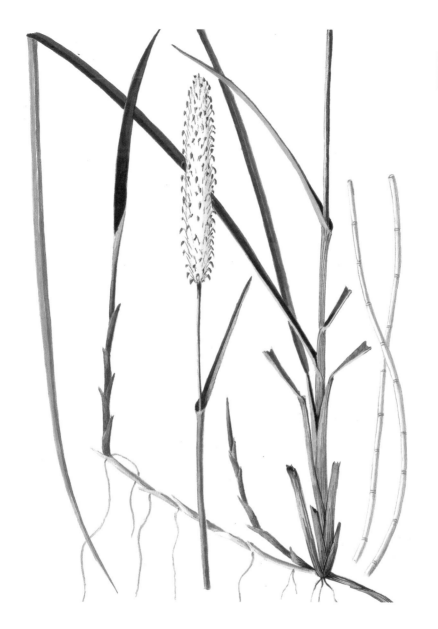

验方集萃

1. **尿血**：鲜白茅根、石韦、小蓟各 30 克，水煎服。

2. **吐血、鼻出血**：白茅根 30 克，水煎服。

3. **咯血或痰中带血**：白茅根、栀子各 15 克，白及粉 3 克（冲服），水煎服。

4. **黄疸、小便短赤**：白茅根、茵陈、车前子各 15 克，水煎服。

5. **胃热呕吐、呃逆**：白茅根、竹茹各 15 克，黄连 3 克，水煎少量频服。

三七

来源 五加科植物三七 *Panax notoginseng* (Burk.) F. H. Chen 的干燥根。

形态特征

多年生草本。主根倒圆锥形或短纺锤形，表面棕黄色或暗褐色，肉质，有瘤状突的分枝或多数小根。根茎短；茎单一，直立，不分枝。掌状复叶轮生于茎上，小叶 3~7。伞形花序单生，有花 80~100 朵或更多，黄绿色。浆果状核果，扁球形，熟时鲜红色。花期 6~8 月，果期 8~10 月。

生境分布

生于山坡丛林，或栽培于高山坡。分布于广西、云南、四川、西藏、湖南等地。

采收加工

秋季花开前采挖，去须根，洗净，晒干。气微，味苦回甜。药材以个大、体重、质坚、表面光滑、断面色灰绿或黄、"铜皮铁骨"者为佳。生用或研粉用。

功效主治

甘、微苦，温。①散瘀止血：治各种内外出血。②消肿定痛：治跌打损伤、瘀血肿痛、胸腹诸痛。③补虚强壮：治虚损劳伤。

用量用法

1.5~3 克，研末服；3~10 克，水煎服。外用适量，研末外掺或调敷。孕妇忌用。

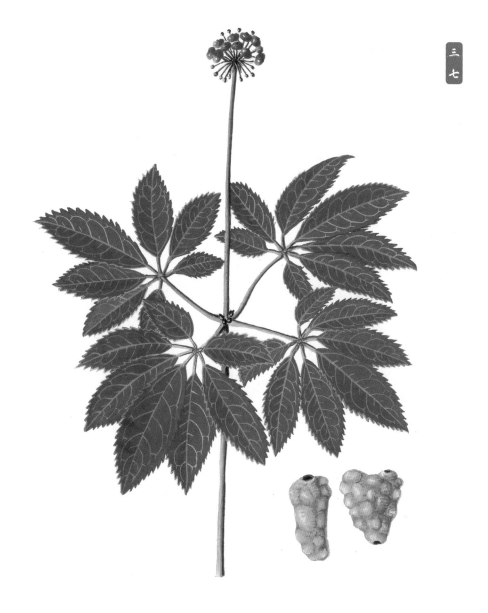

验方集萃

1. **内伤出血**：三七3克，研末服。

2. **跌打损伤、瘀血肿痛**：三七粉适量，白酒调敷；或三七3克，乳香、没药各10克，研末红酒冲服。

3. **吐血、衄血**：三七3克，研末，米汤送服。

4. **胃脘疼痛**：三七、肉桂各3克，延胡索9克，研末，开水送服。

5. **虚损劳伤**：三七10克，母鸡或猪肉炖服。

茜草

茜草科植物茜草 *Rubia cordifolia* L. 的干燥根及根茎。

《本草纲目》记载：茜根赤色而气温，味微酸而带咸。色赤入营，气温行滞，味酸入肝而咸走血，手足厥阴血分之药也，专于行血活血。

形态特征

多年生攀缘草本。根细长，圆柱形，数条至数十条丛生，外皮紫红色或橙红色。茎四棱形，中空，棱上生有倒钩刺。叶 4 片轮生，卵状心形或三角状卵形，全缘，下面中脉及叶柄均有倒刺。花小，淡黄白色，聚伞花序腋生或顶生。浆果肉质，球形。花期 6~9 月，果期 8~10 月。

生境分布

生于林边、溪旁、山坡、灌丛、草丛等阴湿处。全国各地均有分布。

采收加工

春、秋二季采挖，除去茎叶，洗净，晒干。气微，味微苦。药材以条粗长、外皮红棕色、断面黄棕色者为佳。生用或炒用。

功效主治

苦，寒。①凉血化瘀止血：治血瘀血热出血。②通经活络：治血瘀闭经、痛经、跌仆损伤。此外，亦治疮痈初起、老年慢性支气管炎、肠炎。

用量用法

10~15 克，水煎服。止血炒炭用，活血生用。外用适量。

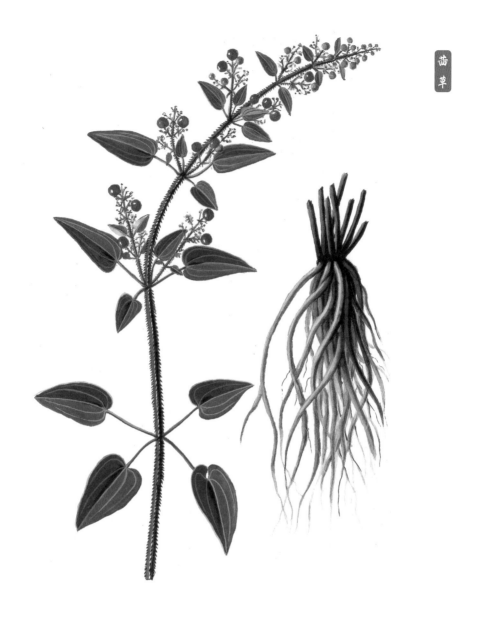

验方集萃

1. 吐血、衄血、呕血（血色鲜红有瘀块）：茜草、生地黄各15克，大蓟10克，水煎服。

2. 月经过多有血块：茜草、乌贼骨各15克，艾叶炭10克，水煎服。

3. 月经不调：茜草30克，黄酒煎，空腹服用。

4. 闭经、痛经：茜草、香附各12克，当归、川芎各10克，水煎服。

5. 风湿筋脉拘挛疼痛：茜草、地龙、鸡血藤各15克，水煎服。

蒲黄

来源

香蒲科植物水烛香蒲 *Typha angustifolia* L.、东方香蒲 *Typha orientalis* Presl. 或其同属植物的干燥花粉。

《本草纲目》记载：蒲黄，手足厥阴血分药也，故能治血治痛。生则能行，熟则能止。

形态特征

水烛香蒲：多年生，水生或沼生草本，高 0.5~3 米。根茎乳黄色、灰黄色，先端白色；地上茎直立，粗壮。叶丛生，狭条形；叶鞘抱茎。穗状花序圆柱形，顶生，形如蜡烛；雄花序生于上部，花粉黄色，花粉粒单一；雌花序在下部，两者不连接。小坚果长椭圆形，具褐色斑点，纵裂。种子深褐色。花期 6~7 月，果期 7~8 月。

生境分布

生于水边、池沼或浅沼泽中。全国各地均有分布。

采收加工

夏季花刚开放时，剪下蒲棒上部黄色雄花序，晒干，碾碎，筛出花粉。气微，味淡。药材以粉干、色鲜黄、质轻、粉细、滑腻感强、纯净、无杂质者为佳。生用或炒用。

功效主治

甘，平。①化瘀止血：治各种内外出血证、瘀滞痛证。②利尿通淋：治血淋。③降血脂：治高脂血症。

用量用法

3~10 克，布包水煎服。止血炒用，活血生用。外用适量。孕妇忌用。

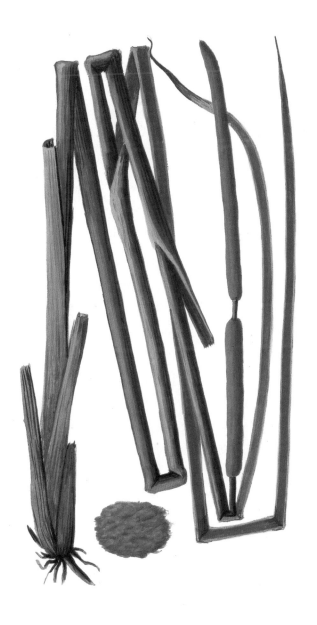

验方集萃

1. **吐血、咯血**：蒲黄 10 克，水煎，阿胶 15 克，烊化冲服。

2. **尿血、血淋**：蒲黄、小蓟各 10 克，白茅根、石韦各 15 克，水煎服。

3. **寒凝痛经**：蒲黄 8 克，荜茇 6 克，艾叶 10 克，水煎服。

4. **闭经、痛经**：蒲黄、香附各 10 克，当归、川芎各 12 克，水煎服。

5. **高脂血症**：蒲黄、泽泻、山楂各 10 克，水煎服。

本草说

《本草汇言》记载：白及，敛气、渗痰、止血、消痈之药也。

白及

来源 兰科植物白及 *Bletilla striata* (Thunb.) Reichb. f. 的干燥块茎。

形态特征

多年生草本。地下茎三角状扁球形或呈不规则菱形，肉质，黄白色。叶 4~5 片，狭长圆形或宽披针形，基部下延成长鞘状，抱茎。总状花序顶生，有花 3~8 朵；花大，紫色或淡紫红色。蒴果圆柱形，有 6 条纵棱。花期 4~5 月，果期 7~9 月。

生境分布

生于高山坡地、山谷潮湿处及沟旁草丛中。分布于四川、重庆、湖南、贵州、湖北、安徽、河南、浙江、福建、陕西等地。

采收加工

夏、秋二季采挖，除去残茎及须根，置沸水中煮或蒸至内无白心，撞去外表，晒干。无臭，味苦，嚼之有黏性。药材以根茎肥厚、色白、半透明、个大坚实者为佳。生用。

功效主治

苦、甘、涩，寒。①收敛止血：治咯血、胃及十二指肠溃疡出血、外伤出血。②消肿生肌：治痈肿疮毒、烧烫伤、手足皲裂、肛裂。

用量用法

3~10 克，水煎服；2~5 克，研末服。外用适量。不宜与乌头类中药（如川乌、草乌、附子等）同用。

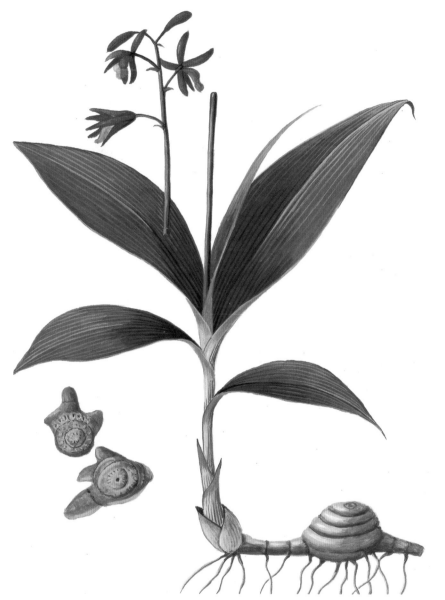

验方集萃

1. **肺结核咯血**：白及、百部各10克，水煎，阿胶15克，烊化冲服。

2. **上消化道出血**：白及粉、生大黄粉各9克，温开水调服。

3. **外伤出血**：白及粉15克，外敷伤口；或白及粉、煅石膏末各等量，外敷。

4. **口舌生疮**：白及粉10克，维生素C 30片，研粉，取适量撒疮面。

5. **疮疡久溃不敛**：白及、黄连、五倍子各10克，研末外敷。

仙鹤草

蔷薇科植物龙芽草 *Agrimonia pilosa* Ledeb. 的干燥全草。

形态特征

多年生草本。根茎褐色，横走；秋季地上部分枯萎后根茎先端常生1或数个冬芽，白色，圆锥形；茎直立，被疏柔毛及腺毛。叶互生，奇数羽状复叶，小叶大小不等，有锯齿。总状花序顶生，花黄色；萼筒于果熟时增厚，下垂，顶端有1圈钩状刺毛。瘦果倒圆锥形。花、果期5~12月。

生境分布

生于山野、路旁及旷地。分布于全国大部分地区。

采收加工

夏、秋二季采割茎叶，洗净，晒干。气微，味微苦。药材以梗紫红色、叶青绿色、多而完整、无杂质者为佳。鲜用或生用。

功效主治

苦、涩，平。①收敛止血：治鼻出血、咯血、崩漏等。②消积止泻止痢：治积滞泄泻、血痢、久痢、小儿疳积。③杀虫止痒：治滴虫阴道炎。④解毒消肿：治疮疖肿痛、癌肿。⑤补虚强壮：治脱力劳伤等。

用量用法

10~15克，大剂量可用30~60克，水煎服。外用适量。

《滇南本草》记载：调治妇人月经，或前或后，红崩白带，面寒背寒，腰痛，发热气胀，赤白痢疾。

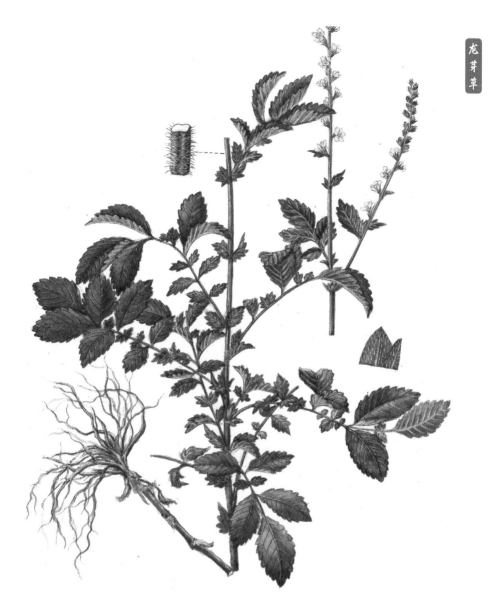

验方集萃

1. **上消化道出血**: 仙鹤草 15 克, 侧柏叶炭、白及、大黄各 10 克, 研末, 水煎调服。

2. **口腔炎、口腔溃疡**: 仙鹤草带根 30 克, 水煎漱口后内服。

3. **支气管炎咳喘**: 仙鹤草 30 克, 大枣 10 枚, 水煎服。

4. **脱力劳伤、神疲乏力或全血细胞减少、盗汗**: 仙鹤草 60 克, 水煎 2 次, 取煎液炖猪瘦肉适量, 大枣 10 枚, 10 日为 1 个疗程。

5. **痢疾、泄泻**: 仙鹤草 30 克, 水煎服。

紫珠叶

来源 马鞭草科植物紫珠 *Callicarpa bodinieri* Lévl. 或杜虹花 *Callicarpa formosana* Rolfe 的干燥叶。

形态特征

紫珠：灌木，高约 2 米，小枝、叶柄和花序均被粗糠状星状毛。叶片卵状长椭圆形至椭圆形，边缘有细锯齿，表面干后暗棕褐色，有短柔毛，背面灰棕色，密被星状柔毛，两面密生暗红色或红色细粒状腺点。聚伞花序 4~5 次分歧，花冠紫色，被星状柔毛和暗红色腺点。果实球形，熟时紫色。花期 6~7 月，果期 8~11 月。

生境分布

生于路旁、山坡及溪边灌丛中。分布于西南、华东、华中各省区。

采收加工

夏、秋二季枝叶茂盛时采收，晒干。气微，味微苦涩。药材以完整、灰绿色、密被黄褐色星状毛者为佳。鲜用或生用。

功效主治

苦、涩，凉。①止血生肌：治各种内外出血证。②解毒消肿：治烧烫伤、热毒疮疡、扭伤肿痛、流行性感冒。

用量用法

10~15 克，水煎服；1.5~3 克，研末服。外用适量。

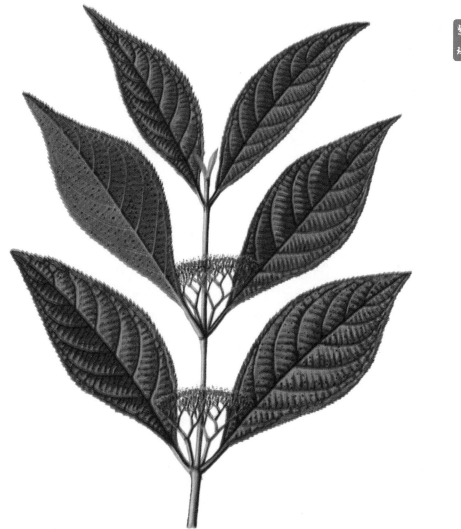

验方集萃

1. 胃及十二指肠溃疡出血：紫珠叶 3 克，白及 10 克，生大黄 8 克，共研细末，温开水调服。

2. 咯血：紫珠叶、仙鹤草、棕榈炭各 12 克，水煎服。

3. 外伤出血：紫珠叶、白及各 15 克，研末外敷。

4. 跌打肿痛：鲜紫珠叶 60 克，捣烂，加温酒调敷。

5. 烧烫伤：紫珠叶、地榆各 30 克，研末，茶油调涂。

棕榈

来源 棕榈科植物棕榈 *Trachycarpus fortunei* (Hook. f.) H. Wendl. 的干燥叶柄。

形态特征

乔木状，高 3~10 米或更高。树干圆柱形，被不易脱落的老叶柄基部和密集的网状纤维。叶片呈 3/4 圆形或者近圆形，深裂成 30~50 片具皱褶的线状剑形裂片，裂片先端具短 2 裂或 2 齿；叶柄两侧具细圆齿，顶端有明显的戟突。花序粗壮，多次分枝；雄花黄绿色，卵球形，钝三棱，花瓣阔卵形；雌花淡绿色，花瓣卵状近圆形。果实阔肾形，有脐，成熟时由黄色变为淡蓝色，有白粉。种子角质，胚侧生。花期 4 月，果期 12 月。

生境分布

生于山谷丛林中，或栽培。分布于长江以南各地。

采收加工

采棕时割下旧叶柄下延部分及鞘片，除去纤维状棕毛。气微，味淡。药材以陈久者为佳。炒炭用，称为"棕榈炭"。

功效主治

苦、涩，平。收敛止血：治妇科多种原因引起的出血、衄血、便血。

用量用法

3~10 克，水煎服；1~1.5 克，研末服。外用适量。

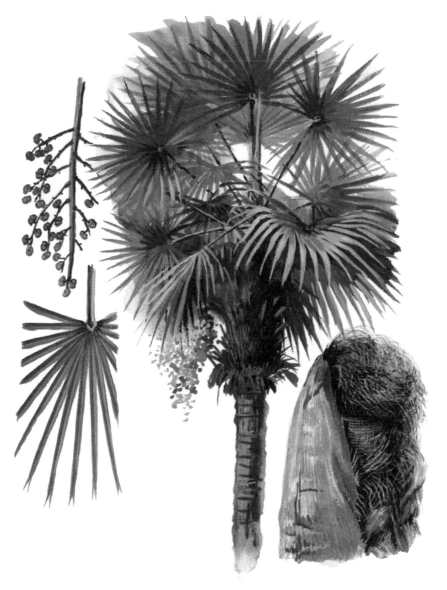

验方集萃

1. 月经过多：棕榈炭、荆芥炭各 10 克，柴胡、香附各 8 克，水煎服。

2. 久泄久痢：棕榈炭、乌梅炭各 10 克，肉豆蔻、吴茱萸各 6 克，水煎服。

3. 衄血：棕榈炭 10 克，研末，棉球蘸粉塞鼻。

4. 痔漏便血日久不愈：棕榈炭、地榆炭、炮姜炭各 10 克，研末服。

藕节

来源

睡莲科植物莲 *Nelumbo nucifera* Gaertn. 的干燥根茎节部。

形态特征

多年生水生草本。根茎肥厚横走，外皮黄白色，节部缢缩，生有鳞叶与不定根，节间膨大，内白色，中空而有许多条纵行的管。叶片圆盾形，高出水面，全缘，稍呈波状，上面暗绿色，光滑，具白粉，下面淡绿色；叶柄圆柱形，盾状着生，中空，表面散生刺毛。花大，单一，顶生；果期时花托逐渐增大，内呈海绵状，俗称"莲蓬"。坚果椭圆形或卵形，内有种子 1 枚。花期 7~8 月，果期 9~10 月。

生境分布

栽培于湖沼、水田或池塘中。全国各地多有栽培。

采收加工

秋、冬二季挖藕时，切下节部，洗净，晒干。气微，味微甘、涩。药材以节部黑褐色、两头白色、干燥、无须根和泥土者为佳。生用或炒炭用。

功效主治

甘、涩，平。收敛止血：治各种出血证。

用量用法

10~30 克，水煎服，鲜品加倍，捣汁饮。

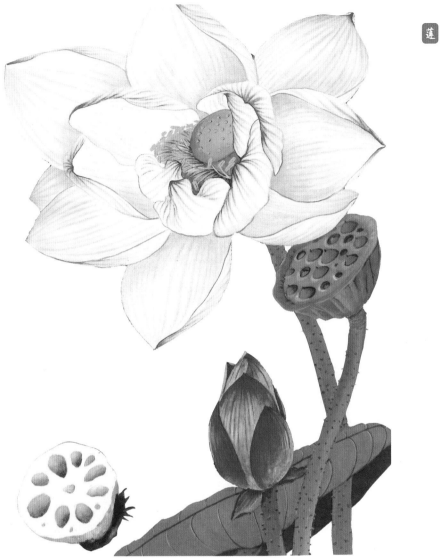

验方集萃

1. **吐血**：鲜藕节 60 克，捣汁饮；或藕节炭、棕榈炭各 10 克，研末，田七粉 5 克，温开水送服。

2. **鼻出血**：鲜藕节 60 克，捣汁饮，并外用滴鼻。

3. **鼻息肉**：藕节炭，乌梅炭各 10 克，白矾、冰片各 3 克，研末，取少许吹鼻中。

4. **便血、痔血经久不愈**：藕节 30 克，白果 10 克，水煎服。

5. **尿血**：藕节、小蓟各 15 克，滑石 20 克，通草 5 克，水煎代茶。

艾叶

来源

菊科植物艾 *Artemisia argyi* Lévl. et Vant 的干燥叶。

《本草纲目》记载：艾叶生则微苦太辛，熟则微辛太苦，生温熟热，纯阳也。

形态特征

多年生草本，全株密被白色茸毛。茎直立，上部多分枝。叶互生，3~5 深裂或羽状深裂，裂片椭圆形或椭圆状披针形，边缘有不规则的锯齿，上面被蛛丝状毛，有白色密或疏腺点，下面密生白色毡毛。头状花序钟形，花带紫红色，多数，边缘膜质。瘦果椭圆形，无毛。花期 7~10 月。

生境分布

生于林缘、荒地，或栽培。全国各地均有分布。

采收加工

夏季花未开时采摘，除去杂质，晒干。气清香，味苦。药材以色青、叶背灰白色、绒毛多、叶厚、质柔韧、香气浓郁者为佳。生用或炒炭用。捣绒是灸法的主要用料，制成艾条、艾饼。

功效主治

苦、辛，温。有小毒。①温经止血：治吐血、衄血、月经过多、崩漏。②散寒止痛：治脘腹冷痛、宫冷不孕、带下清稀。③安胎：治胎动不安、妊娠下血。外用止痒，治湿疹瘙痒。艾灸温运气血，可治虚寒性疾病。

用量用法

3~10 克，水煎服。止血炒炭用。外用适量。

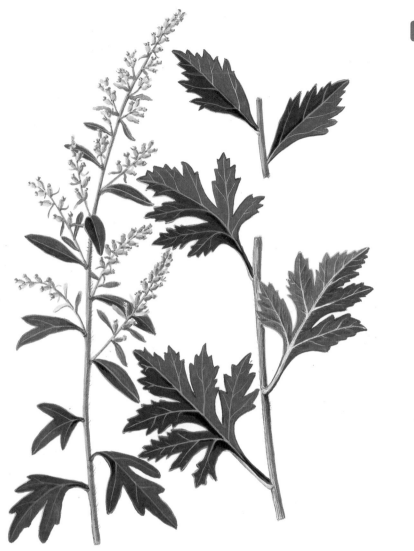

验方集萃

1. 月经过多、崩漏（色淡质稀）：艾叶炭、荆芥炭各 10 克，阿胶（烊化）、当归、熟地黄各 15 克，水煎服。

2. 少腹冷痛、带下清稀：艾叶、香附各 10 克，肉桂 6 克，水煎加红糖服。

3. 赤白痢：青蒿、艾叶、淡豆豉各 9 克，水煎服。

4. 淋雨脘腹冷痛：艾叶、干姜各 10 克，鸡蛋 2 个，红糖适量，水煎热服。

5. 胎漏、腰痛：艾叶、苎麻根各 10 克，桑寄生 15 克，阿胶（烊化）20 克，水煎服。

川芎

活血止痛药

来源 伞形科植物川芎 *Ligusticum chuanxiong* Hort. 的干燥根茎。

本草说

《本草纲目》记载：此药上行，专治头脑诸疾，故有芎䓖之名。以胡戎者为佳，故曰胡䓖。

形态特征

多年生草本，气味芳香。根茎为不规则结节状拳形团块，下端有多数须根；茎直立，中空，表面有纵沟，茎节逐渐膨大。羽状复叶互生，小叶 3~5 对。复伞形花序顶生，花白色。双悬果卵形。花期 7~8 月，果期 8~9 月。

生境分布

生于气候温和、雨量充沛的平原地区。四川、重庆、云南、贵州和华东、华北等地有栽培。

采收加工

夏季当茎上的节盘显著突出，并略带紫色时采挖。气浓香，味苦、辛。药材以根茎肥大、丰满沉重、外黄褐色、内有黄白菊花心者为佳。切片生用或酒炙。

功效主治

辛，温。①活血行气：治月经不调、痛经、闭经、产后腹痛、胸胁疼痛、跌打肿痛、疮疡脓成不溃。②祛风通络止痛：治头痛、风湿痹痛。

用量用法

3~10 克，水煎服。祛风止痛生用，活血酒炒。阴虚火旺及妇女妊娠、月经过多者禁服。

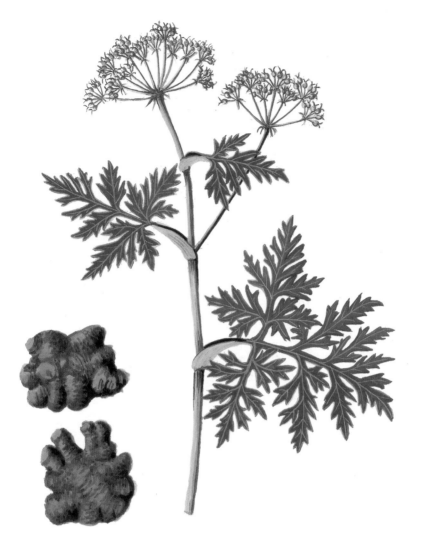

验方集萃

1. 月经不调、痛经（经色暗有血块）：川芎、桃仁各8克，当归、白芍各10克，水煎服。

2. 产后恶露不净、腹痛：川芎、当归各10克，炮姜、桃仁各5克，益母草15克，水煎服。

3. 胸胁、脘腹胀痛：川芎、柴胡、香附各10克，白芍、厚朴各12克，水煎服。

4. 冠心病心绞痛：川芎10克，丹参15克，桂枝8克，薤白12克，水煎服。

5. 头痛：川芎、僵蚕各10克，蔓荆子、天麻各12克，水煎服。

延胡索

来源

罂粟科植物延胡索 *Corydalis yanhusuo* W. T. Wang 的干燥块茎。

形态特征

多年生草本。块茎呈扁圆球状，外皮灰棕色，内面浅黄色；茎直立，纤细。基生叶与茎生叶同形，基生叶互生，有长柄；2回3出复叶，全裂，末回裂片披针形或长椭圆形，全缘。花序总状，花紫红色，苞片阔披针形；萼片小，早落。蒴果线形。花期4月，果期6~7月。

生境分布

生于山坡、丘陵草地中，或栽培。分布于浙江、江苏等地。

采收加工

夏初茎叶枯萎时采挖洗净，晒干，切厚片或捣碎。气微，味苦。药材以个大、饱满、质坚、色黄、内色黄亮者为佳。生用或醋炙用。

功效主治

辛、苦，温。活血散瘀、行气止痛：治胸胁脘腹疼痛、痛经、闭经、产后腹痛、头痛、跌打肿痛。

用量用法

3~10克，水煎服；或每次1~3克，研粉吞服。醋炙可增加有效成分的煎出，增强其止痛作用。

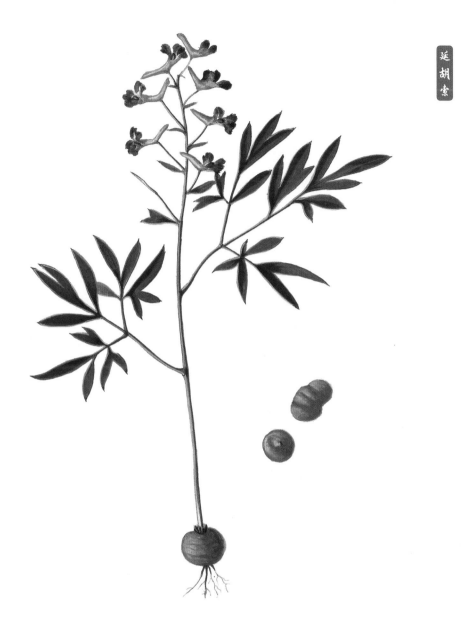

验方集萃

1. **胸闷胸痛**：延胡索、丹参、川芎各 10 克，瓜蒌、薤白各 15 克，水煎服。

2. **肋肋胀痛**：延胡索、川楝子各 30 克，研末服，每次 3 克，每日 3 次。

3. **痛经、产后腹痛**：延胡索、当归、川芎各 10 克，赤芍 9 克，水煎服。

4. **下痢腹痛**：延胡索 9 克，米汤送服。

5. **疝气疼痛**：延胡索、丁香、肉桂各 10 克，当归 12 克，荔枝核 15 克，水煎服。

郁金

来源　姜科植物温郁金 *Curcuma wenyujin* Y. H. Chen et C. Ling、姜黄 *Curcuma longa* L.、广西莪术 *Curcuma kwangsiensis* S. G. Lee et C. F. Liang、蓬莪术 *Curcuma phaeocaulis* Val. 的干燥块根。

形态特征

温郁金： 多年生草本。地下有肥大根茎，圆柱形或长卵形；侧根茎指状，内面黄色；根末端有块根，呈纺锤形，断面白色。叶基生，2 列，幼叶卷旋而出，外包 3~4 片鞘状鳞叶；叶片长圆形或宽卵形。穗状花序，单独由根茎抽出。花期 4~6 月。

生境分布

生于林下或栽培。分布于我国东南至西南各地。

采收加工

冬季茎叶枯萎后采挖洗净，晒干，切片或打碎。气微香，味微苦。药材以质坚实、外皮皱纹细、断面色黄者为佳。生用或醋炙用。

功效主治

辛、苦，寒。①活血止痛、行气解郁：治胸胁脘腹胀痛、经行腹痛。②清热凉血：治血热出血、倒经。③清心开窍：治热闭神昏、癫痫痰闭。④利胆退黄：治病毒性肝炎、胆囊炎、胆石症。

用量用法

5~12 克，水煎服，打碎；2~5 克，研末服。孕妇慎用，不宜与丁香同用。

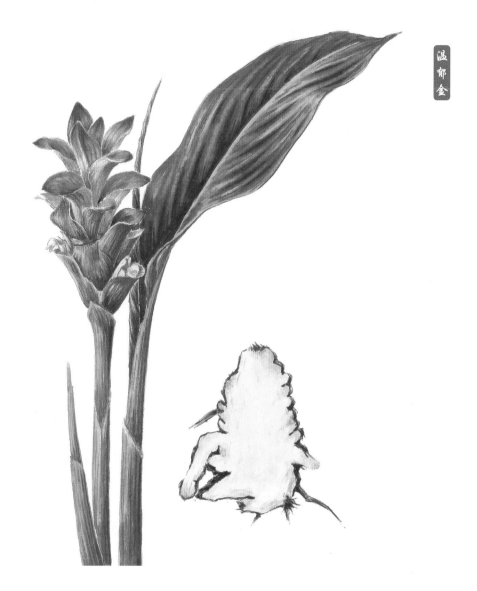

验方集萃

1. 胸闷胁痛、胃脘胀痛： 郁金、香附、柴胡、白芍各12克，甘草3克，水煎服。

2. 吐血、衄血、倒经（血色鲜红）： 郁金、牛膝、代赭石各12克，水煎凉服。

3. 肝炎、胆囊炎、胆石症等黄疸、胁痛： 郁金、海金沙、金钱草、鸡内金各12克，水煎代茶。

4. 产后心痛： 郁金烧灰存性，研末，每次6克，米醋适量，调服。

5. 妇人气逆，胁肋胀满： 郁金、木香、牡丹皮各等量，研细末，开水送服，每次9~12克。

姜黄

《新修本草》记载：主心腹结积，疰忤，下气，破血，除风热，消痈肿，功力烈于郁金。

来源 姜科植物姜黄 *Curcuma longa* L. 的干燥根茎。

形态特征

多年生草本。叶 2 列，长椭圆形，先端渐尖，基部渐狭成柄。花茎由叶鞘内抽出，穗状花序圆柱状；缨部苞片粉红色，下部的绿色，内含数花；花萼绿白色，具 3 钝齿；花冠漏斗状，喉部密生柔毛，裂片 3，上面 1 片较大，长圆形，略呈兜状；唇瓣长圆形，3 浅圆裂，黄色。蒴果膜质，球形。花期 8~11 月。

生境分布

生于山坡草地。主产于四川、福建等地。

采收加工

冬季茎叶枯萎时采挖净制，切厚片。气特异，味苦、辛。药材以圆柱形、外皮有皱纹、断面棕红色、质坚实者为佳。生用。

功效主治

辛、苦，温。①行气破瘀：治胸胁刺痛、闭经、痛经、癥瘕积聚、跌打肿痛。②通络止痛：治风湿臂痛、痈疽发背。③降血脂：治高脂血症。

用量用法

3~10 克，水煎服。外用适量。孕妇慎用。

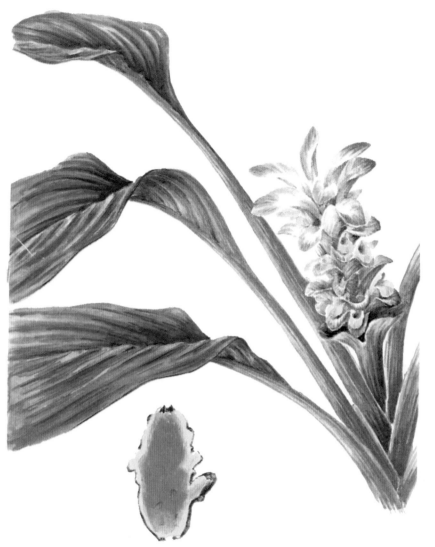

验方集萃

1. **胸腹疼痛**：姜黄、当归各10克，木香、乌药各6克，水煎服。

2. **胁肋刺痛**：姜黄、川楝子、延胡索各10克，水煎服。

3. **闭经痛经、产后腹痛**：姜黄、川芎、红花各10克，水煎服。

4. **跌打损伤**：姜黄、乳香、没药各10克，水煎加酒服。

5. **高脂血症**：姜黄、山楂各10克，水煎服。

活血调经药

本草说

《本草纲目》记载：五参五色配五脏……丹参入心曰赤参，其苦参则右肾命门之药也。

丹参

来源 唇形科植物丹参 *Salvia miltiorrhiza* Bge. 的干燥根及根茎。

形态特征

多年生草本，全株密被淡黄色柔毛及腺毛。根细长，圆柱形，外皮土红色。茎方形。单数羽状复叶，小叶对生，卵形或椭圆状卵形。轮伞花序，顶生或腋生假总状花序。花期 5~8 月，果期 8~9 月。

生境分布

生于林下、溪旁或山坡草地。分布于广东、广西、江西、浙江、湖南等地。

采收加工

春、秋二季采挖。气微，味微苦、涩。药材以条粗、内紫黑色、有菊花状白点者为佳。生用或酒炙用。

功效主治

苦，微寒。①祛瘀止痛：治胸腹刺痛、脘腹疼痛、风湿痹痛、中风、慢性肝炎、肝硬化。②活血通经：治月经不调、痛经、闭经、产后腹痛。③凉血消痈：治疮痈肿痛。④清心除烦：治热病烦躁神昏、病毒性心肌炎、慢性肺源性心脏病。

用量用法

水煎服，5~15 克。活血化瘀调经酒炙。孕妇慎用。不宜与藜芦配伍。

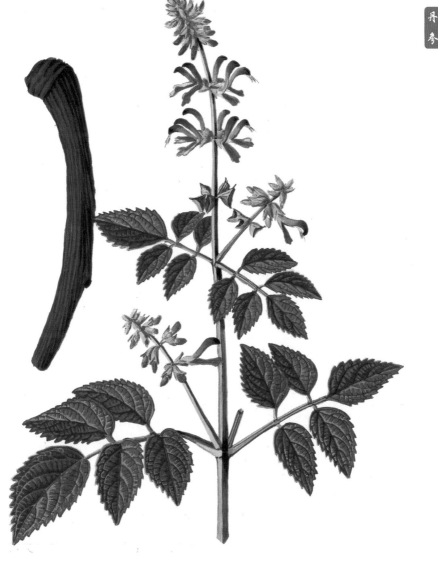

验方集萃

1. 冠心病心绞痛：丹参15克，赤芍、川芎、红花各9克，降香6克，水煎服；或丹参15克，三七6克，薤白10克，瓜蒌24克，水煎服。

2. 肝肿大：丹参15克，积雪草、叶下珠各24克，鸡内金10克，枳壳9克，水煎服。

3. 慢性肝炎、早期肝硬化：丹参15克，郁金、柴胡、鳖甲各12克，水煎服。

4. 疮痈肿痛：丹参、鸡血藤各15克，金银花、连翘各10克，水煎服。

5. 心悸失眠：丹参、麦冬各15克，五味子10克，水煎服。

红花

来源 菊科植物红花 *Carthamus tinctorius* L. 的干燥管状花。

《本草汇言》记载：红花，破血、行血、和血、调血之药也。

形态特征

一年生草本。茎直立。叶互生，长椭圆形，基部抱茎，边缘有不规则锐齿，齿端有刺，上部叶小，呈苞片状围绕头状花序。头状花序顶生，排成伞房状；总苞近球形，总苞片多列，边缘有尖刺；管状花，两性，初开时黄色，后变为橙红色至深红色。瘦果椭圆形。花期5月，果期6~7月。

生境分布

生于地势高、排水良好、土层深厚的沙质地带。原产于埃及，我国各地药圃有少量栽培。

采收加工

夏季开花，花色由黄转为鲜红时采摘，阴干或晒干。气清香，味微苦。药材以花片长、色鲜红、质柔软者为佳。生用。

功效主治

辛，温。①活血通经：治血瘀闭经、痛经、产后腹痛、癥瘕积聚、中风半身不遂。②祛瘀止痛：治跌打损伤、冠心病心绞痛、血栓闭塞性脉管炎。此外，还可治鸡眼、压疮、斑疹、丹毒、目赤肿痛。

用量用法

3~10克，水煎服。孕妇忌用。有出血倾向者不宜多用。少数病人可出现过敏反应。

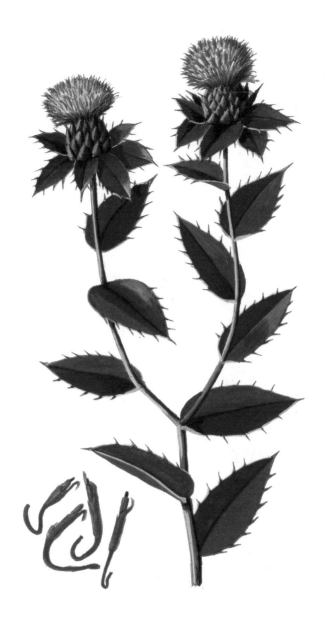

验方集萃

1. 痛经、闭经、产后腹痛：红花、桃仁各6克，当归、川芎、白芍各9克，熟地黄15克，水煎服。

2. 跌打损伤：红花6克，苏木10克，当归、赤芍各12克，水煎服；外用红花油。

3. 血栓闭塞性脉管炎：红花9克，丹参、当归各30克，水煎服。

4. 鸡眼：鲜红花、鲜地骨皮捣烂外敷。

5. 褥疮未溃：红花30克，浸于250毫升开水中7日，揉搓患处。

桃仁

来源

蔷薇科植物桃 *Prunus persica* (L.) Batsch 或山桃 *Prunus davidiana* (Carr.) Franch. 的干燥成熟种子。

形态特征

桃：落叶小乔木。叶互生，卵状披针形或长圆状披针形，叶缘有细齿；托叶线形。春季先叶开花，粉红色。核果，核坚木质，有网状凹纹。种子扁卵状心形，浅棕色。花期4月，果期7~9月。

生境分布

全国大部分地区有栽培。

采收加工

果实成熟时采集，收集果核，打碎，取出种子。气微，味微苦。药材以颗粒饱满、整齐、不破碎者为佳。生用、焯用或炒用。

功效主治

苦、甘，平。有小毒。①活血祛瘀：治血瘀闭经、痛经、癥瘕积聚、产后腹痛、恶露不下、痹痛、肺痈、肠痈、疮痈。②润肠通便：治肠燥便秘。

用量用法

5~10克，水煎服，打碎入煎。孕妇禁服，便溏者不宜使用；含苦杏仁苷，在体内可分解成氢氰酸，对延髓呼吸中枢具有麻痹作用，过量服用可致中毒。

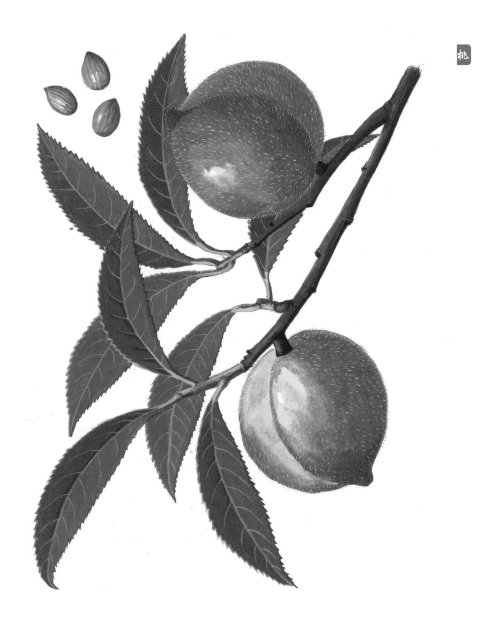

验方集萃

1. 血瘀闭经、痛经：桃仁、红花各9克，丹参15克，牛膝12克，水煎服。

2. 产后瘀阻腹痛：桃仁、川芎、赤芍各9克，益母草15克，红花3克，水煎服。

3. 产后恶露不净：桃仁、当归、砂糖（炒炭）各9克，赤芍、桂心各5克，水煎，去渣温服。

4. 肠燥便秘：桃仁、柏子仁、郁李仁各10克，陈皮、厚朴各6克，水煎服。

益母草

来源 唇形科植物益母草 *Leonurus japonicus* Houtt. 的干燥地上部分。

形态特征

一年生或二年生草本。茎直立，有倒生白色柔毛。基出叶近圆形，5~9浅裂；中部叶轮廓为卵形，分裂成3个或多个长圆状线形裂片。轮伞花序腋生，花多数；花萼钟形；花冠唇形，淡红色或紫红色。花期6~8月，果期7~9月。

生境分布

生于山野、河滩草丛中或菜地。全国各地均有分布。

采收加工

夏季茎叶茂盛，花未开或初开时采割。气微，味微苦。药材以茎细、质嫩、色绿、无杂质者为佳。生用或熬膏用。果实为茺蔚子，秋季成熟时打下，晒干。生用。

功效主治

苦、辛，微寒。①活血调经：治痛经、闭经、经行不畅、产后恶露不净腹痛。②利水消肿：治肾炎水肿、小便不利。③清热解毒：治疮痈、瘙痒、头疮。此外，治高血压。茺蔚子活血调经、清肝明目。

用量用法

10~30克，水煎服或熬膏用。外用适量。孕妇忌服。

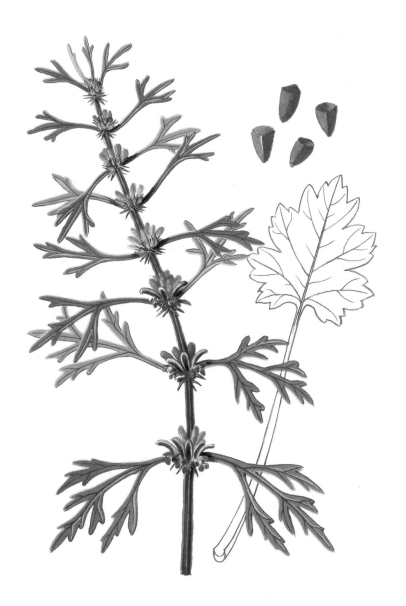

益母草

验方集萃

1. **月经不调、痛经、产后腹痛或刮宫后子宫复原不全**：益母草、鸡血藤各15克，浓煎，加红糖服。

2. **急性肾炎水肿**：益母草、白茅根、车前子各15克，水煎服。

3. **疔疮肿毒**：鲜益母草60克，捣汁开水冲服，药渣外敷。

4. **跌打损伤瘀血结块**：益母草30克，水、酒各半煎服。

5. **高血压**：益母草（或茺蔚子）、夏枯草各15克，水煎服。

泽兰

《本草纲目》记载：泽兰走血分，故能治水肿，涂痈毒，破瘀血，消癥瘕，而为妇人要药。

来源

唇形科植物毛叶地瓜儿苗 *Lycopus lucidus* Turcz. var. *hirtus* Regel 的干燥地上部分。

形态特征

多年生草本。地下茎横走，先端常膨大成纺锤状肉质块茎。茎方形，常呈紫红色，沿棱及节上密生白毛。叶对生，披针形或长圆状披针形，边缘具锐锯齿，有缘毛，上面密被刚毛状硬毛，下面脉上被刚毛状硬毛及腺点。轮伞花序腋生，每轮有 6~10 花；花萼钟形；花冠白色，不明显 2 唇形，上唇近圆形，下唇 3 裂，外面有腺点。小坚果倒卵圆状三棱形。花期 6~9 月，果期 8~10 月。

生境分布

生于山野沼泽地、溪边草丛中，有栽培。分布于全国大部分地区。

采收加工

夏季茎叶生长茂盛时采割。气微香，味微苦。药材以身干、质嫩、色绿、叶多、不破碎者为佳。生用。

功效主治

苦、辛，微温。①活血通经：治瘀血闭经、痛经及产后恶露不净、跌打损伤、痈疮肿毒。②利水消肿：治产后水肿、小便不利。

用量用法

10~15 克，水煎服。外用适量。孕妇忌用。

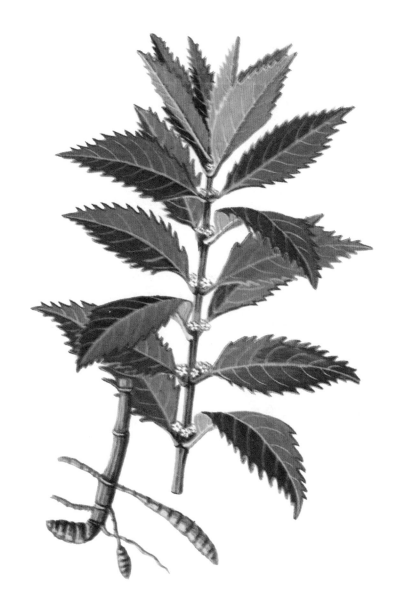

验方集萃

1. 产后瘀血腹痛、恶露不净: 泽兰、赤芍、延胡索、蒲黄各9克,丹参15克,水煎服。

2. 瘀血痛经、闭经: 泽兰、当归各12克,白芍、牛膝各9克,茺蔚子10克,水煎服。

3. 跌打损伤: 泽兰、红花、桃仁各9克,水煎服。

4. 痈疮肿痛: 鲜泽兰30克,捣烂外敷;或泽兰、金银花各15克,当归10克,甘草3克,水煎服。

5. 产后水肿、小便不利: 泽兰、防己各15克,水煎服。

《备考食物本草纲目》记载：牛膝酒壮筋骨，治痿痹，补虚损，除久疟。其法：用牛膝煎汁，和曲、米酿酒，或切碎袋盛，浸酒煮饮。

牛膝

来源 苋科植物牛膝 *Achyranthes bidentata* Bl. 的干燥根，习称"怀牛膝"。

形态特征

多年生草本。根粗壮，圆柱形，土黄色。茎直立，四棱形，节部膨大。叶对生，卵形至椭圆形或阔披针形，两面被毛。穗状花序腋生和顶生，花黄绿色；苞片宽卵形，具芒；花后花向下折，贴近总花梗。胞果矩圆形。花期7~9月，果期9~10月。

生境分布

生于山坡草丛、屋旁、林缘。分布于河南等地。

采收加工

冬季采挖。气微，味微甘而稍苦涩。药材以根长、肉肥、皮细、黄白色者为佳。生用、酒炙或盐炙用。

功效主治

苦、甘、酸，平。①活血祛瘀：治血瘀诸证。②利关节、强腰膝：治痹证、痿证。③利尿通淋：治淋证、水肿、小便不利。④引火、引血下行：治高血压肝阳上亢头痛眩晕、虚火牙痛、口舌生疮、吐血、衄血、倒经。

用量用法

6~15克，水煎服。酒炙可增强活血祛瘀作用；盐炙可增强补肝肾、强筋骨作用。孕妇及月经过多者忌服。

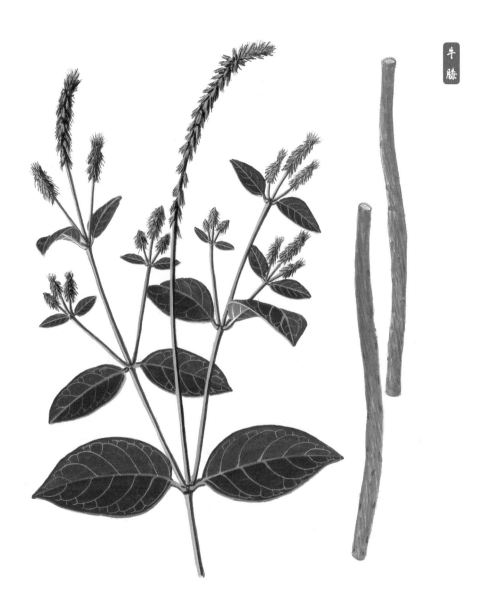

验方集萃

1. **闭经、痛经、产后腹痛**：牛膝、川芎、当归各12克，桃仁、红花各6克，水煎服。

2. **跌仆损伤肿痛**：鲜牛膝适量，捣敷。

3. **痹证、肢节疼痛**：牛膝、桑寄生各15克，独活、秦艽各10克，水煎服。

4. **高血压头晕而目赤**：牛膝、代赭石各15克，白芍10克，生龙骨、生牡蛎各20克，水煎服。

5. **虚火牙痛**：牛膝、知母各12克，生石膏（先煎）30克，水煎服。

鸡血藤

来源 豆科植物密花豆 *Spatholobus suberectus* Dunn 的干燥藤茎。

形态特征

木质藤本。老茎扁圆形，折断面流出红色汁液。3 出复叶互生，小叶宽椭圆形，托叶和小托叶早落。圆锥花序腋生，大型，花多而密；序轴及总花梗均被黄色短柔毛；萼二唇形；花冠蝶形，白色，肉质。荚果扁平，有黄色绒毛。种子 1 枚，生于荚果顶部。花期 6~7 月，果期 8~12 月。

生境分布

生于山沟、林中及灌丛中，攀附于大树上。分布于福建、广西、广东、云南等地。

采收加工

秋、冬二季采收，切片，晒干。气微，味涩。药材以树脂状分泌物多者为佳。生用或熬膏用。

功效主治

苦、甘，温。①活血补血、调经：治月经不调、痛经、闭经、血虚萎黄。②舒筋活络：治风湿痹痛、中风肢体偏瘫。还可治疗贫血、心悸、失眠，放疗引起的白细胞减少。

用量用法

10~30 克，水煎服；或熬膏、浸酒服。

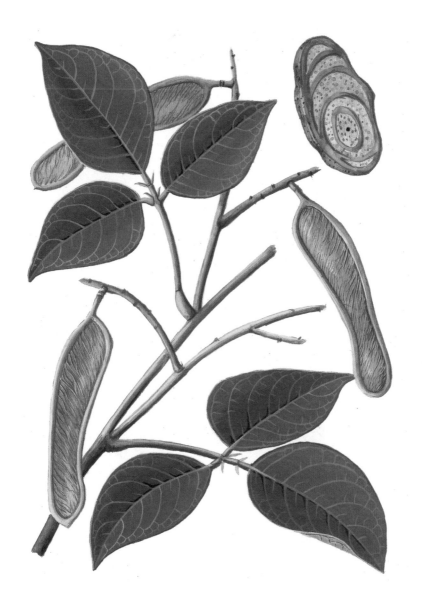

密花豆

验方集萃

1. **血虚**：鸡血藤 30 克，水煎服；或熬膏服。

2. **白细胞减少**：鸡血藤、黄芪各 15 克，大枣 10 枚，水煎服。

3. **血虚血瘀月经不调、痛经、闭经**：鸡血藤、当归、熟地黄各 15 克，川芎、香附各 10 克，水煎服。

4. **风湿痹痛而面色无华**：鸡血藤、当归各 15 克，木瓜、秦艽各 10 克，水煎服或浸酒服。

《本草纲目》记载：处处人家多栽插之，亦蔷薇类也。青茎长蔓硬刺，叶小于蔷薇，而花深红，千叶厚瓣，逐月开放，不结子也。

月季花

来源 蔷薇科植物月季 *Rosa chinensis* Jacq. 的干燥花。

形态特征

常绿或半常绿灌木，高 1~2 米。茎、枝有钩状皮刺或近无刺。小叶 3~5，少数 7，宽卵形或卵状椭圆形，边缘有锐锯齿；叶柄、叶轴散生皮刺和短腺毛。花常数朵聚生或单生，萼裂片卵形，羽状分裂，边缘有腺毛；花瓣 5 或重瓣，红色或粉红色，很少白色；雄蕊多数，着生于花托边缘的花盘上。蔷薇果卵形或梨形，黄红色，内有多数瘦果。花期 5~9 月。

生境分布

全国各地广泛栽培。

采收加工

全年可采，花刚开时采，阴干或低温干燥。气清香，味淡、微苦。药材以完整、色紫红、半开放、气清香者为佳。生用。

功效主治

甘、淡、微苦，平。①活血调经：治月经不调、痛经、闭经。②疏肝解郁：治胸胁胀痛、高血压。③消肿散结：治痈疽肿毒、跌打损伤瘀肿、瘰疬。

用量用法

2~5 克，水煎服或开水泡服，不宜久煎；或研末服。外用适量。多服、久服会引起腹痛及腹泻。孕妇慎用。

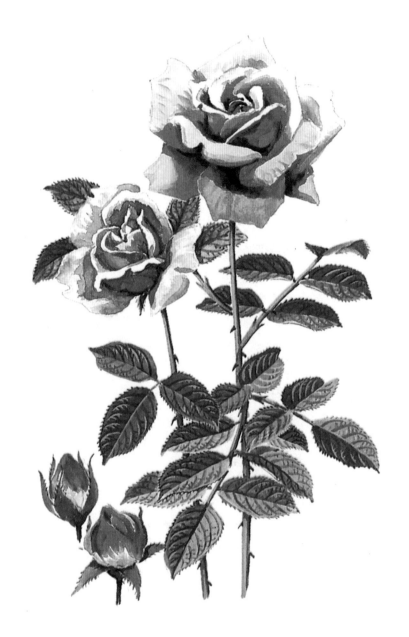

验方集萃

1. **月经不调、痛经**：月季花 5 克，益母草 15 克，水煎服。

2. **跌打损伤**：鲜月季花适量，捣烂外敷。

3. **颈淋巴结结核**：月季花 5 克，炖鲫鱼服；或鲜月季花适量，捣烂外敷。

4. **胸胁胀痛、喜太息**：月季花、玫瑰花各 5 克，开水泡服。

5. **高血压头晕目赤**：月季花 5 克，菊花 10 克，开水泡服。

本草说

《日华子本草》记载：治一切血气，开胃消食，通月经，消瘀血，止扑损痛，下血及内损恶血等。

莪术

来源

姜科植物蓬莪术 *Curcuma phaeocaulis* Val.、广西莪术 *Curcuma kwangsiensis* S. G. Lee et C. F. Liang 或温郁金 *Curcuma wenyujin* Y. H. Chen et C. Ling 的干燥根茎。

形态特征

蓬莪术：多年生宿根草本。根茎卵圆形或长纺锤形，肉质，表面淡黄色，断面绿色或蓝绿色。叶长椭圆形至长圆状披针形，中脉两侧有紫褐色色斑。花茎由根茎单独发出，常先叶而生；穗状花序；花萼白色；花冠黄色。蒴果卵状三角形。

生境分布

生于溪旁、林边或山谷。蓬莪术主产于四川、重庆、广东、广西。温郁金又称温莪术，主产于浙江温州。广西莪术又称桂莪术，主产于广西。

采收加工

秋、冬二季茎叶枯萎后采挖。蓬莪术、广西莪术味微苦、辛；温莪术味苦、微辛。药材均以质坚实、块大、气香者为佳。蒸或煮切片生用或醋炙用。

功效主治

辛、苦，温。①行气破血：治血瘀胸腹疼痛、肝脾肿大、闭经、跌打损伤、早期宫颈癌。②消积止痛：治食积胀痛、湿热痢疾腹痛。

用量用法

3~15 克，水煎服。外用适量。孕妇及月经过多者忌用。

验方集萃

1. 胸腹刺痛：莪术、煨木香各10克，研末服。

2. 痛经、闭经、产后腹痛：莪术、三棱各10克，当归、川芎各8克，水煎服。

3. 月经滞涩不畅：姜黄、丁香、当归、白芍各15克，捣散，每次2~4克，温酒调服。

4. 食积腹胀痛：莪术、莱菔子、山楂各15克，水煎服。

5. 痢疾腹痛、里急后重：莪术、槟榔各10克，大黄、黄连各8克，水煎服。

三棱

来源

黑三棱科植物黑三棱 *Sparganium stoloniferum* Buch.-Ham. 的干燥块茎。

形态特征

多年生水生或沼生草本。块茎膨大；根茎粗壮；茎直立，粗壮，挺水。叶片上部扁平，下部背面呈龙骨状凸起，基部鞘状。圆锥花序开展，具 3~7 个侧枝，主轴顶端通常具 3~5 个雄性头状花序，无雌性头状花序；花期雄性头状花序呈球形；雄花花被片匙形，膜质，丝状，弯曲，褐色。果实倒圆锥形，上部通常膨大呈冠状，具棱，褐色。花、果期 5~10 月。

生境分布

生于池沼及水沟中。主产于江苏、河南等地。

采收加工

冬季至次年春季挖取块茎，洗净，削去外皮，晒干。气微，味淡，嚼之微有麻辣感。药材以体重、质坚实、去净外皮、色黄白者为佳。切片生用或醋炙后用。

功效主治

苦、辛，平。①破血行气：治血瘀闭经、积聚肿块、宫外孕、肝脾肿大。②消积化滞：治食积腹胀疼痛。

用量用法

3~10 克，水煎服。生用行气，炙用止痛。孕妇及月经过多者忌用。

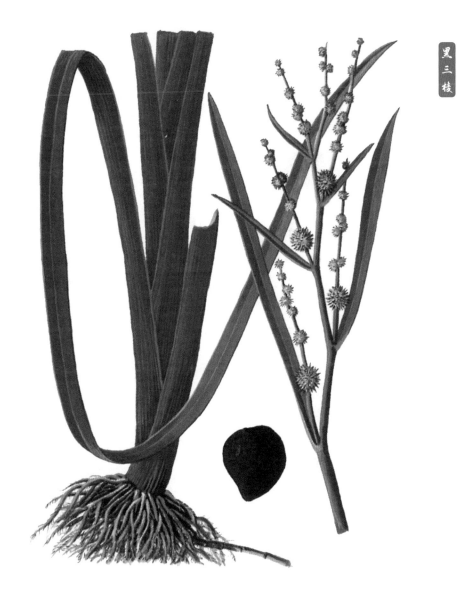

验方集萃

1. 闭经、痛经：三棱、莪术各 10 克，当归、川芎、牛膝各 12 克，水煎服。

2. 肝脾肿大、食管癌：三棱、重楼各 10 克，鳖甲 15 克，郁金、牡丹皮各 9 克，水煎服。

3. 食积腹胀腹痛：三棱、莱菔子各 10 克，麦芽、谷芽各 15 克，厚朴、木香各 6 克，水煎服。

4. 风热气秘：炮三棱、郁李仁、酒陈皮各 30 克，共捣为散，每次 6 克，水煎空腹服。

半夏

来源

天南星科植物半夏 Pinellia ternata (Thunb.) Breit. 的干燥块茎。

形态特征

多年生草本，高 15~30 厘米。块茎球形或扁球形，有须根。叶基生，基部具鞘，鞘内有珠芽，叶片长圆状椭圆形或披针形。花单性同株，花葶高出叶，花序轴先端附属物延伸成鼠尾状。浆果卵状椭圆形。花期 5~7 月，果期 8~9 月。

生境分布

生于潮湿肥沃的房前屋后、田野、溪边、林下。分布于我国大部分地区。

采收加工

夏、秋二季茎叶茂盛时采收。无臭，味辛辣，麻舌而刺喉。药材以个大、皮净、色白、质坚实、致密、粉性足者为佳；陈久者良。用姜汁、明矾炙过入药。

功效主治

辛，温。有毒。①燥湿化痰：治寒痰、湿痰咳嗽痰多，痰饮眩悸。②降逆止呕：治呕吐反胃。③消痞散结：治胸脘痞闷、梅核气。④消肿散结：外用治瘰疬、痈疽、带状疱疹、蛇伤、宫颈糜烂。

用量用法

3~10 克，制用，水煎服。止呕用姜半夏，化痰用法半夏，消食用半夏曲。外用生品适量。不宜与川乌、草乌、附子同用。

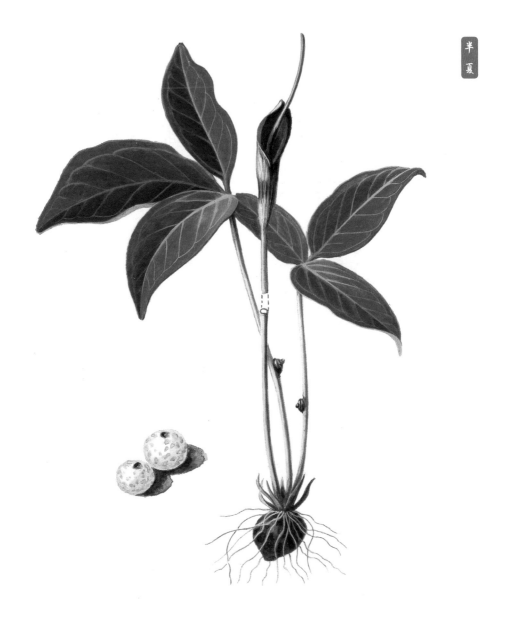

验方集萃

1. **咳喘痰多**：半夏、茯苓各 9 克，陈皮 6 克，甘草 3 克，水煎服。

2. **胸脘痞满**：半夏、黄连各 6 克，瓜蒌 15 克，水煎服。

3. **反胃呕吐**：姜半夏、陈皮各 6 克，水煎服。

4. **胃寒呕吐**：半夏 8 克，陈皮、生姜各 6 克，水煎服。

5. **淋巴结结核、痈疽、蛇伤等**：生半夏粉适量，加陈醋、温开水调匀，敷患处。

《仁斋直指方》云：诸风口噤，宜用南星，更以人参、石菖蒲佐之。

天南星

 来源

天南星科植物天南星 Arisaema erubescens (Wall.) Schott、异叶天南星 Arisaema heterophyllum Bl. 或东北天南星 Arisaema amurense Maxim. 的干燥块茎。

形态特征

天南星：多年生草本。块茎扁球形。叶单一，辐射状全裂，裂片 7~23 片，集于叶柄顶端成伞状。花单性异株，总花梗短于叶柄；佛焰苞绿色或上部紫色，有或无白色条纹，直立或稍弯曲；肉穗花序下部 2~3 厘米部分有花；附属体近棒状。果序下垂，浆果鲜红色。花期 5~6 月，果期 8 月。

生境分布

生于山沟阴湿地或林下。全国各地均有分布。

采收加工

秋、冬二季采挖，除去残茎、须根及外皮，晒干，即生南星，姜汁、明矾炙过即制天南星。气微辛，味麻辣。药材以个大、色白、粉性足者为佳。未去外皮者不宜入药。

功效主治

苦、辛，温。有毒。①燥湿化痰：治顽痰。②祛风解痉：治风痰眩晕、中风痰壅、惊风。③消肿散结：外用治瘰疬、蛇虫咬伤、跌打损伤、癌肿。

用量用法

3~10 克，制用，水煎服。胆汁制治热痰。外用生品适量。孕妇及燥痰者忌用。对皮肤、黏膜均有强刺激性，口嚼生天南星甚至可使呼吸缓慢、窒息。皮肤接触可致瘙痒。

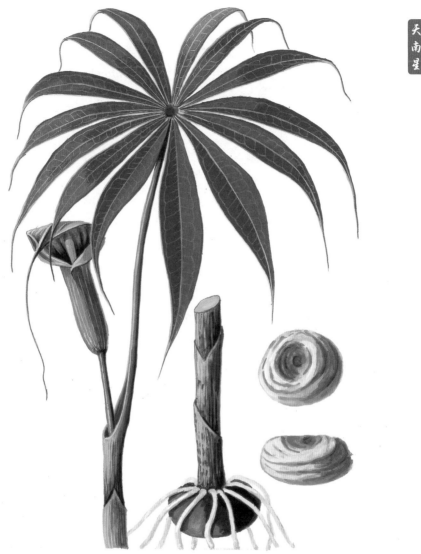

验方集萃

1. 咳嗽痰多胸闷： 制天南星、法半夏各9克，陈皮、紫苏子、芥子各10克，水煎服。

2. 中风口眼㖞斜、半身不遂： 制天南星、白附子各9克，地龙15克，制川乌5克，水煎服。

3. 癫痫： 制天南星、石菖蒲各10克，僵蚕、全蝎各6克，水煎服。

4. 面瘫： 制天南星适量，研末，鳝鱼血调和摊贴。

5. 身面疣子： 制天南星适量，研末，醋调涂患处。

芥子

来源

十字花科植物白芥 *Sinapis alba* L. 的干燥种子，习称"白芥子"。

形态特征

一年生或二年生草本，全株被疏粗毛。茎直立，分枝。叶互生，叶片羽裂，顶裂片广椭圆形，较大，3裂，侧裂片2~3对；上部叶裂片较少。总状花序顶生；花瓣黄色，有爪，排成十字形。长角果广线形，有粗白毛，先端有长喙。种子圆球形，淡黄白色。花期4~6月，果期6~8月。

生境分布

全国大部分地区有栽培。

采收加工

夏末初秋，角果成熟变黄时割取全株，晒干后打下种子。气微，味辛辣。药材以个大、饱满、色白、纯净者为佳。生用或炒用。

功效主治

辛，温。①温肺化痰利气：治寒痰咳喘、胸胁胀痛。②散结通络止痛：治痰滞经络关节麻木、阴疽流注、关节肿痛、跌打肿痛。

用量用法

3~6克，水煎服，不宜久煎。外用适量。久咳阴虚、消化道溃疡、出血者忌内服；皮肤过敏者、颜面部位不宜外用。

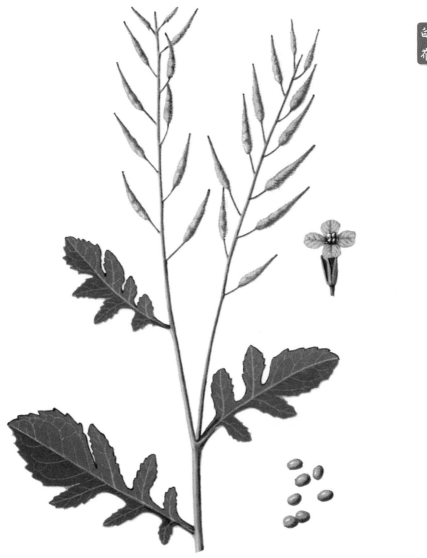

验方集萃

1. **哮喘**：芥子、细辛各30克，延胡索、甘遂各15克，研末，用时取生姜60克，捣烂取汁调药粉成糊状，摊于油纸上，分别贴在肺俞、心俞、膈俞，用胶布固定，贴4~6日，10日1次，可在三伏天贴。

2. **寒痰咳喘胸闷**：芥子6克，莱菔子、紫苏子各15克，半夏、陈皮各6克，水煎服。

3. **肢节肿痛**：芥子、桂枝各6克，乳香、没药各8克，威灵仙12克，水煎服。

4. **跌仆肿痛、疮痈初起、瘰疬**：芥子适量，研末，醋调外敷。

旋覆花

来源 菊科植物旋覆花 *Inula japonica* Thunb. 或欧亚旋覆花 *Inula britannica* L. 的干燥头状花序。

《本草纲目》记载：旋覆乃手太阴肺、手阳明大肠药也。

形态特征

旋覆花：多年生草本，全株密被白绵毛。茎直立。基部叶花后凋落；中部叶互生，长椭圆状披针形或披针形，半抱茎，边缘有微齿或全缘，下面有疏伏毛和腺点。头状花序单生或 3~5 个于枝端排成伞房状；总苞片外面密被白色毛；花黄色，边缘舌状花；中央筒状花。瘦果长椭圆形，有纵棱 10 条，并有疏毛。花期 7~10 月，果期 8~11 月。

生境分布

生于路旁湿地、沟边及山坡。分布于我国东部、中部、东北部及北部各地。

采收加工

夏、秋二季开花时采，阴干或晒干。气微，味微苦。药材以朵大、金黄色、有白绒毛、无枝梗者为佳。生用或蜜炙用。

功效主治

苦，平。①祛风清热、通络除湿：治风湿痹痛、中风口眼㖞斜、湿热下注脚气浮肿。②止痒：外洗治全身瘙痒。

用量用法

3~10 克，水煎服，布包。

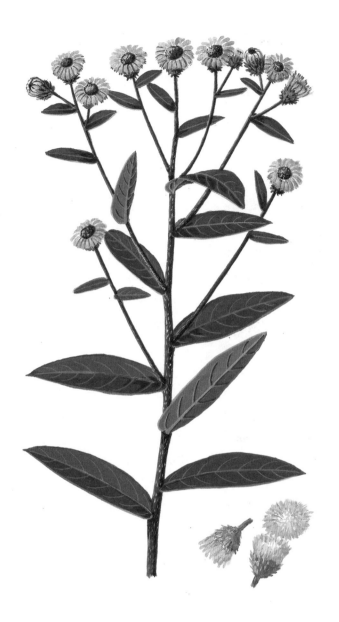

验方集萃

1. 支气管炎咳喘痰多：旋覆花、射干各10克，桔梗、陈皮各6克，半夏8克，水煎服。

2. 胃炎呃逆、噫气、呕吐：旋覆花、半夏各8克，代赭石15克，生姜3片，水煎服。

3. 胸胁疼痛：旋覆花、川楝子、香附、延胡索各10克，水煎服。

4. 乳腺炎乳房肿痛：旋覆花、白芷、青皮各10克，蒲公英15克，甘草3克，水煎服。

5. 神经性呕吐：旋覆花、代赭石、制半夏各9克，党参、甘草各6克，生姜3片，大枣5枚，水煎服。

川贝母

来源

百合科植物川贝母 *Fritillaria cirrhosa* D. Don、暗紫贝母 *Fritillaria unibracteata* Hsiao et K. C. Hsia、甘肃贝母 *Fritillaria przewalskii* Maxim. 或梭砂贝母 *Fritillaria delavayi* Franch. 的干燥鳞茎。

形态特征

川贝母：多年生草本。鳞茎卵圆形；茎常于中部以上具叶，叶多对生，条状披针形，先端卷曲。花单生，顶生，钟状，绿黄色至黄色。蒴果棱上有窄翅。花期6月，果期8月。

生境分布

生于海拔高的草地上。分布于云南、西藏、四川、重庆等地。

采收加工

夏、秋二季采挖。川贝母、暗紫贝母、甘肃贝母按不同性状习称"松贝"和"青贝"；梭砂贝母称"炉贝"。松贝气微，味微苦、甜；以质坚实、颗粒均匀整齐、顶端不开裂、色洁白、粉性足者为佳。青贝无臭，味淡；以粒小均匀、色洁、粉性足者为佳。炉贝以质坚、色白者为佳。生用。

功效主治

苦、甘，微寒。①清热化痰、润肺止咳：治肺热燥咳、干咳少痰、阴虚劳嗽、痰中带血。②散结消肿：治疮痈瘰疬、乳汁不下。现代用于治上呼吸道感染、百日咳、支气管炎、消化不良、胃及十二指肠溃疡等。

用量用法

3~10克，水煎服；1~2克，研末服。不宜与川乌、草乌、附子配伍。

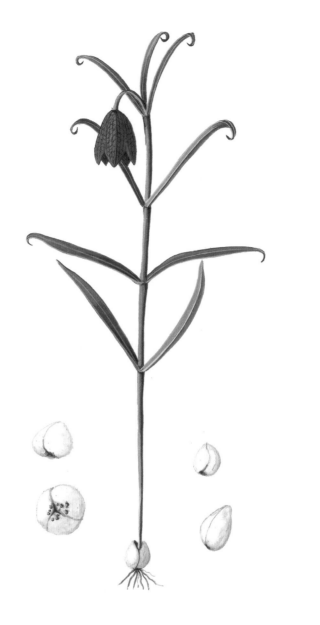

验方集萃

1. 支气管炎咳嗽痰黄、咽干口燥：川贝母 5 克，知母、黄芩各 10 克，石膏、瓜蒌各 15 克，水煎服。

2. 肺结核咳嗽，痰少而黏：川贝母 5 克，百合 10 克，麦冬、北沙参各 15 克，蜜百部 12 克，水煎服。

3. 疮痈肿痛：川贝母 5 克，连翘、赤芍各 10 克，蒲公英、天花粉各 15 克，水煎服。

4. 乳汁不下：川贝母 5 克，知母 6 克，牡蛎 15 克，研末服。

《百草镜》记载：浙贝出象山，俗呼象贝母。皮糙味苦，独颗无瓣，顶圆心斜，入药选圆白而小者佳。

浙贝母

来源

百合科植物浙贝母 *Fritillaria thunbergii* Miq. 的干燥鳞茎。

形态特征

多年生草本。鳞茎扁球形，由 2~3 片白色肥厚的鳞片对合而成。茎单一，直立，初为暗紫色，后渐变绿色。叶对生、散生或轮生；叶片披针形或线状披针形，先端卷曲。花数朵组成总状花序，稀单花；苞片叶状，先端卷曲；花下垂，钟状，花被片淡黄色或黄绿色，内面具紫色方格斑纹。蒴果卵圆形，具宽翅。花期 3~4 月，果期 4~5 月。

生境分布

生于山脊、山坡、沟边及村边草丛中。主产于浙江，安徽、江苏亦产。

采收加工

夏初采挖，洗净，擦去外皮，拌以煅贝壳粉或熟石灰，吸去浆汁，晒干，切厚片或打成碎块。气微，味苦。药材以鳞叶肥厚、表面及断面白色、粉性足者为佳。生用。

功效主治

苦，寒。①清热化痰：治外邪犯肺、咳嗽痰黄或痰少而黏。②开郁散结：治咽喉肿痛、瘰疬、疮痈肿痛、肺痈。现代用于治胃及十二指肠溃疡。

用量用法

3~10 克，水煎服。不宜与川乌、草乌、附子配伍。

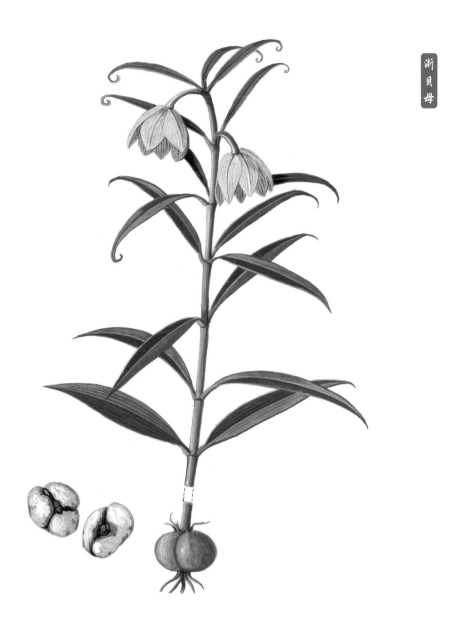

验方集萃

1. 支气管炎咳嗽痰黄：浙贝母、知母各 10 克，黄芩 9 克，瓜蒌、枇杷叶各 15 克，水煎服。

2. 感冒咳嗽咽痛：浙贝母、前胡各 10 克，桑叶、牛蒡子、金银花各 12 克，水煎服。

3. 胃及十二指肠溃疡胃痛反酸：浙贝母、海螵蛸、白及各 10 克，研末服。

4. 单纯甲状腺肿大：浙贝母 10 克，海藻、昆布各 15 克，水煎服。

5. 肺脓肿：浙贝母 10 克，鱼腥草、芦根、冬瓜子各 15 克，水煎服。

《本草纲目》记载：栝楼古方全用，后世乃分子瓢各用。

瓜蒌

采源

葫芦科植物双边栝楼 *Trichosanthes rosthornii* Harms 或栝楼 *Trichosanthes kirilowii* Maxim. 的干燥成熟果实。

形态特征

双边栝楼：攀缘藤本。茎具纵棱及槽。叶片纸质，阔卵形至近圆形，通常 5 深裂，上面深绿色，疏被短硬毛，背面淡绿色，密具颗粒状突起；卷须 2~3 歧。花冠白色，裂片倒卵形。果实球形或椭圆形，熟时果皮及果瓢均橙黄色。种子卵状椭圆形，褐色。花期 6~8 月，果期 8~10 月。

生境分布

生于山坡、林缘，或栽培。分布于我国南北各地。

采收加工

秋季采摘成熟果实。整个成熟果实为全瓜蒌，成熟果皮为瓜蒌皮，成熟种子为瓜蒌子。全瓜蒌味微酸、甜，具焦糖气，药材以个大、不破、色橙黄、糖性浓者为佳。生用。

功效主治

甘、微苦，寒。①清热化痰：治痰热咳喘。②宽胸散结：治胸痹、结胸。③散结消痈：治乳腺炎、肺痈、肠痈。④润燥滑肠：治肠燥便秘。瓜蒌皮长于宽胸散结，多用于胸痹；瓜蒌子长于润化燥痰、润肠通便，多用于肠燥便秘。

用量用法

10~15 克，水煎服。寒痰咳嗽、大便溏者慎用。不宜与川乌、草乌、附子同用。孕妇忌服。

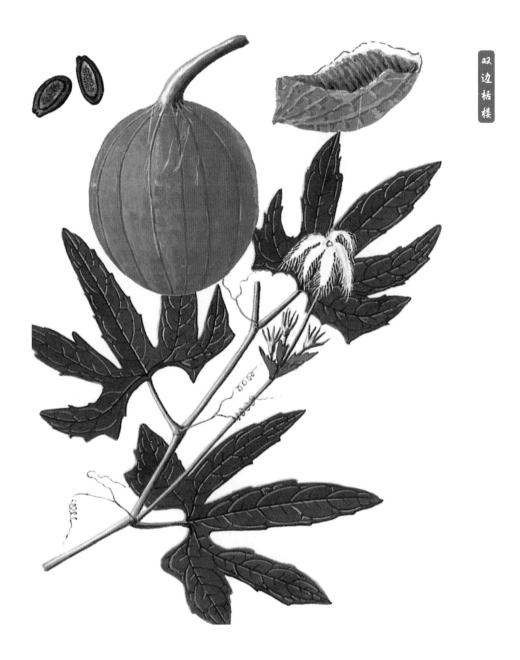

双边栝楼

验方集萃

1. 咳痰黄稠： 瓜蒌、浙贝母、桑白皮各10克，胆南星6克，鱼腥草15克，水煎服。

2. 冠心病胸闷心痛： 瓜蒌、薤白、丹参各12克，川芎、赤芍各10克，水煎服。

3. 乳痈肿痛： 瓜蒌、蒲公英各15克，金银花、连翘各12克，甘草3克，水煎服。

4. 肠燥便秘： 瓜蒌仁、郁李仁各10克，生地黄、玄参各15克，水煎服。

前胡

来源

伞形科植物白花前胡 *Peucedanum praeruptorum* Dunn 或紫花前胡 *Peucedanum decursivum* (Miq.) Maxim. 的干燥根。

形态特征

白花前胡：多年生草本，高 60~90 厘米。根粗壮，圆锥形。茎直立，粗大，上部分枝，被短毛。基生叶有长柄，基部膨大成叶鞘，抱茎；2~3 回 3 出式羽状分裂，最终裂片为长圆状披针形至倒卵状椭圆形；茎生叶较小，上部叶片成膨大的紫色叶鞘。复伞形花序，顶生或腋生；无总苞；花白色。双悬果椭圆形或卵形。花期 8~10 月，果期 10~11 月。

生境分布

生于山坡、草地、林缘或灌丛。分布于华东、华中及西南等地区。

采收加工

秋季至次年春季茎叶枯萎未抽花茎时采挖，除去须根，晒干。气芳香，味微苦、辛。药材均以条粗壮、质柔软、香气浓者为佳。切片生用或蜜炙用。

功效主治

苦、辛，微寒。降气化痰、疏风清热：治风热感冒、咳喘痰多、咳痰黄稠。鲜品外用解毒消肿，治无名肿毒。

用量用法

6~10 克，水煎服。

《本草纲目》记载：前胡有数种，惟以苗高一二尺，色似斜蒿，叶如野菊而细瘦，嫩时可食，秋月开黪白花，类蛇床子花，其根皮黑肉白，有香气为真。

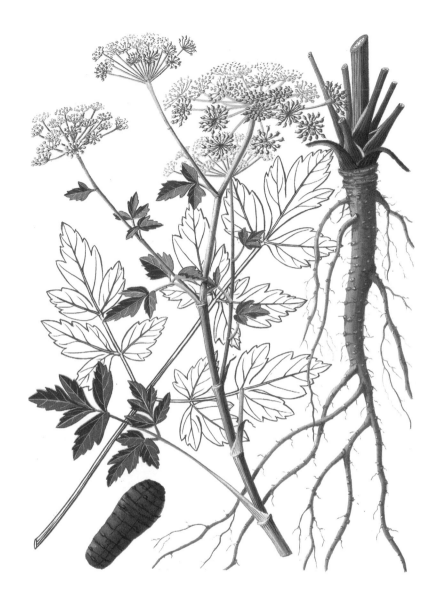

白花前胡

验方集萃

1. **支气管炎咳嗽气喘、痰黏不易咳出**：前胡、桔梗、白前各8克，苦杏仁6克，瓜蒌15克，水煎服。

2. **风热感冒发热恶寒、咳嗽咳痰**：前胡、薄荷、金银花各8克，苦杏仁、甘草各5克，水煎服。

3. **秋燥热邪伤肺，咳嗽痰少、咽干口燥**：前胡8克，麦冬、北沙参各15克，川贝母粉3克（冲服），水煎服。

缪公恩《山村》曰：蕨薹麦饭无余事，闲看溪边桔梗花。

桔梗

来源 桔梗科植物桔梗 *Platycodon grandiflorum* (Jacq.) A. DC. 的干燥根。

形态特征

多年生草本，有白色乳汁。根长圆锥形，肥大，肉质，外皮黄褐色或灰褐色。茎直立。茎中下部叶对生或轮生，上部叶互生；叶片卵形或卵状披针形。花单生于茎枝之顶或数朵集成疏总状花序，花大；花萼钟状；花冠蓝紫色或蓝白色。蒴果倒卵圆形。花期 7~9 月，果期 9~10 月。

生境分布

生于山坡、沟旁或草丛中，有栽培。分布于全国大部分地区。

采收加工

春、秋二季采挖，洗净，晒干。气微，味微甜、苦。药材以根肥大、色白、质充实、味苦者为佳。生用。

功效主治

苦、辛，平。①宣肺祛痰：治肺气不宣咳嗽痰多、胸闷不舒。②开音利咽：治外邪犯肺而咽喉肿痛、声音嘶哑。③利气宽胸排脓：治肺痈咳吐脓痰。④宣肺通便：治癃闭、便秘。

用量用法

3~10 克，水煎服。呕吐、呛咳、眩晕、咯血、胃溃疡、胃出血者不宜用。

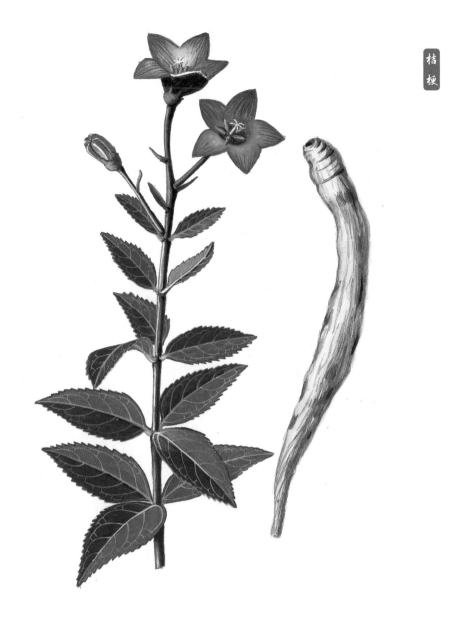

桔梗

验方集萃

1. 外感咳嗽咳痰不爽：桔梗 6 克，前胡、荆芥各 10 克，苦杏仁、麻黄各 8 克，水煎服。

2. 咽喉肿痛、音哑：桔梗、甘草各 6 克，水煎服。

3. 慢性咽炎，咽痒：桔梗 10 克，水煮顿服；或桔梗 6 克，玄参、板蓝根各 15 克，白僵蚕 10 克，水煎服。

4. 牙疳臭烂：桔梗、茴香各等量，烧研外敷。

5. 癃闭：桔梗、琥珀各 6 克，地龙 15 克，车前子 10 克，水煎服。

竹茹

来源

禾本科植物青秆竹 *Bambusa tuldoides* Munro、大头典竹 *Sinocalamus beecheyanus* (Munro) McClure var. *pubescens* P. F. Li 或淡竹 *Phyllostachys nigra* (Lodd.) Munro var. *henonis* (Mitf.) Stapf ex Rendle 的茎秆的中间层。

《本草汇言》记载：竹茹，清热化痰，下气止呃之药也。

形态特征

青秆竹：乔木或灌木。秆散生，秆高 6~8 米，直立，中空，幼时被白粉，节稍隆起。叶互生，狭披针形，淡绿色，全缘，背面密生短柔毛。花少见。

生境分布

生于山坡、路旁、溪边，或栽培。分布于广东、广西和福建等地。

采收加工

全年可采，砍取新鲜茎，割去外皮，将稍带绿色的中间层刮成丝条阴干。气微、味淡。药材以色黄绿、丝均匀、细软、有弹性者为佳。生用或姜汁炙用。

功效主治

甘，微寒。①清化热痰：治痰热咳嗽、咳痰黄稠。②除烦止呕：治虚烦不寐、惊悸不宁、癫痫、惊痫、胃热呕吐。③凉血止血：治血热吐血、衄血。此外，治暑热口渴。

用量用法

5~15 克，水煎服。止呕用姜炙。

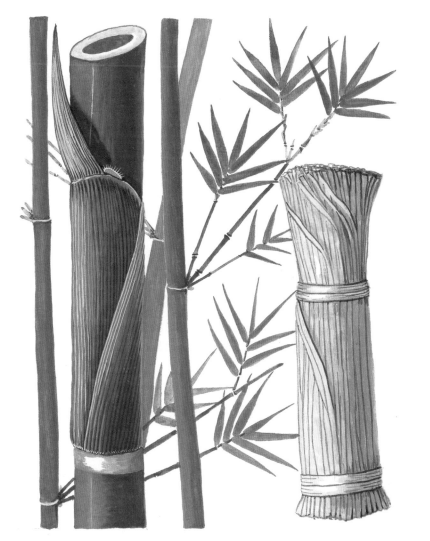

青秆竹

验方集萃

1. **支气管炎咳痰黄稠**：竹茹 15 克，黄芩、浙贝母各 8 克，瓜蒌 12 克，水煎服。

2. **痰热内扰、虚烦不寐**：竹茹、茯苓各 15 克，枳实 12 克，半夏、胆南星各 6 克，水煎服。

3. **肺热咳嗽、咳吐黄痰**：竹茹 9 克，黄芩 10 克，鱼腥草 15 克，水煎服。

4. **胃热呕吐**：姜竹茹 12 克，姜半夏、黄连各 8 克，水煎服。

5. **血热吐血、衄血**：鲜竹茹 15 克，黄芩、蒲黄各 8 克，水煎服。

6. **牙龈出血**：鲜竹茹 30 克，醋煎含漱。

《本草纲目拾遗》记载：治火闭痘，服之立起，并治一切热证劳伤，吐衄下血，消毒去暑，时行赤眼，风火牙痛……干咳无痰，骨蒸内热，三焦火证，诸疮皆效。

胖大海

梧桐科植物胖大海 *Sterculia lychnophora* Hance 的干燥成熟种子。

形态特征

落叶乔木。树皮粗糙。叶互生，革质，有光泽，卵形或椭圆状披针形，全缘，光滑。花杂性同株，圆锥花序顶生或腋生；花萼钟形，深裂；花瓣成星状伸张。果1~5个；成熟前开裂，种子棱形或倒卵形，深褐色；有褶皱。

生境分布

生于热带地区或引种栽培。分布于亚洲东部和东南部，广东、海南、广西有引种。

采收加工

夏初果实成熟开裂时，采收种子，晒干。气微，味淡，嚼之有黏性。药材以个大、棕色、表面皱纹细、不碎裂者为佳。生用。

功效主治

甘，寒。①清肺化痰：治肺热肺燥之干咳少痰或无痰。②利咽开音：咽痛音哑、慢性咽炎、急性扁桃体炎。③润燥通便：治热结便秘、头痛目赤。

用量用法

2~4枚，开水泡服，或煎汤服。便溏者不宜用。

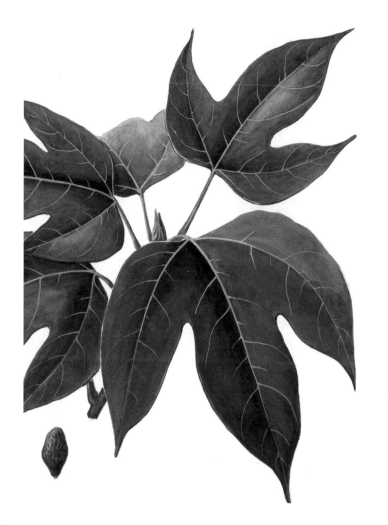

验方集萃

1. 风热感冒咳嗽、咽痛声哑：胖大海 2 枚，桔梗 6 克，桑叶、薄荷各 8 克，蝉蜕 3 克，牛蒡子 10 克，水煎服。

2. 干咳失音、牙龈肿痛：胖大海 5 枚，甘草 3 克，炖茶饮服，老幼者可加入冰糖少许。

3. 急性扁桃体炎、慢性咽喉炎：胖大海 2 枚，沸水泡代茶饮；或胖大海 1 枚，金银花 6 克，菊花 5 克，人参叶 8 克，甘草 3 克，开水泡代茶，慢慢含咽，可续水多次泡，至味淡为止。

4. 大便燥结难解：胖大海 4 枚，水煮后，剥去外皮和内核，再加冰糖或蜂蜜适量煮透，充分膨化后，得 1 碗，分 2 次食完。

5. 便血：胖大海数枚，开水泡发，去核，加冰糖调服。

本草说

《本草纲目》记载：徐锴《说文解字》云，叒（音若），东方自然神木之名，其字象形。桑乃蚕所食，异于东方自然之神木，故加木于叒下而别之。

桑白皮

来源

桑科植物桑 *Morus alba* L. 的干燥根皮。

形态特征

落叶灌木或小乔木，高达 15 米。根皮红黄色至黄棕色。叶互生，具柄；叶片卵圆形或宽卵形，边缘有粗锯齿，有时不规则分裂。开绿色花，花小，雌雄异株，穗状花序腋生。瘦果外包肉质花被，多数密集成圆形或长圆形聚合果，初绿色，成熟后变肉质，黑紫色或白色，味甜。花期 4~5 月，果期 6~7 月。

生境分布

生于村旁、田间或山坡。全国各地均有分布。

采收加工

秋末落叶时节至翌春发芽前挖根，刮去黄棕色粗皮，剥取根皮，晒干。气微，味微甘。药材以色白、皮厚、粉性足者为佳。生用或蜜炙用。

功效主治

甘、苦，寒。①泻肺平喘：治肺热咳喘。②利水消肿：治风水、皮水等。③平肝止血：治高血压肝阳上亢、衄血、咯血、外伤出血。此外，治糖尿病口渴多饮。外用治皮炎、毒虫咬伤。

用量用法

5~15 克，水煎服。生用利水平肝，蜜炙润肺止咳。

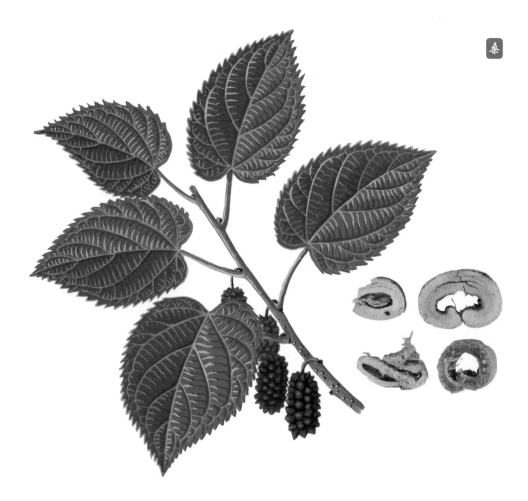

验方集萃

1. **肺热咳喘**：桑白皮、地骨皮各 12 克，甘草 6 克，水煎服。

2. **痰热咳嗽、咯吐脓血**：桑白皮、鱼腥草各 15 克，黄芩、浙贝母各 10 克，桔梗 6 克，甘草 3 克，水煎服。

3. **肺虚有热（咳嗽少痰、气短、潮热盗汗）**：桑白皮、熟地黄各 15 克，西洋参 5 克（另炖），五味子 3 克，水煎服。

4. **水肿、小便不利**：桑白皮、茯苓皮、大腹皮、冬瓜皮各 10 克，泽泻 12 克，水煎服。

5. **高血压**：桑白皮、夏枯草各 15 克，水煎代茶。

6. **糖尿病口渴多饮**：桑白皮、枸杞子各 15 克，水煎代茶。

7. **外伤出血**：鲜桑白皮适量，捣汁外涂。

8. **皮炎瘙痒、毒虫咬伤**：桑白皮、白鲜皮各适量，煎汤外洗。

本草说

紫苏子

来源

唇形科植物紫苏 *Perilla frutescens* (L.) Britt. 的干燥成熟果实。

《养生食鉴》记载：苏子酒主消痰下气，调中补虚，益五脏，肥肌肤，润心肺。用紫苏子，微炒，捣碎，以绢袋盛，纳清酒中，浸三日，少少饮之。

形态形态特征

一年生草本。有芳香气味。茎四棱形。叶对生，有长柄；叶片卵形，边缘有粗圆齿，背面紫色或两面紫色。疏生柔毛。夏秋开花；总状花序顶生和腋生；花红色或淡红色。小坚果近球形，灰棕色。花期 6~7 月，果期 7~8 月。

生境分布

生于山坡路边阴湿处，或栽培。全国各地均有分布。

采收加工

秋季果实成熟时采收，除去杂质，晒干。气清香，味微辛。药材以颗粒饱满、均匀、灰棕色、无杂质者为佳。生用或微炒，用时捣碎。

功效主治

辛，温。①降气化痰：治痰壅气逆、痰多胸痞。②止咳平喘：治咳嗽气喘。③润肠通便：治肠燥便秘。

用量用法

3~10 克，水煎服；煮粥食或入丸、散剂。

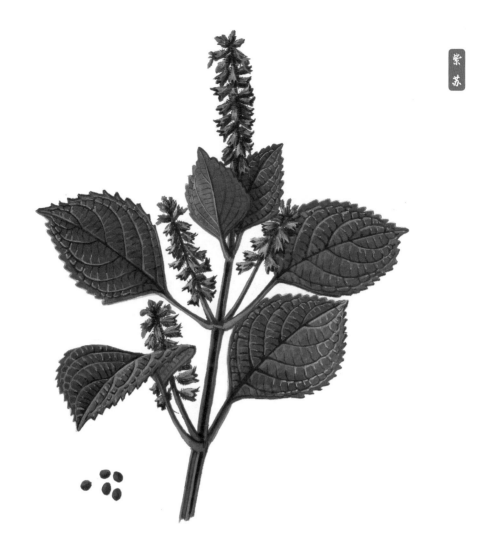

紫苏

验方集萃

1. 小儿急性支气管炎：紫苏子、莱菔子、葶苈子、地龙各10克，苦杏仁、竹茹、枳壳各9克，炙麻黄5克，甘草6克。每日1剂，加水300毫升，煎至100毫升，分2次服。本方用于2岁以上患儿。

2. 产后多汗、便秘：紫苏子、火麻仁各9克，洗净，研极细，用水再研，取汁50毫升，分2次煮粥。

3. 痰多食少、胸闷、脘腹胀满：紫苏子、芥子、莱菔子各10克，水煎服。

4. 痰多咳喘（喘息肢冷、腰酸脚软）：紫苏子、前胡、半夏、厚朴各9克，当归、熟地黄各12克，肉桂6克，鹿角霜15克，水煎服。

5. 肠燥便秘：紫苏子、火麻仁、瓜蒌仁各10克，水煎服。

苦杏仁

《本草纲目》记载：杏仁能散能降，故解肌散风，降气润燥，消积治伤损药中用之。

来源

蔷薇科植物山杏 *Prunus armeniaca* L. var. *ansu* Maxim.、西伯利亚杏 *Prunus sibirica* L.、东北杏 *Prunus mandshurica* (Maxim.) Koehne 或杏 *Prunus armeniaca* L. 的干燥成熟种子。

形态特征

山杏：落叶乔木。树皮黑褐色，小枝红褐色。叶互生，宽卵形或近圆形，基部楔形或宽楔形，边有细锯齿。花单生或常2朵生于枝上端，先叶开放，花无柄；萼筒5裂；花瓣5，白色或淡粉红色。核果近球形，有短柔毛。种子1粒，扁心形，红棕色，具皱纹。花期3~4月，果期7~8月。

生境分布

生于山野。分布于山东、江苏、内蒙古、辽宁等。

采收加工

夏季果实成熟时采收，除去果肉及核壳，晒干。无臭，味苦。药材以颗粒均匀、饱满肥厚、味苦、不泛油者为佳。生用。

功效主治

苦，微温。①止咳平喘：治各种咳嗽气喘。②润肠通便：治肠燥便秘。此外，治黄水疮。

用量用法

3~10克，打碎，水煎服。不宜过量用，婴儿忌用。误服过量苦杏仁可产生氢氰酸中毒，临床表现为眩晕、心悸、恶心、呕吐等中毒反应，重者出现昏迷、惊厥、瞳孔散大、对光反应消失，最后因呼吸麻痹而死亡。

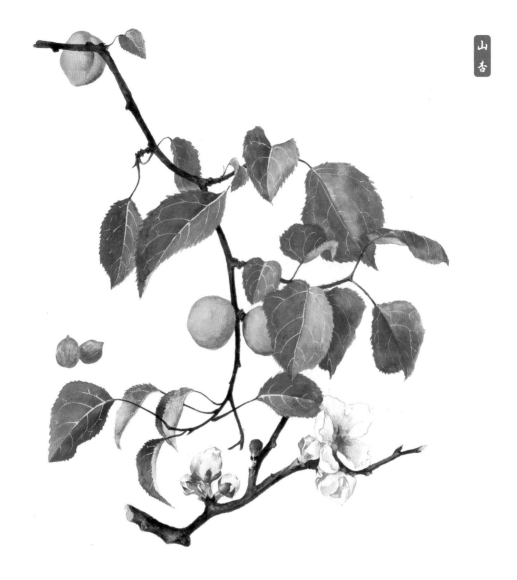

验方集萃

1. **感冒风寒咳喘**：苦杏仁、麻黄各6克，荆芥、防风各10克，甘草3克，水煎服。

2. **百日咳**：苦杏仁3克，北沙参、麦冬各8克，紫菀、款冬各6克，水煎服。

3. **咳嗽痰少**：苦杏仁、百部各10克，川贝母粉3克（冲服），百合、生地黄各15克，水煎服。

4. **咽喉不利**：苦杏仁去皮熬赤，和桂末研如泥，2~3克含服。

5. **肠燥便秘**：苦杏仁、郁李仁、火麻仁各10克，水煎服。

《本草医旨食物类》记载：百部酒，治一切久近咳嗽。百部根切炒，袋盛，浸酒，频频饮之。

百部

来源 百部科植物直立百部 Stemona sessilifolia (Miq.) Miq.、蔓生百部 Stemona japonica (Bl.) Miq. 或对叶百部 Stemona tuberosa Lour. 的干燥块根。

形态特征

直立百部：多年生半灌木，常不分枝。块根肉质，呈纺锤形，数个或数十个簇生。叶多 3~4 片轮生，卵形或近椭圆形，叶柄短或近无柄。花多生于茎下部鳞状叶腋间。蒴果扁卵形。花期 4~5 月，果期 7 月。

生境分布

生于山坡灌丛或竹林下。分布于华东地区及河南等地。

采收加工

春、秋二季采挖，除去须根，蒸或在沸水中烫至无白心，晒干。气微，味甘、苦。药材以粗壮、肥润、坚实、色白者为佳。生用或蜜炙用。

功效主治

甘、苦，微温。①润肺止咳：治新久咳嗽、肺痨咳嗽、百日咳。②杀虫止痒：治头虱、体虱、阴虱、银屑病、滴虫阴道炎、蛲虫病、阿米巴痢疾。

用量用法

5~15 克，水煎服。外用适量。止咳宜蜜炙，杀虫生用。

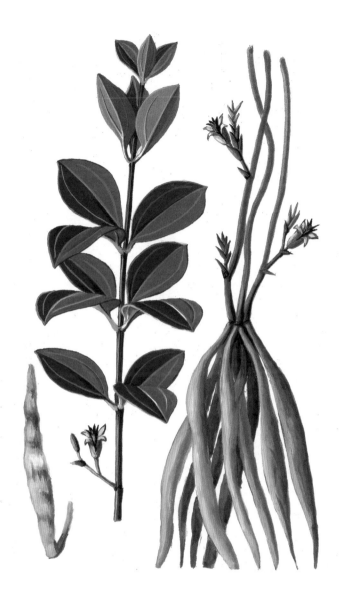

直立百部

验方集萃

1. 风寒感冒咳嗽： 百部、白前各10克，紫菀、款冬花各8克，荆芥、防风各12克，水煎服。

2. 肺结核咳嗽： 百部、北沙参、麦冬各15克，黄芩、丹参各12克，水煎服。

3. 百日咳： 百部8克，鸡胆1个，川贝母粉3克（冲服），水煎服。

4. 头虱、体虱、疥癣： 百部100克，用75%酒精或60度白酒500毫升浸泡7日后涂擦；或百部适量，浓煎外擦。

5. 滴虫阴道炎： 百部60克，蛇床子、苦参各30克，煎汤坐浴外洗。

紫菀

来源 菊科植物紫菀 *Aster tataricus* L. f. 的干燥根及根茎。

形态特征

多年生草本，高 1~1.5 米。茎直立，上部疏生短毛。基生叶丛生，长椭圆形，基部渐狭成翼状柄，边缘具锯齿，两面疏生粗毛，叶柄长，花期枯萎；茎生叶互生，卵形或长椭圆形，渐上无柄。头状花序排成伞房状，有长梗，密被短毛；总苞半球形，边缘紫红色；舌状花蓝紫色；筒状花黄色。瘦果扁平，一侧弯凸，一侧平直，有短毛，冠毛灰白色或带红色，较瘦果长 3~4 倍。花期 7~8 月，果期 8~10 月。

生境分布

生于山地或河边草地。主产于河北、安徽、内蒙古、山西、陕西及东北等地。

采收加工

春、秋二季采挖，除去有节的根茎，编成辫形后晒干。气微，味微涩。药材以根长、色紫红、质柔韧、去净茎苗者为佳。生用或蜜炙用。

功效主治

辛、甘、苦，温。润肺下气、消痰止咳：治痰多咳嗽、新久咳嗽、肺结核咳嗽痰中带血。

用量用法

5~10 克，水煎服。肺虚久咳用蜜炙。

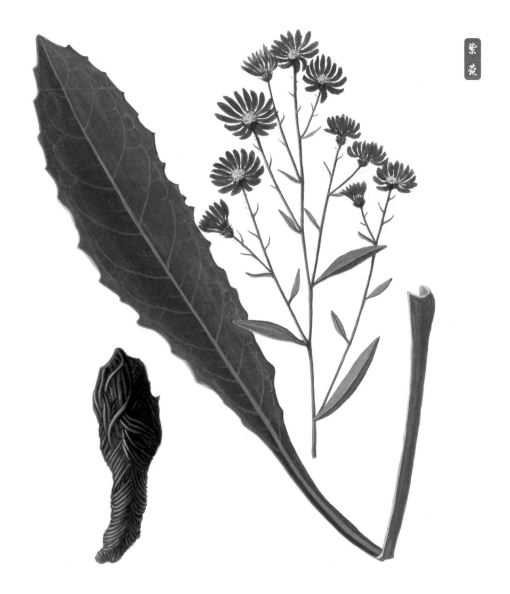

验方集萃

1. **风寒感冒、咳嗽**：紫菀、白前、荆芥各 10 克，苦杏仁 6 克，甘草 3 克，水煎服。

2. **肺虚干咳少痰**：蜜紫菀 10 克，阿胶（烊化）15 克，五味子 3 克，水煎服。

3. **气喘不得平卧、身面浮肿**：紫菀 10 克，麻黄、苦杏仁各 6 克，桑白皮、泽泻各 12 克，水煎服。

4. **小便不利**：紫菀 10 克，研末冲服。

5. **咯血**：紫菀、茜草各等量，研末，炼蜜为丸，每次含服 3~5 克。

款冬花

来源

菊科植物款冬 *Tussilago farfara* L. 的干燥花蕾。

形态特征

多年生草本。基生叶阔心形或肾心形，边缘有波状疏齿，上面暗绿色，光滑无毛，下面密生白色茸毛，有掌状网脉。花先叶开放，头状花序顶生，单一，黄色；边缘有多层舌状花，雌性；中央为管状花，两性。瘦果长椭圆形，具5~10条明显纵棱，冠毛淡黄色。花期2~3月，果期4月。

生境分布

生于河边沙地，或栽培。分布于江西、湖南、湖北、河南及华北、西北等地。

采收加工

2月或解冻前花尚未出土时挖取花蕾，放通风处阴干，待半干时筛去泥土，去净花梗，晾至全干。气香，味微苦、辛。药材以朵大、色紫红、无花梗者为佳。生用或蜜炙用。

功效主治

辛、微苦，温。润肺下气、化痰止咳：治急慢性支气管炎、肺结核等咳嗽、气喘。

用量用法

5~10克，水煎服。内伤久咳蜜炙用。

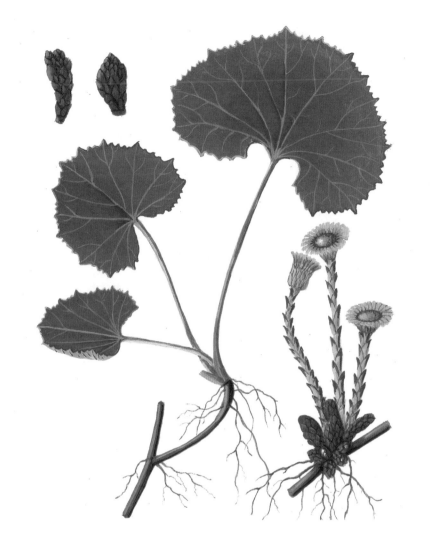

验方集萃

1. **风寒感冒咳嗽**：款冬花 10 克，紫菀 8 克，麻黄 6 克，苦杏仁 5 克，甘草 3 克，水煎服。

2. **慢性支气管炎、肺气肿之咳喘乏力**：紫菀、款冬花各 10 克，黄芪、党参各 12 克，五味子 6 克，水煎服。

3. **肺结核咳嗽痰少、潮热盗汗**：款冬花、百合各 10 克，百部 8 克，川贝母粉 3 克（冲服），北沙参 15 克，地骨皮 12 克，水煎服。

4. **小儿久咳难愈、夜间为甚**：款冬花、紫菀各 8 克，竹茹 10 克，蝉蜕 6 克，诃子 9 克，水煎服。

葶苈子

本草说

《本草图经》记载：葶苈生藁城平泽及田野，今京东、陕西、河北州郡皆有之，曹州者尤胜，初春生苗叶，高六七寸，似荠，根白，枝茎皆青。三月开花，微黄，结子，子扁小如黍粒微长，黄色。

来源

十字花科植物独行菜 *Lepidium apetalum* Willd. 或播娘蒿 *Descurainia sophia* (L.) Webb ex Prantl 的干燥成熟种子。前者习称"北葶苈子"，后者习称"南葶苈子"。

形态特征

独行菜：一年生或二年生草本。茎直立，多分枝。基生叶狭匙形，羽状浅裂或深裂；茎生叶向上逐渐由狭披针形至线形。总状花序顶生，花小，白色；萼片 4，近圆形。短角果扁平，近圆形。种子小，淡红棕色。花期 5~6 月，果期 5~7 月。

生境分布

生于路边、沟旁或山地。分布于华北、东北、西北及西南等地。

采收加工

夏季果实成熟时采割植株，晒干，搓出种子，去杂质。无臭，味微辛辣，黏性较强。药材以颗粒均匀、饱满充实、黄棕色、无杂质者为佳。生用或炒用。

功效主治

苦、辛，大寒。①泻肺平喘：治痰壅气逆、喘咳不能平卧，现代用于治肺源性心脏病。②利水消肿：治胸腔积液、腹腔积水、水肿、小便不利。③泄热逐邪：治黄疸、大便秘结、小儿白秃疮、湿疹。

用量用法

5~10 克，水煎服；3~6 克，研末服。外用适量。

322

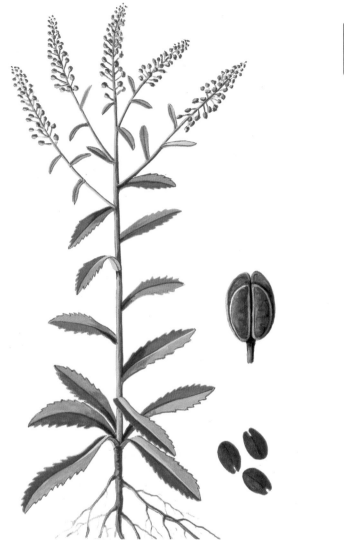

验方集萃

1. 肺源性心脏病心力衰竭、喘急、四肢肿满：葶苈子 10 克，紫苏子 12 克，苦杏仁 6 克，半夏、陈皮各 8 克，大枣 10 枚，水煎服；或葶苈子 6 克，研末，红参 10 克，麦冬 15 克，五味子 3 克，煎汤送服。

2. 胸水：葶苈子、大黄各 10 克，苦杏仁 6 克，水煎取药液，芒硝 10 克冲服。

3. 腹水：葶苈子、防己、大黄各 10 克，椒目 6 克，水煎服。

4. 黄疸、便秘：葶苈子、大黄各 10 克，水煎服。

5. 咳嗽喘急：葶苈子、半夏各 15 克，研为细末，每次 3 克，以生姜汁入蜜少许调匀，饭后服用。

《群芳谱》曰：枇杷秋萌，冬花，春实，夏熟，备四时之气，他物无与类者。

枇杷叶

蔷薇科植物枇杷 *Eriobotrya japonica* (Thunb.) Lindl. 的干燥叶。

形态特征

常绿小乔木。小枝密生锈色绒毛。叶互生，长椭圆或倒卵形，基部楔形，边缘上部有疏锯齿，背面及叶柄密被锈色绒毛。圆锥花序顶生，具淡黄色绒毛，花芳香；萼片5；花瓣5，白色。梨果肉酸甜。花期9~10月，果期次年4~5月。

生境分布

生于村旁、坡地。全国大部分地区都有栽培。

采收加工

全年可采，刷去叶背绒毛，鲜用，或晒干切丝。无臭，味微苦。药材以叶片大、完整、棕绿色、叶背面绒毛密生者为佳。生用或蜜炙用。果肉也可当药用。

功效主治

苦，微寒。①清肺止咳：治肺热咳嗽、支气管炎气逆喘急。②降逆止呕：治胃热呕吐、呃逆。③清胃止渴：治热病烦渴、消渴。外用治脓疮、痔疮。果肉润肺止咳。

用量用法

5~15克，水煎服。炙用止咳，生用止呕。

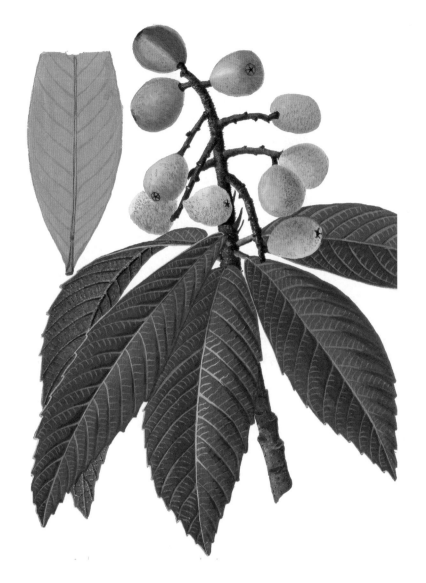

验方集萃

1. 支气管炎咳嗽、痰黄稠：枇杷叶、桑白皮各 12 克，黄芩 10 克，瓜蒌、竹茹各 15 克，水煎服。

2. 伤风咳嗽：鲜枇杷叶 30 克，甘蔗 60 克，冰糖适量，水煎服。

3. 燥热咳嗽少痰：蜜枇杷叶、北沙参各 15 克，麦冬 10 克，苦杏仁 6 克，水煎服。

4. 声音嘶哑：鲜枇杷叶 30 克，淡竹叶 15 克，水煎服。

5. 胃热呕吐、呃逆：枇杷叶、竹茹各 15 克，半夏、陈皮各 6 克，柿蒂 12 克，水煎服。

《本草纲目》记载：原生江南，叶以鸭掌，因名鸭脚。宋初始入贡，改呼银杏，因其形似小杏而核色白也。

白果

银杏科植物银杏 *Ginkgo biloba* L. 的干燥成熟种子。

形态特征

落叶大乔木，高 15~40 厘米。叶扇形，上缘波状或浅裂，花单性，雌雄异株。种子核果状，椭圆形至近球形，外种皮肉质，成熟时黄色、有臭味；中种皮骨质，银白色，卵圆形，有 2 棱；胚乳丰富。花期 5 月，果期 10 月。

生境分布

生于向阳、肥沃湿润的土壤。全国各地均有栽培。

采收加工

秋季种子成熟时采收，除去肉质皮外层，洗净，稍蒸或煮后，烘干。气无，味微甘、苦。药材以粒大、种仁饱满、壳色黄白、断面色淡黄者为佳。用时除去硬壳，生用或炒用。叶夏季采收，鲜用或晒干生用。叶、根也当药用。

功效主治

苦、涩，平。有毒。①敛肺定喘：治哮喘、咳嗽咳痰。②止带：治带下白浊。③缩尿：治小便频数、遗尿。④解毒杀虫：外用治无名肿毒、酒糟鼻、癣疮。银杏叶活血化瘀，通络止痛，敛肺平喘，化浊降脂。治瘀血阻络，胸痹心痛，中风偏瘫，肺虚咳喘，高脂血症。根止带。

用量用法

5~10 克，捣碎，水煎服。小儿及体虚者慎用。外用适量。内服用量过大易中毒，以绿色胚芽最毒。中毒症状有恶心呕吐、腹痛腹泻、发热等，重者可因呼吸中枢麻痹死亡。

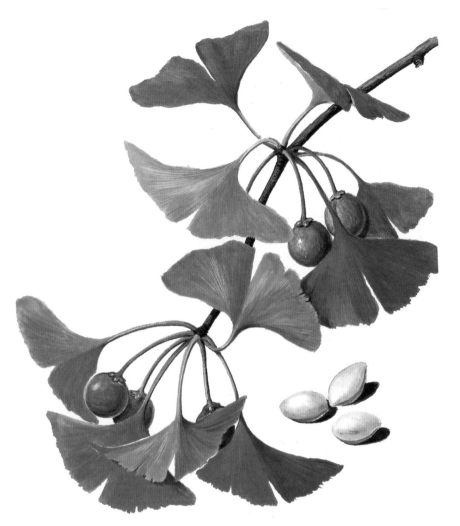

验方集萃

1. 慢性支气管炎、虚喘：白果、黄芩、地龙各 10 克，水煎服；或银杏叶、核桃仁各 15 克，水煎服。

2. 带下白浊：白果 10 克或白果根 30 克，白鸡冠花 15 克，炖猪脊骨或乌鸡服。

3. 肿毒、酒糟鼻：生白果适量，捣烂涂敷。

4. 梦遗：白果 3 粒，酒煮食用，连食 4~5 日。

5. 胸痹胸闷、高脂血症：银杏叶 12 克，山楂 10 克，姜黄、川芎、丹参各 9 克，水煎服。

酸枣仁

《调疾饮食辩》记载：酸枣仁粥，主胆虚烦热不寐，炒熟研末入粥。

来源

鼠李科植物酸枣 *Ziziphus jujuba* Mill. var. *spinosa* (Bunge) Hu ex H. F. Chow 的干燥成熟种子。

形态特征

落叶灌木或小乔木。枝直立，枝上具刺。叶互生，椭圆形或卵状披针形；托叶常为针刺状。花常 2~3 朵簇生于叶腋；花小，黄绿色；萼片、花瓣及雄蕊均为 5。核果近球形或广卵形，熟时暗红褐色，果肉薄，味酸；果核两端常为钝头。花期 4~5 月，果期 9~10 月。

生境分布

生于向阳或干燥平原、山坡或路旁、山谷等。分布于四川、重庆、安徽、山东、湖北、河南、辽宁、陕西、甘肃及华北等地。

采收加工

秋季采收成熟果实，去果肉，晒干，碾破果核，取出种子。气微弱、味甘。药材以粒大饱满、外皮紫红色、不破壳、种仁色白、无虫蛀、无核壳者为佳。生用或炒用。

功效主治

甘、酸，平。①养心安神：治神经衰弱、心悸、失眠、多梦。②生津敛汗：治自汗、盗汗、消渴。

用量用法

5~15 克，水煎服；1.5~3 克，研末冲服。

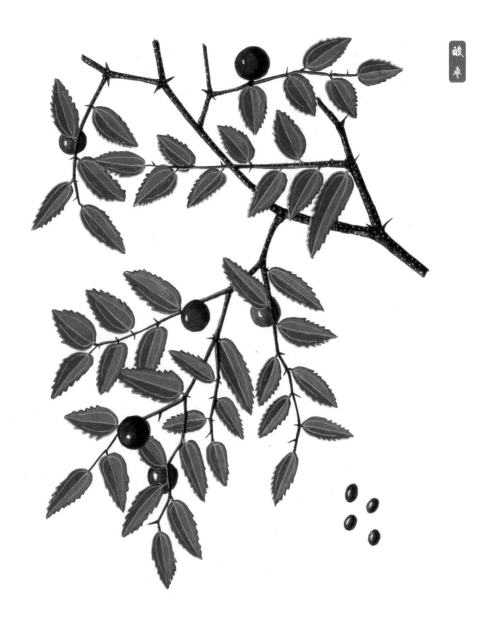

酸枣

验方集萃

1. 神经衰弱、失眠多梦：酸枣仁 5 克，炒熟研末，睡前开水冲服，或煮粥食用。

2. 体虚多汗、气虚自汗：酸枣仁、党参、黄芪、茯苓各 15 克，五味子 6 克，水煎服。

3. 更年期综合征：酸枣仁、百合、生地黄各 15 克，水煎服。

4. 盗汗：酸枣仁、人参、茯苓各等量，共为细末，米汤调服，每次 6~9 克。

5. 糖尿病：酸枣仁、乌梅、麦冬各 12 克，桂心 3 克，水煎服。

《本草纲目》记载：此草服之能益智强志，故有远志之称。

远志

远志科植物远志 *Polygala tenuifolia* Willd. 或卵叶远志 *Polygala sibirica* L. 的干燥根。

形态特征

远志：多年生草本。主根圆柱形，弯曲。茎由基部丛生。叶互生，线形至狭线形。总状花序顶生，花小，稀疏；花萼5片；花瓣3，淡紫色，中央1瓣较大，呈龙骨状，先端有丝状附属物。蒴果扁卵圆形，熟时沿边缘开裂。花期5~7月，果期7~8月。

生境分布

生于山坡、路旁或河岸边草丛。分布于东北、华北及山东、陕西等地。

采收加工

春、秋二季采挖，去泥沙和残基，晒干。气微，味苦、微辛。药材以筒粗、皮细、肉厚、嚼之有刺喉感者为佳。生用或炙用。

功效主治

苦、辛，微温。①宁心安神：治惊悸失眠、健忘。②祛痰开窍：治痰蒙心窍而精神错乱、癫痫发狂，咳嗽痰多、痰稠难咳。③消痈散肿：治痈疽肿毒、乳腺炎肿痛、咽喉肿痛。此外，治头风头痛。

用量用法

5~10克，水煎服。外用适量。实火、阴虚阳亢及胃炎、胃及十二指肠溃疡患者均禁用。

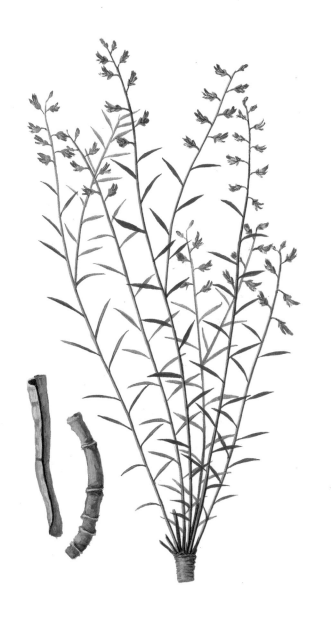

验方集萃

1. 心悸失眠、健忘：远志、酸枣仁、当归、党参各10克，麦冬、山茱萸、茯苓各15克，水煎服。

2. 神经衰弱：远志（研粉）适量，每次3克，每日2次，米汤冲服。

3. 咳嗽痰多：远志、浙贝母各10克，苦杏仁、紫菀各8克，甘草3克，水煎服。

4. 扁桃体炎：远志肉研末，吹喉。

5. 疮痈肿痛：远志10克，研末，酒送服；或远志研末，酒调外敷；或远志煎浓汁，外涂。

本草说

《本草纲目》记载：柏子仁性平而不寒不燥，味甘而补，辛而能润，其气清香，能透心肾，益脾胃，盖仙家上品药也，宜乎滋养之剂用之。

柏子仁

来源

柏科植物侧柏 *Platycladus orientalis* (L.) Franco 的干燥种仁。

形态特征

常绿乔木。树皮薄，淡灰褐色或深灰色，常裂为条状；分枝较密，小枝扁平，排成1个平面。叶鳞形，交互对生，正面1对扁平，有腺点，侧面1对龙骨状，盖在正面基部两侧。雌雄异株，球花单生于上年短枝顶端。球果有种鳞4对，卵状椭圆形，中部种鳞各有1~2粒种子。种子长卵形。

生境分布

全国各地均有栽培。

采收加工

冬初种子成熟时采收，晒干，压碎种皮，簸净，阴干。气微香、味淡。药材以粒饱满、黄白色、油性大而不泛油、无皮壳杂质、有油腻感者为佳。生用。

功效主治

甘，平。①养心安神：治心悸失眠、心阴虚盗汗、虚烦。②润肠通便：治肠燥便秘。此外，治血虚闭经、血虚血热肌肤燥痒、小儿囟门不闭。

用量用法

10~20克，水煎服。

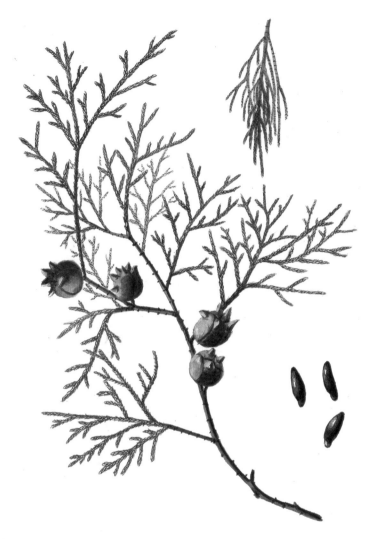

侧柏

验方集萃

1. **心悸怔忡、失眠多梦**：柏子仁、酸枣仁各 10 克，枸杞子、麦冬各 15 克，首乌藤 12 克，水煎服。

2. **盗汗虚烦、梦遗健忘**：柏子仁、酸枣仁各 10 克，石菖蒲、麦冬各 12 克，山药、山茱萸各 15 克，水煎，睡前服。

3. **老年人或体虚肠燥便秘**：柏子仁、火麻仁、当归、肉苁蓉各 12 克，水煎服。

4. **血虚血燥肌肤瘙痒**：柏子仁、生地黄各 20 克，大枣 10 枚，水煎服。

5. **老年人虚证便秘**：柏子仁、麻子仁、松子仁各等量，同研，每次 6~9 克，饭前服。

6. **脱发**：柏子仁、当归各 500 克，共研细末，炼蜜为丸，每日 3 次，每次饭后服 6~9 克。

《本草图经》记载：春生苗，蔓延竹木墙壁间，茎紫色。叶叶相对如薯蓣，而不光泽。夏秋开黄白花……

首乌藤

来源

蓼科植物何首乌 Polygonum multiflorum Thunb. 的干燥藤茎。

形态特征

多年生蔓生草本。地下有肥大块根。茎缠绕，多分枝，具纵棱，微粗糙，下部木质化。叶互生，卵形至心形；托叶鞘膜质，棕色，抱茎。圆锥花序，花小而密；花被 5 裂，白色，外侧 3 片背部有翅。瘦果卵形，具 3 棱，黑褐色，有光泽，包于宿存花被内。花期 8~9 月，果期 9~10 月。

采收加工

夏、秋二季采，除去细枝残叶，切段，晒干。无臭，味微苦、涩。药材以枝条粗壮均匀、外皮棕红色、无叶者为佳。生用。

功效主治

甘，平。①养心安神：治阴血不足虚烦不眠、多梦。②祛风通络：治血虚身痛、风湿痹证。③祛风止痒：治皮肤瘙痒。

用量用法

15~30 克，水煎服。外用适量。

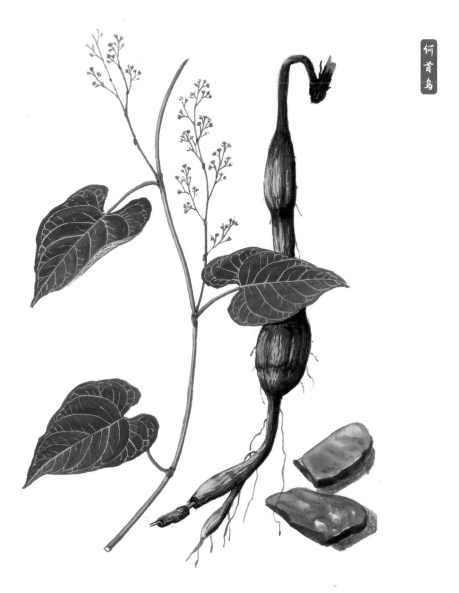

验方集萃

1. 神经衰弱、失眠、多梦：首乌藤15克，酸枣仁、柏子仁各10克，合欢皮18克，茯苓12克，知母、川芎各9克，甘草3克，大枣10枚，水煎服。

2. 血虚全身酸痛：首乌藤、鸡血藤各30克，桑寄生、当归各12克，赤芍10克，水煎服。

3. 风湿痹痛：首乌藤、海风藤各30克，川芎、威灵仙各10克，水煎服。

4. 癣疮皮肤瘙痒：首乌藤、白鲜皮各60克，煎汤外洗。

5. 痔疮肿痛：首乌藤、瓜蒌叶、杉树叶各适量，煎汤洗患处。

钩藤

来源 茜草科植物钩藤 Uncaria rhynchophylla (Miq.) Jacks.、大叶钩藤 Uncaria macrophylla Wall.、毛钩藤 Uncaria hirsuta Havil.、华钩藤 Uncaria sinensis (Oliv.) Havil 或无柄果钩藤 Uncaria sessilifructus Roxb. 的干燥带钩茎枝。

形态特征

钩藤：木质藤本。枝条四棱形或圆柱形，光滑无毛；常在叶腋处着生钩状向下弯曲的变态枝，钩对生，淡褐色至褐色。叶对生，卵状披针形或椭圆形；托叶1对，2深裂，线形。头状花序球形，顶生或腋生；花萼管状；花冠黄色，漏斗形。蒴果有宿存花萼。花期5~7月，果期10~11月。

生境分布

生于山谷溪边疏林中。分布于长江以南等地。

采收加工

秋、冬二季采收带钩的嫩枝，剪成短段，晒干，或稍蒸或略煮后晒干。无臭、味淡。药材以双钩、茎细、钩结实、光滑、色紫红、无枯枝钩者为佳。生用。

功效主治

甘，微寒。①清热平肝、降血压：治肝热、肝火头痛、肝阳上亢眩晕、小儿肝热夜啼。②息风止痉：治热病惊风、癫痫、小儿脾虚慢惊、妊娠子痫。此外，治疹发不透、痰喘型慢性支气管炎。

用量用法

10~15克，水煎不宜超过20分钟。

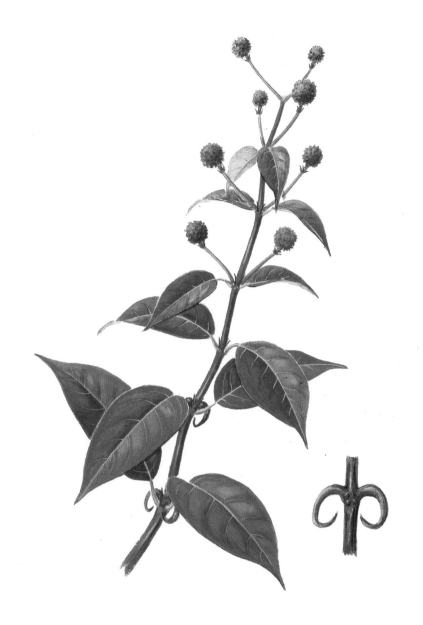

钩藤

验方集萃

1. **小儿肝热夜啼**：钩藤、白芍各8克，蝉蜕、薄荷各3克，水煎服。

2. **高血压头晕目眩**：钩藤、夏枯草、葛根、银杏叶各15克，水煎服。

3. **肝风内动、惊痫抽搐**：钩藤15克，栀子10克，天麻、天竺黄各12克，水煎服。

4. **温热病热极生风**：钩藤、石决明各15克，白芍、菊花各10克，水煎，羚羊角5克，磨汁冲服。

5. **三叉神经痛**：钩藤、僵蚕、延胡索各15克，水煎服。

天麻

来源

兰科植物天麻 *Gastrodia elata* Bl. 的块茎。

形态特征

多年生寄生草本。地下块茎横生，肥厚，肉质，长卵圆形或椭圆形，有不明显的环节，节上有膜质鳞叶。茎单一，直立，圆柱形，淡黄褐色。叶退化为膜质鳞片状，互生，下部短鞘状抱茎。总状花序顶生，花黄绿色，花被片下部合生成歪壶状。蒴果长圆形。种子细小，呈粉状。花期6~7月，果期7~8月。

生境分布

生于林下阴湿处，现多栽培。分布于西南、中南、东北及河北、陕西等地。

采收加工

冬季茎枯时采挖者为冬麻，质量较好；春季出芽时采挖者为春麻。擦去外皮，蒸透，晒干或烘干。气特异、味甘。药材以质地坚实沉重、有鹦哥嘴、色黄白、断面明亮、无空心者为佳。生用。

功效主治

甘，平。①平肝潜阳：治肝阳上亢头晕目眩，现用于治高血压、高脂血症。②息风止痉：治小儿急慢惊风、癫痫。③通经活络：治中风后遗症、手足不遂、肢麻痉挛、风湿痹证。

用量用法

3~10克，水煎服。研末冲服，每次1~1.5克。

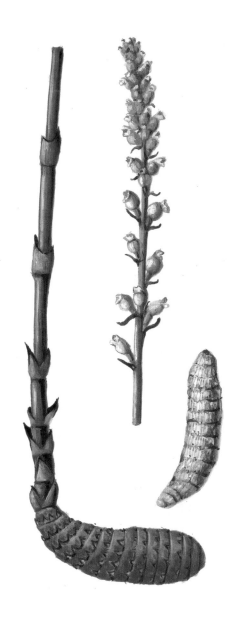

验方集萃

1. **高血压、高脂血症**：天麻、钩藤各 10 克，石决明、牛膝各 15 克，山楂、丹参各 12 克，水煎服。

2. **头痛**：天麻 10 克，炖鸡蛋服。

3. **小儿急惊风**：天麻、天竺黄、钩藤、白芍各 6 克，胆南星 3 克，水煎服。

4. **中风后遗症**：天麻、川芎、当归各 10 克，黄芪、地龙、赤芍各 15 克，水煎服。

5. **皮肤瘙痒、偏正头痛**：天麻 15 克，川芎 20 克，水煎服。

《本草纲目》记载：蒺藜叶如初生皂荚叶，整齐可爱。

蒺藜

蒺藜科植物蒺藜 *Tribulus terrestris* L. 的干燥果实。

形态特征

一年生匍匐草本，多分枝，全株密被灰白色柔毛。茎匍匐，由基部生出多数分枝。偶数羽状复叶互生或对生；小叶5~7 对，长椭圆形，基部常偏斜，有托叶。花单生于叶腋；萼片 5；花瓣 5，黄色，早落。果实五角形，每果瓣呈斧形，每个分果有种子 2~3 枚。花期 6~7 月，果实 8~9 月。

生境分布

生于海滨沙地、田野、路边荒地及河边草丛。全国各地均有分布。

采收加工

秋季果实成熟时，割取全株，晒干，打下果实，碾去硬刺。无臭，味苦、辛。药材以颗粒均匀、饱满坚实、色灰白者为佳。炒黄或盐炙用。

功效主治

苦、辛，平。①平肝潜阳：治肝阳上亢头晕目眩。②疏肝通络：治肝郁乳房胀痛、乳汁不畅、疝气疼痛及瘰疬痛。③祛风明目：治风热头痛、目赤肿痛等。

用量用法

6~15 克，水煎服。外用适量。

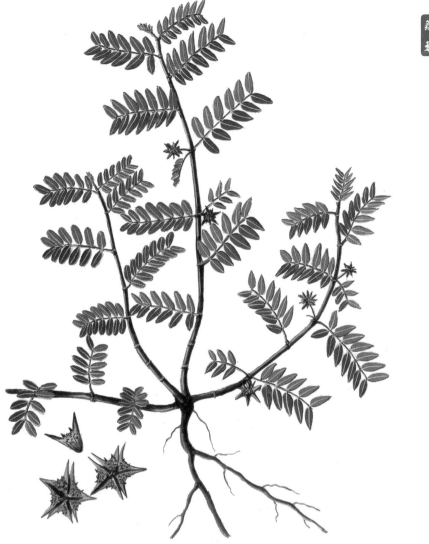

验方集萃

1. 高血压、神经性头痛：蒺藜、牛膝、代赭石各15克，天麻、钩藤各10克，水煎服。

2. 肝郁胁痛、闭经、痛经：蒺藜、香附各10克，当归、川芎各8克，川楝子、延胡索各12克，水煎服。

3. 瘢痕疼痛：蒺藜、山栀子各等量，研末醋调涂。

4. 风热头痛、目赤肿痛：蒺藜、决明子、蔓荆子各12克，菊花10克，水煎服。

5. 风疹瘙痒：蒺藜、黄芩、荆芥、防风各10克，徐长卿12克，水煎服。

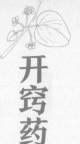

开窍药

石菖蒲

来源 天南星科植物石菖蒲 *Acorus tatarinowii* Schott. 的干燥根茎。

形态特征

多年生草本，有香气。根茎匍匐，横走，有密环节，叶基生，剑状线形。花茎扁三棱形，肉穗花序圆柱状，佛焰苞片叶状，较短，花两性，淡黄绿色；花被片6。浆果倒卵形。花期5~6月，果期7~8月。

生境分布

生于山沟、溪涧流水旁的岩石间。分布于华东、西南、华南等地。

采收加工

秋、冬二季采挖，除去须根及泥沙。气芳香，味苦、微辛。药材以条粗、断面色类白、香气浓郁者为佳。鲜用或晒干。生用。

功效主治

辛、苦，温。①豁痰开窍、宁心安神：治痰湿、痰热蒙蔽清窍、神志昏迷、癫痫抽搐、健忘、神思不定。②化湿和中：治湿阻中焦、霍乱吐泻。此外，治喉炎或声带水肿之声音嘶哑、阴痒阴肿、耳鸣耳聋、跌打损伤、痈疽疥癣。

用量用法

5~10克，鲜品加倍，水煎服。外用适量。

本草说

《本草正》记载：菖蒲芳香清冽，以气用事，故能振动清阳，而辟除四时不正之气。

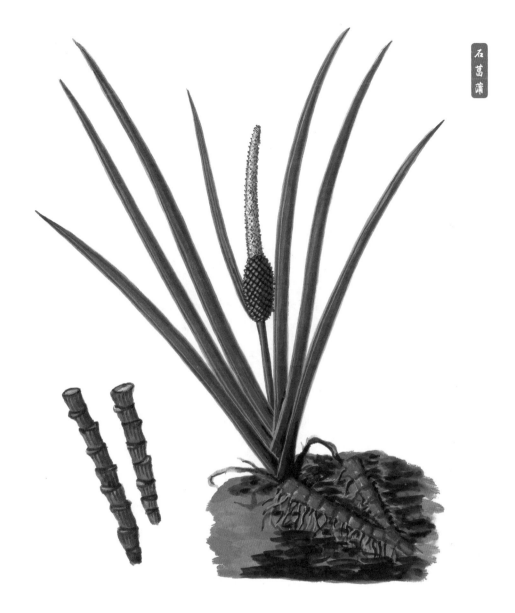

验方集萃

1. 痰湿蒙蔽清窍、神昏： 石菖蒲、远志各 10 克，郁金、山栀子各 12 克，制天南星 6 克，水煎服。

2. 声音嘶哑： 石菖蒲 10 克，桔梗、绿萼梅、石斛各 8 克，水煎服。

3. 阴痒阴肿： 石菖蒲、苦参、蛇床子各 30 克，煎汤熏洗。

4. 耳鸣耳聋： 石菖蒲 10 克，葱白 5 条，猪肾 1 个，炖服。

5. 痈疽、跌打损伤： 鲜石菖蒲适量，捣烂外敷。

人参

来源

五加科植物人参 *Panax ginseng* C. A. Mey. 的干燥根。

本草说

《本草纲目》记载：根如人形，有神，故名人参、神草。

形态特征

多年生草本。主根肥大，肉质，圆柱形或纺锤形，黄白色，有分枝。根茎短。根茎单一，直立。掌状复叶轮生茎端，小叶片多为 5 枚；小叶椭圆形至长椭圆形，两面无毛。伞形花序顶生，花小，淡黄绿色，有 10~50 朵。浆果状核果，扁球形，熟时鲜红色。种子 2 枚。花期 6~7 月，果期 7~9 月。

生境分布

生于山地林中，多为栽培。分布于吉林、辽宁、黑龙江。近年来山西也有种植。

采收加工

秋季采挖，除去茎叶及泥土，分别加工成不同规格的商品。有特异香气，味微苦而甘。药材以条粗、质硬、完整、纹细、芦头长者为佳。

功效主治

甘、微苦，微温。①大补元气：治气虚欲脱，脉微欲绝。②补脾益肺：治肺气虚、脾气虚证。③生津止渴：治热病津伤、消渴。④安神益智：治心悸、失眠、健忘。人参叶苦、微凉，补气生津，祛暑利咽，清降虚火。

用量用法

5~10 克，救治危重证 15~30 克，文火慢煎，另炖；1.5~3 克，研末服。忌藜芦、五灵脂、萝卜、茶叶。不宜长期大量应用。

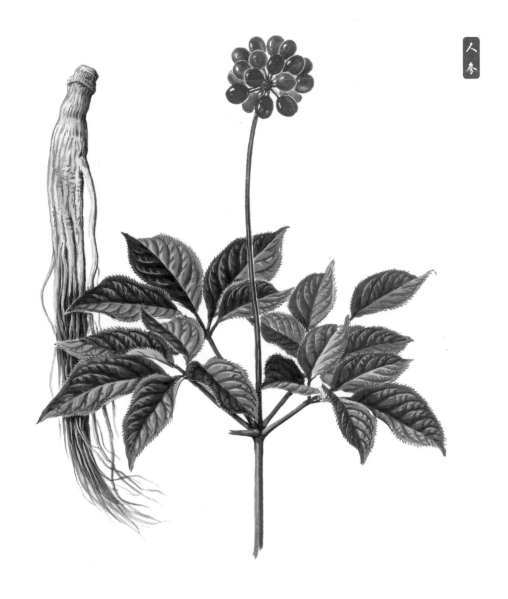

验方集萃

1. 脱证：人参30克，水煎服；如气脱亡阳，加制附子15克；如气阴不足，人参、麦冬各15克，五味子6克，水煎服。

2. 脾肺气虚：人参、白术各10克，茯苓15克，甘草3克，水煎服。

3. 补虚强体：人参5克，另炖服，或炖鸡、鸭、鹅食用。

4. 慢性咽喉炎：人参叶10克，泡茶饮。

5. 气虚口渴：人参3~5克，麦冬10克，水煎，饮汤食参，每日2次。

《增订伪药条辨》记载：西洋参滋阴降火，东参提气助火，效用相反。凡是阴虚火旺，劳嗽之人，每用真西参，则气平火敛，咳嗽渐平。

西洋参

来源

五加科植物西洋参 *Panax quinquefolium* L. 的干燥根。

形态特征

多年生草本，全体无毛。茎圆柱形，有纵条纹，略具棱。根肉质，纺锤形，有时分歧状。根茎短，茎圆柱形。掌状5出复叶，小叶广卵形至倒卵形。伞形花序，花多数；总花梗由茎端叶柄中央抽出；萼片钟形；花瓣5，绿白色。浆果扁圆形，成对状，熟时鲜红色。花期5~6月，果期6~7月。

生境分布

原产于北美。近年来我国东北及河北、山西等地有栽培。

采收加工

秋季选取生长3~6年的根采挖，除去分枝及须尾，晒干。气微而特异，味微苦而甘。药材以根条均匀、质硬、表面横纹紧密、气清香、味浓者为佳。生用。

功效主治

甘、微苦，寒。①益气养阴：治热病灼伤气阴之消渴。②清火生津：治阴虚火旺咳嗽、痰中带血、肺胃阴伤口干舌燥、消渴引饮。

用量用法

3~6克，另煎兑服；或1.5~3克，研末服或泡服。

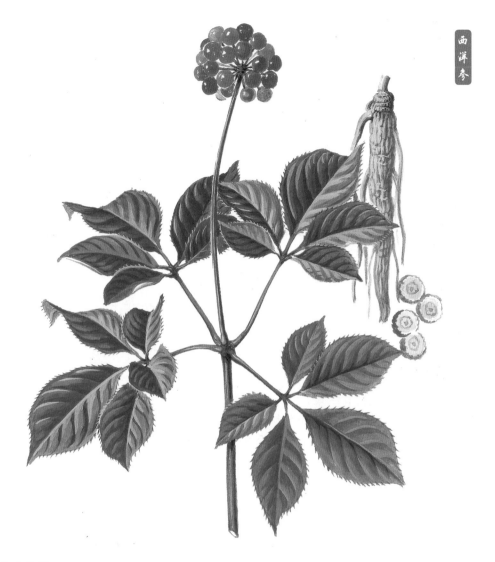

西洋参

验方集萃

1. **体虚神倦**：西洋参6克，石斛、麦冬、北沙参各15克，水煎服。

2. **糖尿病口渴**：西洋参3克，开水泡饮。

3. **肺结核**：西洋参6克，知母8克，水煎，川贝母粉3克（冲服），阿胶15克烊化冲服。

4. **气虚体倦、易感冒**：西洋参6克，黄芪15克，大枣10枚，水煎服；或炖老母鸭或猪肚食用。

5. **高脂血症**：西洋参5克，山楂15克，水煎服；或西洋参3克，三七粉2克，灵芝孢子粉1克，开水冲服。

党参

来源

桔梗科植物党参 *Codonopsis pilosula* (Franch.) Nannf.、素花党参 *Codonopsis pilosula* Nannf. var. *modesta* (Nannf.) L. T. Shen 或川党参 *Codonopsis tangshen* Oliv. 的干燥根。

形态特征

党参：多年生草本，有白色乳汁。根肥大肉质，长圆柱形，顶端膨大，具多数瘤状茎痕。茎缠绕。叶互生、对生或假轮生，卵形至倒卵形，上面绿色，下面粉绿色。花冠钟状，黄绿色，内面有明显紫斑。蒴果下部半球状，上部短圆锥状。种子多数，卵形。花期 8~9 月，果期 9~10 月。

生境分布

生于山地林边及灌丛中，或栽培。主产于山西、陕西、甘肃、四川、云南等地。

采收加工

秋季采挖，除去地上部分和须根，洗净，晒至半干。有特殊香气，味微甜。药材以条粗长、质柔润、气味浓、嚼之无渣者为佳。生用。

功效主治

甘，平。①健脾补肺：治脾胃虚弱证、肺虚喘咳证。②益气养血：治中气不足、体倦乏力、脏器下垂、气血不足、气虚易感冒。③生津止渴：治气津两伤证。现代用于治缺铁性贫血、营养性贫血、慢性肾炎。

用量用法

10~30 克，水煎服。

《植物名实图考》记载：山西多产。长根至二三尺，蔓生，叶不对，节大如手指，野生者根有白汁，秋开花如沙参，花色青白，土人种之为利，气极浊。

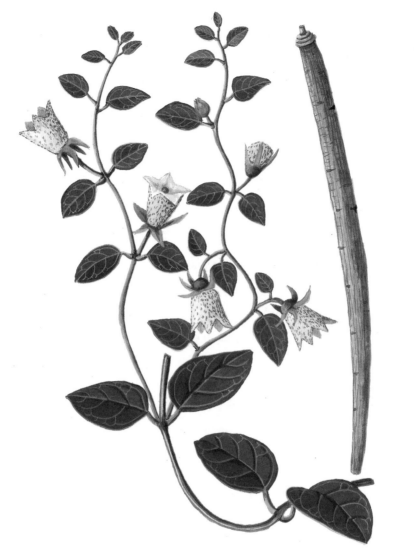

党参

验方集萃

1. **脾胃虚弱**：党参、黄芪各15克，水煎服；或和鸡、鸭、鸽子、猪肚等食物炖服。
胃口不好者可加陈皮6克。

2. **气血不足、气虚容易感冒、缺铁性贫血、营养性贫血、月经过多、肿瘤放疗化
疗后气血不足**：党参、黄芪、当归各12克，大枣适量，炖水鸭母或瘦肉食用。

3. **高脂血症**：党参、玉竹各15克，水煎服。

4. **慢性肾炎水肿、尿少**：党参、黄芪、茯苓各15克，煮鲫鱼。

5. **低血压**：党参、黄精各15克，炙甘草10克，水煎服。

《百草镜》记载：太子参，即辽参之小者，非别种也。乃苏州参行从参包中拣出短小者，名此以售客。味甘、苦，功同辽参。

太子参

来源　石竹科植物孩儿参*Pseudostellaria heterophylla* (Miq.) Pax ex Pax et Hoffm. 的干燥块根。

形态特征

多年生草本。块根长纺锤形，肥厚，白色稍带灰色。茎直立，多单生，近方形，下部带紫色，有2行短柔毛，节部略膨大。叶对生，下部叶片匙形或长倒卵形，上部叶卵状披针形或菱状卵形。花2型，茎顶花大型；茎下部腋生小的闭锁花，白色。蒴果卵形。花期4~5月，果期5~6月。

生境分布

生于林下富腐殖质的深厚土壤或岩石缝中，有栽培。分布于东北、华北、西北、华中等地区，华东地区常有栽培。

采收加工

夏季茎叶大部分枯萎时采挖，除去须根，晒干，或置沸水中稍烫后晒干。气微，味微甘。药材以条粗、色黄白、无须根者为佳。生用。

功效主治

甘、微苦，平。①健脾益气：治脾胃气虚证、心脾两虚心悸失眠。②生津润肺：治气津不足、肺燥干咳、虚热汗多。

用量用法

10~30克，水煎服。

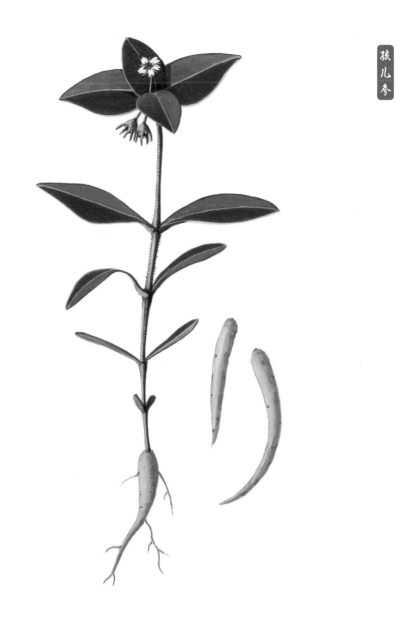

验方集萃

1. 脾虚体倦、食少：太子参、党参各15克，白术、山药各12克，陈皮6克，水煎服。

2. 小儿体虚出汗：太子参、黄芪各10克，五味子3克，水煎服。

3. 肺燥干咳：太子参、百合、麦冬各15克，炖梨；或甘蔗、枇杷叶各30克，喝汤。

4. 病毒性心肌炎后期或神经衰弱心悸失眠、多汗：太子参、麦冬各15克，五味子6克，酸枣仁、首乌藤各10克，水煎服。

5. 小儿夏季热、津伤口渴：太子参、北沙参各12克，淡竹叶15克，水煎服。

黄芪

来源

豆科植物蒙古黄芪 *Astragalus membranaceus* (Fisch.) Bge. var. *mongholicus* (Bge.) Hsiao 或膜荚黄芪 *Astragalus membranaceus* (Fisch.) Bge. 的干燥根。

形态特征

蒙古黄芪：多年生草本。主根粗而长，圆柱形，上粗下细，色黄。茎直立，上部多分枝，有细棱。奇数羽状复叶互生；托叶三角卵形至披针形；小叶 12~18 对。总状花序枝顶腋生；花萼钟形，常被黑色短毛；花冠黄色至淡黄色。荚果椭圆形，膜质，无毛。花期 6~7 月，果期 7~9 月。

生境分布

生于向阳山坡及草地，多栽培。主产于内蒙古、河北、山西、黑龙江、吉林等地。

采收加工

春、秋二季采挖，除去须根及根头，晒至六七成干，理直扎捆，晒干。气微，味微甜。药材以条粗长、断面色黄白、有粉性者为佳。生用或蜜炙用。

功效主治

甘，微温。①补气升阳：治脾肺气虚证、中气下陷证。②固表止汗：治气虚自汗等。③利水消肿：治气虚浮肿尿少。④托毒生肌：治气血不足而疮疡难溃或溃久不敛。此外，治气虚血弱、出血、血滞痹痛麻木、津亏、中风后半身不遂等。

用量用法

10~15 克，大剂量可用至 30~60 克。

蒙古黄芪

验方集萃

1. **慢性胃病**：黄芪 30 克，白胡椒 10 克，放入洗干净的猪肚中，文火炖服。

2. **贫血、无力**：黄芪 30 克，大枣 60 克，当归 10 克，水煎服。

3. **慢性肾炎**：黄芪、茯苓各 30 克，鲤鱼 1 条，煮汤。

4. **糖尿病口干**：黄芪 30 克，山药 90 克，水煎代茶。

5. **气虚易感冒、胃下垂**：黄芪、冰糖各 30 克，大枣 60 克，文火炖服。

6. **中风后遗症**：黄芪 30 克，赤芍、地龙各 15 克，当归、川芎各 10 克，水煎服。

《名医别录》记载：术有两种，白术叶大有毛而作桠，根甜而少膏，可作丸散用；赤术叶细无桠，根小苦而多膏，可作煎用。

白术

菊科植物白术 *Atractylodes macrocephala* Koidz. 的干燥根茎。

形态特征

多年生草本。根茎肥厚，有不规则分枝，外皮灰黄色；茎直立，自中下部长分枝。叶互生，薄纸质，3 深裂或羽状 5 深裂，边缘或裂片边缘有长或短针刺状缘毛或细刺齿。头状花序单生于枝顶；总苞大，宽钟形；管状花，花冠紫色。瘦果椭圆形。花期 12 月至次年 4 月，果期 7~8 月。

生境分布

生于山坡草地及山坡林下。主产于浙江、湖北、湖南、安徽等地，常有栽培。

采收加工

冬季霜降前后，挖取 2~3 年生的根茎，除去细根、茎叶，晒干或烘干。气清香，香气浓，味甘、微辛。药材以个大、质坚实、无空心、断面色黄白、嚼之略带黏性者为佳。生用或土炒、麸炒、炒焦。

功效主治

苦、甘，温。①益气健脾：治脾虚食少、泄泻。②燥湿利水：治中焦湿盛、脾虚水停所致水肿、小便不利、痰饮。③固表止汗：治气虚自汗、易患感冒。④补气安胎：治气虚胎动不安。⑤通便：治气虚便秘。

用量用法

10~15 克，水煎服。利水生用。

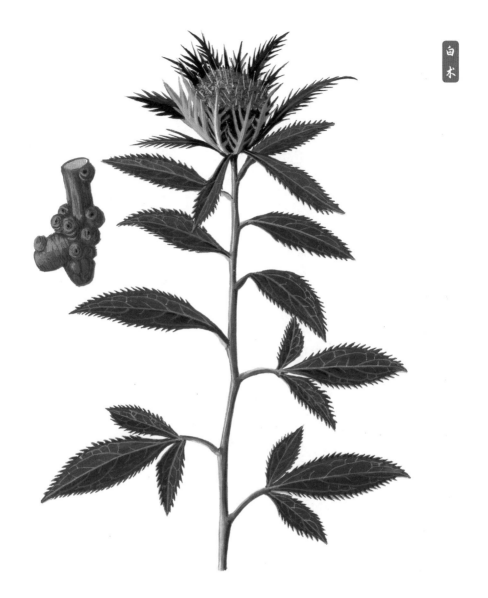

白术

验方集萃

1. 脾虚食少、腹胀：白术、茯苓各15克，枳实、厚朴各10克，麦芽20克，半夏曲6克，水煎服。

2. 湿泻、暑泻：白术、车前子各等量，炒为末，每次9克。

3. 自汗、易感冒：白术、黄芪各15克，浮小麦30克，防风8克，甘草3克，水煎服。

4. 水肿、小便不利：白术、茯苓、泽泻各12克，车前子10克，水煎服。

5. 妊娠呕吐、胎动不安：炒白术15克，砂仁、陈皮各6克，苎麻根20克，水煎服。

山药

来源 薯蓣科植物薯蓣 *Dioscorea opposita* Thunb. 的干燥根茎。

《居家必用事类·饮食》记载：山药面，擂烂生山药于煎盘内，用少油摊作煎饼。摊至第二个后，不用油，逐旋煿之。细切如面，荤素汁任意供食之。

形态特征

多年生草质藤本。块茎垂直生长，长圆柱形，外皮灰褐色，有须根，断面白色，有黏液；茎右旋，常带紫红色。单叶，三角形至宽卵形或戟形，在茎下部互生，茎中部以上对生。叶腋间常有珠芽（零余子）。雄花序 2~8 个着生于叶腋；雌花序 1~3 个着生于叶腋。蒴果扁圆形。种子具翅，扁圆形。花期 7~8 月，果期 9~10 月。

生境分布

生于灌木丛、杂草中，或栽培。分布于广东、广西、福建、江西、河南、湖南等地。

采收加工

秋、冬二季采挖，洗净，除去须根，火烤至七八成干后，刨皮，切片。气微，味淡、微酸。药材以身长、条粗、质坚实、粉性足、色洁白者为佳。生用或麸炒用。

功效主治

甘，平。①益气健脾：治脾胃虚弱食少、泄泻。②益肺养阴：治肺虚久咳、消渴、气阴不足、阴虚内热。③补肾涩精止带：治肾虚遗精遗尿、脾肾两虚带下。

用量用法

10~30 克，大剂量可用至 60~250 克，水煎服。炒用止泻、涩精、止带，生用养阴。

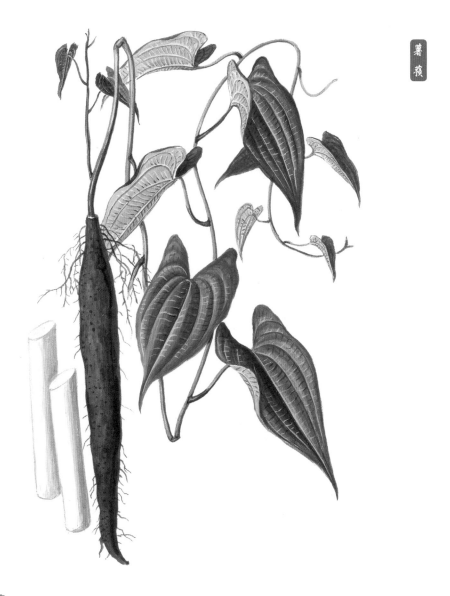

薯蓣

验方集萃

1. 小儿脾虚食少：炒山药、茯苓、芡实、莲子各等量，研末，调米粉炖服。

2. 小儿疳积：炒山药250克，研末，羊胆1个，白糖适量，调匀蒸熟，每次10克，每日3次。

3. 肺虚久咳：山药、茯苓各15克，半夏、陈皮各6克，干姜3克，五味子5克，水煎服。

4. 湿热虚泄：山药、苍术各等量，饭为丸，米汤调服6~9克。

5. 带下色白清稀：山药、银杏根各30克，金樱子、续断各15克，黄柏9克，水煎服。

甘草

《饮膳正要》记载：甘草，味甘，平，无毒。和百药，解诸毒。

来源

豆科植物甘草 *Glycyrrhiza uralensis* Fisch.、胀果甘草 *Glycyrrhiza inflata* Bat.、光果甘草 *Glycyrrhiza glabra* L. 的干燥根和根茎。

形态特征

甘草：多年生草本。根和根茎外皮红棕色，里面淡黄色。茎直立。羽状复叶，小叶卵形或宽卵形。总状花序腋生，花密集；花萼钟状；花冠蝶形，紫红色或紫蓝色。荚果镰刀状。种子暗绿色，圆形或肾形。花期6~7月，果期7~9月。

生境分布

生于向阳干燥的钙质草原、河岸沙质土。分布于东北、华北、西北等地。

采收加工

春、秋二季采挖，除去须根，晒干。气微，味甜而特殊。药材以外皮细紧、红棕色、质坚实、断面黄白色、粉性足、味甜者为佳。生用或蜜炙用。

功效主治

甘，平。①健脾益气：治脾虚倦怠乏力、心悸气短、脉结代。②清热解毒：治疮疡肿毒、药物或食物中毒、口舌生疮、小便短赤。③止咳祛痰：治咳嗽痰多。④缓急止痛：治脘腹或肢体挛急疼痛。⑤调和药性：调和药物的峻烈之性，减轻药物的毒副作用。

用量用法

3~10克，水煎服。解毒生用，补气缓急炙用。高血压、水肿、腹胀不宜多用。不宜与大戟、芫花、甘遂同用。

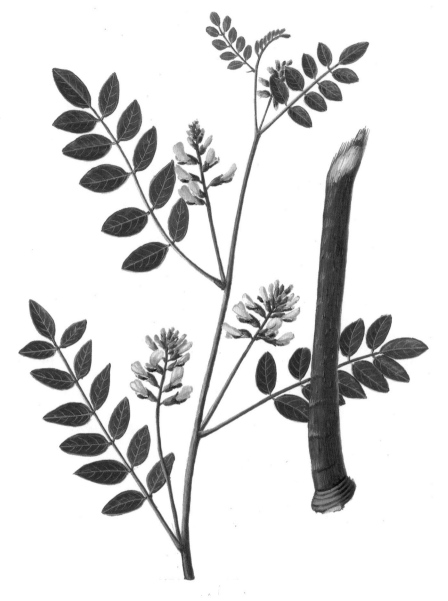

验方集萃

1. **心悸**：炙甘草 10 克，桂枝、人参各 9 克，水煎服。

2. **咽痛**：甘草 6 克，金银花 15 克，开水泡服。

3. **胃溃疡胃脘痛反酸**：甘草 6 克，海螵蛸、瓦楞子各 15 克，研末服。

4. **食物或药物中毒**：甘草、绿豆各 30 克，水煎服。

5. **肺结核咳嗽**：甘草 30 克，每次川贝母粉 2 克，甘草煎汤送服。

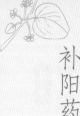

巴戟天

来源 茜草科植物巴戟天 *Morinda officinalis* How 的干燥根。

本草说

《新修本草》记载：其苗俗名三蔓草。叶似茗，经冬不枯。根如连珠，宿根青色，嫩根白紫，用之亦同，以连珠多肉厚者为胜。

形态特征

藤本。根肉质肥厚，圆柱形，呈串珠状，外皮黄褐色。茎有纵棱，小枝幼时有褐色粗毛。叶对生，纸质，长椭圆形，全缘。头状花序，有小花 3~10 朵，排成伞形花序；花冠白色，近钟形，稍肉质。核果球形至扁球形，成熟时红色。种子熟时黑色，略呈三棱形。花期 4~5 月，果期 9~10 月。

生境分布

生于山谷、溪边或疏林下，或栽培。分布于福建、广东、广西等地。

采收加工

栽培品 5~10 年后采挖，野生品春、秋二季采挖。晒干，或蒸透除去木心。无臭，味甘而微涩。药材以肥壮、呈连珠状、肉厚、色紫者为佳。生用或盐水炙用。

功效主治

甘、辛，微温。①温肾阳：治肾阳虚阳痿、小便频数而混浊、宫冷不孕、月经不调、白带异常。②强筋骨、祛风湿：治肾虚腰痛、风湿久痹、坐骨神经痛。

用量用法

10~15 克，水煎服。

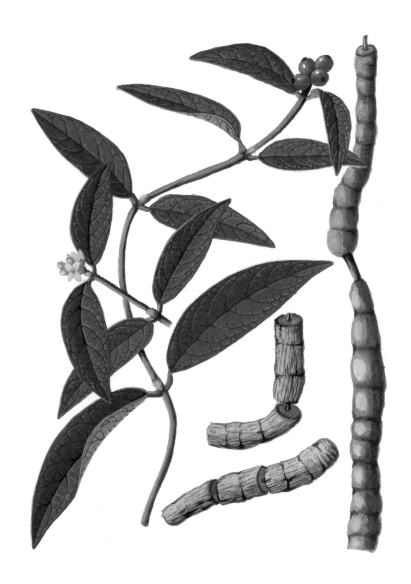

验方集萃

1. 肾阳虚阳痿：巴戟天、淫羊藿各15克，枸杞子、人参各10克，水煎服。

2. 宫冷不孕、月经量少：巴戟天、制附子（先煎）各10克，肉桂、吴茱萸各6克，当归、熟地黄各12克，水煎服。

3. 小便清长、夜尿多：巴戟天、山药各15克，益智、金樱子各10克，水煎服。

4. 带下色白清稀、腰酸痛：巴戟天、杜仲各15克，鹿角霜30克，水煎服。

5. 风湿性关节炎肢体酸痛、乏力痿软：巴戟天、五加皮各15克，炖牛或猪的脊骨常服。

《本草纲目》记载：陶弘景曰，服之使人好为阴阳。西北部有淫羊，一日百遍合，盖食此藿所致，故名淫羊藿。

淫羊藿

来源

小檗科植物淫羊藿 *Epimedium brevicornu* Maxim.、箭叶淫羊藿 *Epimedium sagittatum* (Sieb. et Zucc.) Maxim. 或朝鲜淫羊藿 *Epimedium koreanum* Nakai 等的干燥地上部分。

形态特征

淫羊藿：多年生草本，高20~60厘米。根茎粗短，木质化，暗棕褐色；茎直立。2回3出复叶基生或茎生；小叶卵圆形，基部心形，纸质或厚纸质。花茎具2枚复叶；圆锥花序具花20~50朵，花序轴及花梗被腺毛；萼片2轮；花白色或淡黄色。蒴果，宿存花柱喙状。花期4~5月，果期5~6月。

生境分布

生于竹林下、石缝中。分布于湖北、湖南、四川、贵州、陕西、辽宁、山东等地。

采收加工

夏、秋二季茎叶茂盛时采割，除去粗梗及杂质，晒干或阴干。无臭，味微苦。药材以色黄绿、无枝梗、叶整齐不破碎者为佳。切丝生用或用羊脂油炙用。

功效主治

辛、甘，温。①温肾壮阳：治肾阳虚阳痿遗精、宫冷不孕。②强壮筋骨、祛风除湿：治风湿痹痛、筋骨无力、肢体偏瘫。此外，治更年期高血压、冠心病心绞痛、慢性支气管炎咳喘。

用量用法

5~10克，水煎服；或浸酒、熬膏。

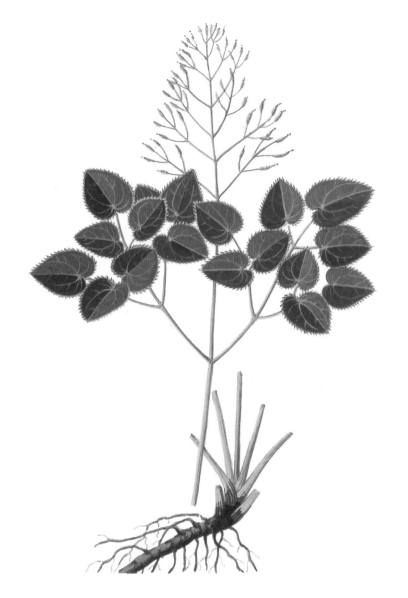

验方集萃

1. 阳痿：淫羊藿 500 克，白酒 1500 毫升，浸泡 7 日后饮用，每次 10~20 毫升，每日 3 次。

2. 宫冷不孕：淫羊藿、肉桂、制附子（先煎）、当归各 10 克，水煎服。

3. 筋骨痿软、痹痛：淫羊藿 10 克，五加皮、桑寄生各 15 克，巴戟天 12 克，水煎服或浸酒服。

4. 慢性支气管炎：淫羊藿、矮地茶各 10 克，水煎服。

5. 更年期高血压：淫羊藿 10 克，当归、巴戟天、知母、黄柏各 9 克，水煎服。

仙茅

来源

石蒜科植物仙茅 *Curculigo orchioides* Gaertn. 的干燥根茎。

形态特征

多年生草本。根茎近圆柱状，粗厚。叶线形、线状披针形或披针形，基部渐狭成短柄或近无柄。花茎甚短；苞片披针形，具缘毛；总状花序多少呈伞房状，通常具 4~6 朵花；花黄色，花被裂片长圆状披针形。浆果近纺锤状，顶端有长喙。种子表面具纵凸纹。花、果期 4~9 月。

生境分布

生于山坡、草丛及灌丛中。分布于我国东南部及西南地区。

采收加工

秋、冬二季采挖，除去根头和须根，洗净，晒干。气微香，味微苦、辛。药材以根条粗长、质坚脆、表面黑褐色者为佳。生用。

功效主治

辛，热。有毒。①温肾壮阳：治阳痿遗精、遗尿、尿频。②强筋骨、祛寒湿：治寒湿久痹、筋骨冷痛。此外，治高胆固醇血症、硬皮病、更年期综合征。

用量用法

3~10 克，水煎服或浸酒服。

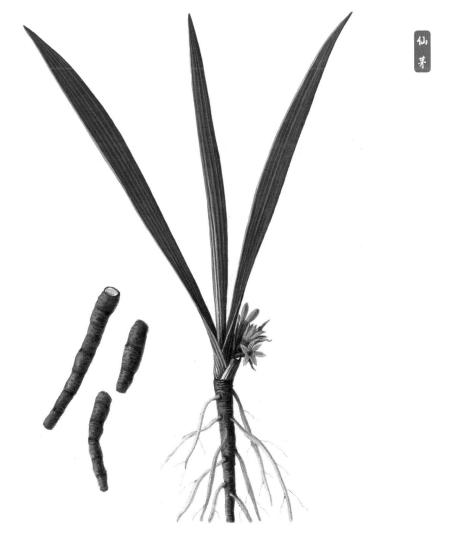

仙茅

验方集萃

1. 阳痿遗精、遗尿、尿频：仙茅 6 克，淫羊藿、菟丝子各 10 克，枸杞子 15 克，益智 8 克，水煎服。

2. 风湿性关节炎关节冷痛：仙茅 10 克，制川乌 3 克，威灵仙、独活各 12 克，煎酒服或水煎服。

3. 高胆固醇血症：仙茅、徐长卿各 6 克，制何首乌 15 克，山楂、决明子各 12 克，水煎服。

4. 更年期综合征：仙茅、淫羊藿、巴戟天各 9 克，生地黄、知母各 10 克，水煎服。

5. 皮痹：仙茅、淫羊藿各 9 克，红花 6 克，赤芍 10 克，鸡血藤、当归、丹参各 15 克，水煎服。

补骨脂

《本草纲目》记载：补骨脂言其功也。胡人呼为婆固脂，而俗讹为破故纸也。

豆科植物补骨脂 *Psoralea corylifolia* L. 的干燥成熟果实。

形态特征

一年生直立草本，高 60~150 厘米，全体被黄白色毛及黑褐色油点。茎直立。单叶互生，叶片阔卵形或三角状卵形，边缘有粗锯齿，质地坚韧，两面有明显黑色腺点。花多数，密集成近头状的总状花序，腋生；花冠黄色或蓝色，花瓣明显具瓣柄。荚果椭圆形，果皮黑色，与种子黏连。花期 7~8 月，果期 9~10 月。

生境分布

生于山坡、田边、溪旁，有栽培。分布于西南及广东、江西、福建、安徽、河南、山西、陕西等地。

采收加工

秋季果实成熟时割取果穗，晒干，打下果实。气香，味辛、微苦。药材以粒大、饱满、色黑者为佳。生用或盐水炙用。

功效主治

苦、辛，温。①温肾壮阳、固精缩尿：治肾阳虚阳痿遗精、腰膝冷痛、尿频、遗尿。②纳气定喘：治肾虚作喘。③温脾止泻：治五更泄泻。外用治白癜风、斑秃。

用量用法

6~15 克，水煎服。外用适量。

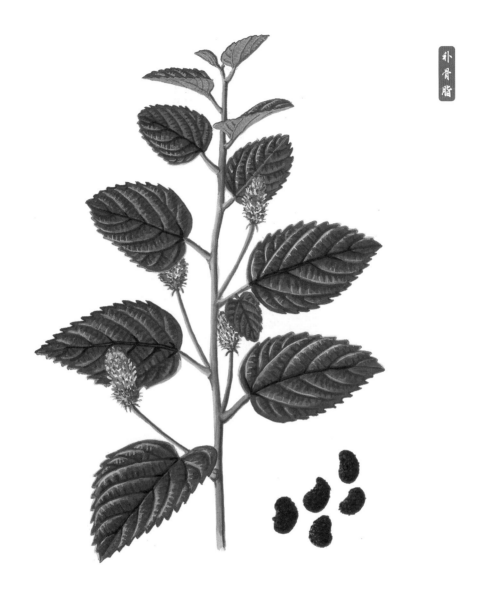

验方集萃

1. 肾虚腰痛：补骨脂、杜仲各 15 克，制附子 9 克，牛膝 10 克，川芎、当归各 12 克，水煎服。

2. 老人夜尿频多、小儿肾虚遗尿：补骨脂、覆盆子、山药各 15 克，鸡内金、桑螵蛸各 10 克，水煎服。

3. 五更泄泻：补骨脂、肉豆蔻各 15 克，吴茱萸、五味子各 6 克，水煎服。

4. 腰痛：补骨脂为末，每次 3~6 克，温酒送服。

5. 虚喘：补骨脂、蛤蚧各 10 克，人参 6 克，水煎服。

《本草纲目》记载：益智大辛，行阳退阴之药也，三焦、命门气弱者宜之。

益智

来源

姜科植物益智 *Alpinia oxyphylla* Miq. 的干燥成熟果实。

形态特征

多年生草本。根茎密结；茎直立，丛生。叶2列，互生，披针形或狭披针形，叶缘具细锯齿，两面无毛；叶舌尖，2裂，膜质，棕色。圆锥花序顶生，花蕾时包藏于鞘状的苞片内，花序轴被短毛；唇瓣倒卵形，粉白色。蒴果椭圆形或纺锤形，果皮有明显的脉纹。花期3~5月，果期5~6月。

生境分布

生于阴湿的密林或疏林下。华南地区常有栽培，主产于海南、广东、广西等地。

采收加工

夏、秋二季间果实由绿变红时采收，晒干，去壳取仁。有特异香气，味辛、微苦。药材以粒大、饱满、气味浓者为佳。生用或盐水炒用，用时捣碎。

功效主治

辛，温。①温脾止泻：治脾虚泄泻。②摄唾涎：治多唾流涎。③暖肾固精、缩尿：治肾虚寒遗精、滑精、尿频、遗尿。

用量用法

3~10克，水煎服。

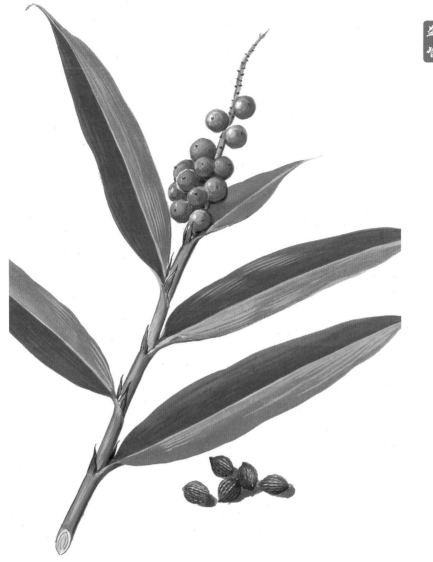

验方集萃

1. **虚寒泄泻、腹冷痛**: 益智、补骨脂、肉豆蔻各10克, 干姜、丁香各6克, 水煎服。

2. **腹胀腹泻, 日夜不止**: 益智60克, 浓煎饮之。

3. **口淡唾多**: 益智、荜茇各等分, 研细末, 取少许含于口中; 如小儿流涎不止, 益智、陈皮各6克, 党参、白术各8克, 水煎服。

4. **遗尿、滑精**: 益智、乌药、鸡内金、金樱子各10克, 水煎服。

5. **小儿遗尿**: 益智、茯苓各等量, 共研末, 每次3克, 空腹米汤调服。

肉苁蓉

来源 列当科植物肉苁蓉 *Cistanche deserticola* Y. C. Ma 的干燥带鳞叶的肉质茎。

形态特征

多年生肉质寄生草本，大部分地下生。茎肉质肥厚，不分枝。鳞叶密集，黄色，肉质，螺旋状排列；基部叶三角卵形；上部叶三角状披针形。穗状花序顶生，粗大；花冠管黄色，钟形，裂片蓝紫色。蒴果 2 裂，卵形，褐色，顶端常具宿存的花柱。种子多而细小，椭圆形或近卵形。花期 5~6 月。

生境分布

生于湖边、沙地的梭梭林中，寄生于梭梭的根上。分布于甘肃，近年来青海、内蒙古等地有少量栽培。

采收加工

春、秋二季均可采挖，以春季苗未出土或刚出土时采挖者为佳。气微，味甜、微苦。药材以条粗壮、密被鳞片、色棕褐、质柔润者为佳。切厚片，生用或酒炙用。

功效主治

甘、咸，温。①温补肾阳、益精养血：治阳虚、精血不足之阳痿、遗精、腰膝酸软、筋骨无力、不孕、小便白浊。②润肠通便：治久病、大病后、老人精血不足之肠燥便秘。

用量用法

10~30 克，水煎服。

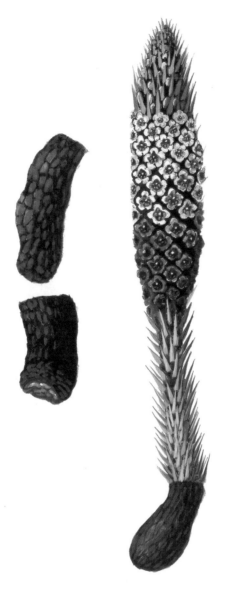

验方集萃

1. 阳痿遗精、不育：肉苁蓉、菟丝子各15克，蛇床子、五味子各10克，水煎服。

2. 宫冷月经不调、不孕：肉苁蓉、制附子（先煎）各10克，菟丝子、当归、白芍、熟地黄各12克，水煎服。

3. 便秘、面色无华：肉苁蓉30克，水煎服。

4. 糖尿病：肉苁蓉15克，山茱萸、五味子各10克，水煎服。

5. 肾虚腰痛：肉苁蓉15克，炒杜仲、续断各10克，盐肤木24克，水煎服。

本草说

《抱朴子》仙方单服法：取实一斗，酒一斗浸，曝干再浸又曝，令酒尽乃止，捣筛。每酒服二钱，日二服。此药治腰膝去风，兼能明目。

菟丝子

来源 旋花科植物菟丝子 *Cuscuta chinensis* Lam. 的干燥成熟种子。

形态特征

一年生寄生缠绕草本，全株无毛。茎缠绕，黄色，纤细。叶退化成少数鳞片状。花序侧生，花簇生成小团伞花序于叶腋；花萼杯状，中部以下联合，裂片三角状；花冠壶形，白色，5 裂。蒴果球形。种子 2~4 粒，淡褐色，卵形。花期 7~9 月，果期 8~10 月。

生境分布

生于田边、灌丛、路旁、沟边及荒地，多寄生于豆科或菊科植物上。分布于全国大部分地区。

采收加工

秋季果实成熟时采收植株，晒干，打下种子，去净杂质。气微，味淡。药材以色灰黄、颗粒饱满者为佳。生用、盐水炙用或制饼用。

功效主治

甘，温。①补肾益精：治阳痿遗精、尿频、肾虚消渴。②健脾止泻：治脾虚泄泻。③固冲安胎：治脾肾虚带下、胎动不安。④养肝明目：治视力减退。

用量用法

10~15 克，水煎服。外用适量。

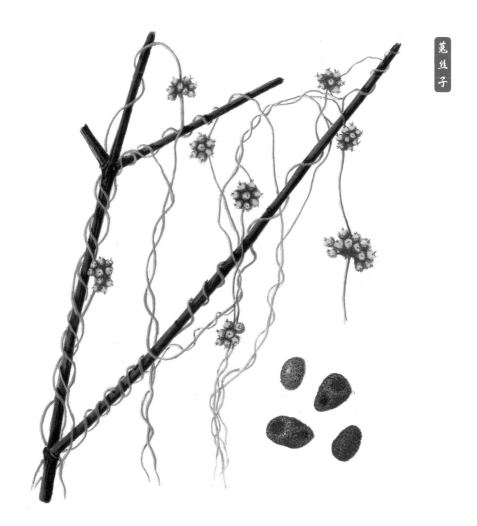

菟丝子

验方集萃

1. 阳痿、遗尿、遗精伴腰膝酸软：菟丝子、枸杞子、杜仲各15克，莲子须、韭菜子各10克，五味子6克，水煎服。

2. 久泻、五更泄泻：菟丝子、益智、补骨脂、乌药各10克，肉豆蔻、荜澄茄各6克，水煎服。

3. 习惯性流产：菟丝子、桑寄生、续断各15克，苎麻根12克，水煎，阿胶15克烊化冲服。

4. 糖尿病：菟丝子、天花粉各15克，五味子6克，水煎服。

5. 腰痛：菟丝子（酒浸）、杜仲各等量，共研细末，以山药和丸，每次12~15克，盐酒或盐汤送服。

《本草纲目》记载：杜仲，古方只知滋肾，惟王好古言是肝经气分药，润肝燥，补肝虚，发昔人所未发也。

杜仲

来源　杜仲科植物杜仲 *Eucommia ulmoides* Oliv. 的干燥树皮。

形态特征

落叶高大乔木。小枝光滑，黄褐色或较淡，具片状髓。皮、枝及叶均含胶质。单叶互生，椭圆形或卵形，边缘有锯齿，幼叶上面疏被柔毛，下面毛较密，老叶上面光滑，下面叶脉处疏被毛。花单性，雌雄异株，生于一年生枝基部苞片的腋内，有花柄。翅果卵状长椭圆形而扁，先端下凹，内有种子1粒。花期4~5月，果期9月。

生境分布

生于山地林中，或栽培。主产于四川、云南、贵州、湖北等地。

采收加工

4~6月剥取栽植近10年的树皮，刮去粗皮，堆置"发汗"至内皮呈紫褐色，晒干。气微，味稍苦。药材以皮厚、块大、去净粗皮、内表面暗紫色、断面丝多者为佳。生用或盐水炒用。

功效主治

甘，温。①补益肝肾、强壮筋骨：治肾虚腰痛、风湿久痹、阳痿遗精、早泄。②安胎止血：治习惯性流产、先兆流产、胎漏腰酸。③降血压：治高血压。

用量用法

10~15克，水煎服。

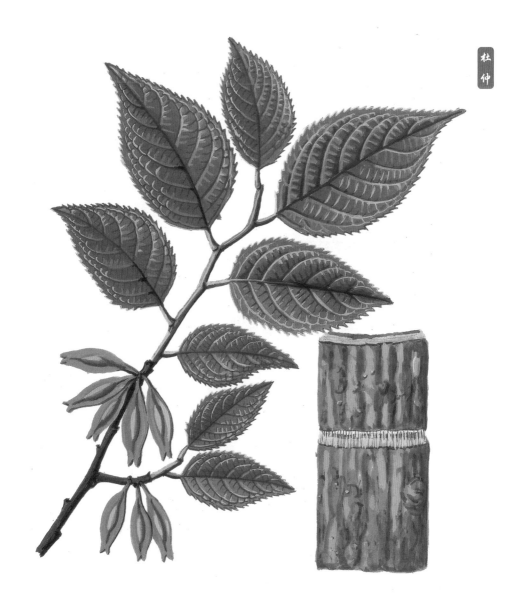

验方集萃

1. **肾虚腰酸**：杜仲、巴戟天各 15 克，补骨脂、核桃仁、大茴香各 10 克，水煎服。

2. **阳痿遗精**：杜仲、山茱萸、淫羊藿各 12 克，枸杞子、菟丝子、山药各 15 克，水煎服。

3. **盗汗**：杜仲、煅牡蛎各等量，研末，睡前服 8 克。

4. **糖尿病**：杜仲、山茱萸、黄芪各 15 克，人参 6 克，水煎服。

5. **高脂血症、高血压、冠心病**：杜仲叶、银杏叶各 15 克，煎汤代茶。

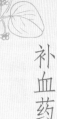

《本草原始》记载：入药惟怀庆熟地黄最优。

熟地黄

来源

玄参科植物地黄 *Rehmannia glutinosa* Libosch. 的干燥块根。

形态特征

多年生草本，全株被灰白色长柔毛及腺毛。块根肥厚肉质，圆柱形或纺锤形，表面橘黄色。茎紫红色。叶倒卵形或长椭圆形。花排成稀疏的总状花序；花萼钟状；花冠紫红色，花冠管稍弯曲，花冠裂片5，两面均被多细胞长柔毛。蒴果卵形，顶端有宿存花柱。花期4~5月，果期5~7月。

生境分布

主要为栽培。分布于北方和华东地区，以河南产者质量最佳。

采收加工

取生地黄，用酒炖至酒吸尽，取出，晾至外皮黏液稍干时，切厚片或块，干燥；或取生地黄，蒸至黑润，取出，晒至近干，切厚片或块，干燥。药材以块大、软润、内外乌黑、有光泽、味甘气浓者为佳。切厚片用或炒炭用。

功效主治

甘，微温。补血滋阴、益精填髓：治血虚证、肾阴虚证、肝肾精血不足证、阴虚火旺证。此外，治阴疽、消渴等。

用量用法

10~30克，水煎服。湿盛苔腻、痰多、食少腹胀、便溏等患者不宜用。

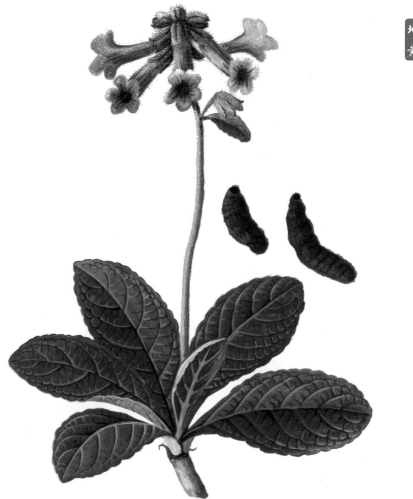

验方集萃

1. 贫血：熟地黄、龙眼肉各15克，当归、白芍各12克，川芎9克，水煎服。

2. 月经不调：熟地黄、当归各10克，炖鸡食用。

3. 虚火牙痛：熟地黄、石斛各15克，知母、黄柏各10克，牛膝12克，水煎服。

4. 肝肾精血不足、视物昏花、两目干涩：熟地黄、枸杞子各15克，菊花、石斛各12克，水煎服。

5. 阴疽：熟地黄、鹿角胶（烊化）各15克，肉桂、麻黄、芥子各5克，水煎服。

6. 糖尿病：熟地黄、北沙参各15克，知母、麦冬各12克，水煎服。

7. 阴虚盗汗、耳鸣耳聋、须发早白：熟地黄、制何首乌各15克，龟甲20克，糯稻根须12克，水煎服。

《本草诗》记载：治血当归一物精，去瘀还可令新生。淋漓弗住头堪主，积滞难消尾为行。去芦酒浸处修治，泄泻相投势欲倾。中取有功能补养，全收无处不和平。

当归

来源 伞形菜科植物当归 *Angelica sinensis* (Oliv.) Diels 的干燥根。

形态特征

多年生草本，全株有特殊香气。主根粗短，圆柱形，肥大肉质，下部有支根 3~5 条或更多，黄棕色至深褐色。茎直立，绿白色或带紫色，有纵深沟纹。2~3 回奇数羽状复叶。复伞形花序顶生，每个小伞形花序有小花 12~36 朵，绿白色。双悬果椭圆形。花期 6~7 月，果期 7~8 月。

生境分布

生于高寒多雨山区。主产于甘肃、四川、陕西等地。产于甘肃岷县（古称秦州）者好，习称"秦归"。

采收加工

秋末采挖，除去须根及泥土，水分稍蒸发后，捆成小把，上棚，用烟火慢慢熏干。气浓郁香，味甘、辛、微苦。药材以外皮黄棕色、肉质饱满、断面白色者为佳。生用或酒炙用。

功效主治

甘、辛，温。①补血：治血虚面色、爪甲无华、头昏心悸。②活血调经止痛：治血虚血瘀月经不调、痛经、闭经，寒凝血滞风湿痹证、腹痛、头痛，疮痈肿痛，跌打损伤。③润肠通便：治肠燥便秘。④平喘：治久咳虚喘。

用量用法

5~15 克（治血栓用 30 克），水煎服。活血用酒当归。便溏忌用。

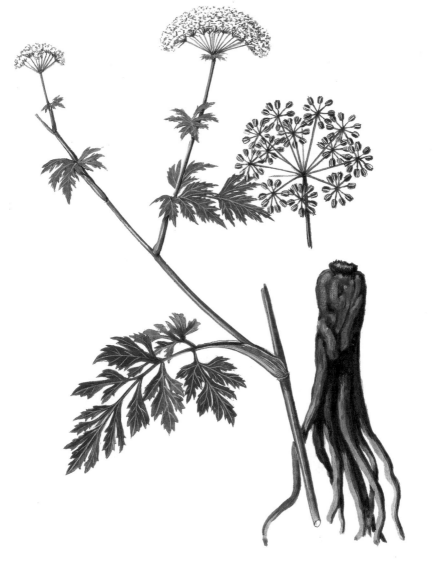

验方集萃

1. 痛经、闭经：当归、益母草各 12 克，香附、桃仁、红花各 9 克，水煎服。

2. 血栓闭塞性脉管炎：当归 30 克，赤芍、川芎、鸡血藤各 15 克，水煎服。

3. 产妇、妇女病后体虚：当归 24 克，黄芪 30 克，小母鸡 1 只，炖熟食用。

4. 习惯性便秘：当归、莱菔子各 20 克，煎煮后去渣，加蜂蜜 200 克混匀煮沸，每日 2 次。

5. 贫血：当归、鸡血藤、党参、熟地黄各 10 克，水煎服。

制何首乌

来源

蓼科植物何首乌 Polygonum multiflorum Thunb. 的干燥块根。

形态特征

多年生蔓生草本。地下有肥大块根。茎缠绕，多分枝，具纵棱，微粗糙，下部木质化。叶互生，卵形至心形；托叶鞘膜质，棕色，抱茎。圆锥花序，花小而密；花被 5 裂，白色，外侧 3 片背部有翅。瘦果卵形，具 3 棱，黑褐色，有光泽，包于宿存花被内。花期 8~9 月，果期 9~10 月。

生境分布

生于山坡石缝间或路旁。分布于长江以南，全国各地有少量栽培。

采收加工

秋冬叶枯萎时采挖，削去两端，洗净，切片生用，为生首乌；或用黑豆汁拌匀，蒸至内外皆呈棕褐色，晒干，为制何首乌。气微，味微苦而甘涩。药材以体重、质坚实、粉性足者为佳。生用或酒炙用。

功效主治

甘、涩，微温。补益肝肾、滋养精血、乌须黑发、化浊降脂；治血虚证、精血不足眩晕。此外，生首乌甘、苦，平，截疟解毒，润肠通便，治体虚久疟、痈疽、肠燥便秘等。

用量用法

6~12 克，水煎服。外用适量。不宜多服久服。生首乌 3~6 克。

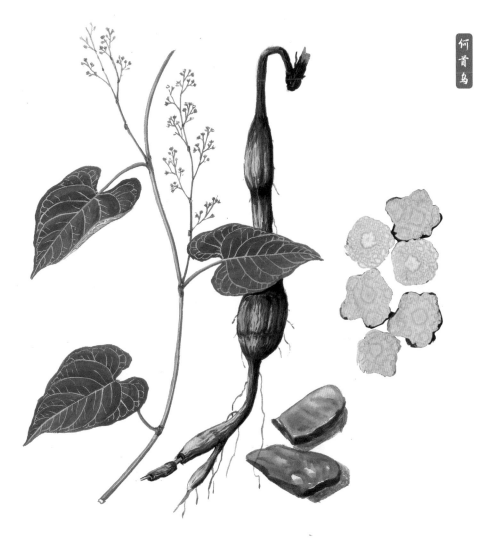

验方集萃

1. 血虚眩晕、心悸、失眠：制何首乌、丹参各 12 克，酸枣仁、柏子仁、白芍、当归各 10 克，五味子 3 克，水煎服。

2. 腰膝酸软、须发早白：制何首乌、枸杞子各 12 克，菟丝子、补骨脂各 12 克，水煎服。

3. 动脉硬化、高血压、冠心病、高脂血症：制何首乌 12 克，钩藤 10 克，山楂 12 克，银杏叶 9 克，水煎服。

4. 风疹瘙痒：生首乌 6 克，荆芥、防风、徐长卿各 10 克，水煎服；或生首乌、艾叶各适量，煎汤外洗。

5. 疔疮疖肿：鲜何首乌适量，磨汁涂敷患处。

《本草纲目》记载：昔人言洛阳牡丹、扬州芍药甲天下。今药中所用，亦多取扬州者。

白芍

 来源

毛茛科植物芍药 *Paeonia lactiflora* Pall. 的干燥根。

形态特征

芍药：多年生草本。根圆柱形或略呈纺锤形，粗肥。茎直立，无毛。茎下部叶为2回3出复叶，小叶窄卵形、披针形或椭圆形。花大，顶生并腋生；花瓣粉红色或白色；雄蕊多数。

生境分布

生于山地草坡，有栽培。分布于东北和河北、山西、内蒙古、甘肃北部、四川等。

采收加工

夏、秋二季采收，洗净，除去头尾和须根，置沸水中煮后用竹子除去外皮或去皮后再煮，晒干。气微，味微苦而酸。药材以根粗长匀直、皮色光洁、质坚实、粉性足、无白心或裂隙者为佳。生用或酒炒用。

功效主治

苦、酸，微寒。①补血敛阴：治血虚萎黄、月经不调、自汗、盗汗。②柔肝止痛：治脘腹胸胁疼痛、四肢挛痛。③平抑肝阳：治肝阳上亢头痛眩晕。

用量用法

6~15克，大剂量可用至30克，水煎服。不宜与藜芦同用。

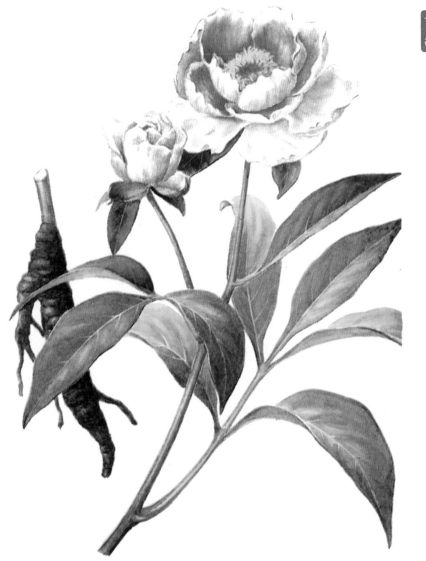

验方集萃

1. 血虚面色无华，月经不调：白芍、当归各9克，熟地黄15克，川芎8克，水煎服。

2. 自汗、盗汗：白芍、桂枝各10克，生姜3片，大枣10枚，水煎服。

3. 高血压头晕目眩：白芍、牛膝各15克，夏枯草30克，菊花、决明子各10克，水煎服。

4. 脘腹疼痛、泄泻：白芍、白术各10克，木香3克，防风、陈皮各8克，水煎服。

5. 便秘腹痛：白芍30克，枳实15克，生甘草10克，水煎服。

本 草 说

《本经逢原》记载：沙参有南北二种……北者质坚性寒，南者体虚力微。

北沙参

来源

伞形科植物珊瑚菜 *Glehnia littoralis* Fr. Schmidt ex Miq. 的干燥根。

形态特征

多年生草本，全株被灰白色绒毛。根细长，圆柱形或纺锤形，表面黄白色或淡棕色，断面角质样。茎露于地面部分较短，分枝，地下部分伸长。叶基生，厚质，卵形或宽三角状卵形。复伞形花序，无总苞，伞幅 10~14；花白色。双悬果圆球形或广椭圆形，棱翅状。花期 5~7 月，果期 6~8 月。

生境分布

生于海边沙滩，或栽培。分布于山东、江苏、河北、辽宁、福建、广东、台湾等地。

采收加工

夏、秋二季采挖，除去须根及外皮，干燥。气微香，味微甘。药材以粗细均匀、质坚、圆柱形、色黄白者为佳。生用。

功效主治

甘、微苦，微寒。①养阴清肺：治肺阴虚咳嗽少痰、肺结核咳嗽痰中带血。②益胃生津：治热病伤津、口渴咽干，胃阴虚嘈杂干呕、胃脘疼痛。

用量用法

10~15 克，水煎服。本品性偏寒凉，风寒咳嗽、脾胃虚寒及寒饮喘咳者慎用。

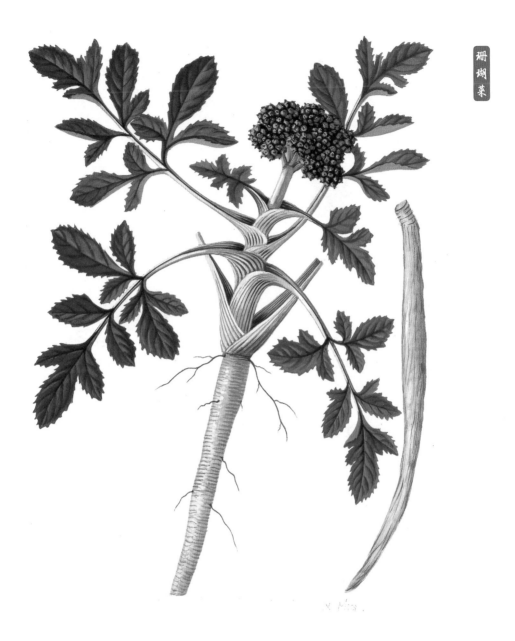

珊瑚菜

验方集萃

1. **病后口干、糖尿病：** 北沙参、石斛、生麦芽各 15 克，水煎代茶。

2. **秋燥皮肤瘙痒：** 北沙参、生地黄各 15 克，大枣 10 枚，水煎服。

3. **热病伤津口渴：** 北沙参、麦冬、乌梅肉各 15 克，甘草 3 克，水煎代茶。

4. **慢性萎缩性胃炎：** 北沙参、石斛、山楂各 15 克，陈皮、砂仁各 6 克，水煎服。

5. **秋天燥咳或肺结核：** 北沙参、麦冬各 15 克，甘草 3 克，水煎代茶。

南沙参

来源

桔梗科植物轮叶沙参 *Adenophora tetraphylla* (Thunb.) Fisch. 或沙参 *Adenophora stricta* Miq. 的干燥根。

形态特征

轮叶沙参：多年生草本，有白色乳汁。茎生叶轮生，狭卵形或矩圆状狭卵形，叶缘有锯齿，两面疏生短柔毛。花序狭长；萼钟状，先端5裂，裂片披针形，有毛；花冠紫蓝色，宽钟形，5浅裂，裂片钻形，全缘，外面被毛。蒴果球形。花期8~9月，果期9~10月。

生境分布

生于沙地、山坡草丛、林缘或路边。分布于安徽、江苏、浙江、贵州、四川、云南等地。

采收加工

春、秋二季采挖，去栓皮，晒干。气无，味微甘。以根粗大、粗细均匀、色黄白者为佳。生用。

功效主治

甘，微寒。①养阴清肺、化痰止咳：治肺阴虚燥咳、或咳嗽痰稠不易咳出、肺痨咳嗽。②益气生津：治热病气津不足、口干舌燥，脾胃虚弱、食少。

用量用法

10~15克，水煎服。不宜与藜芦同用。

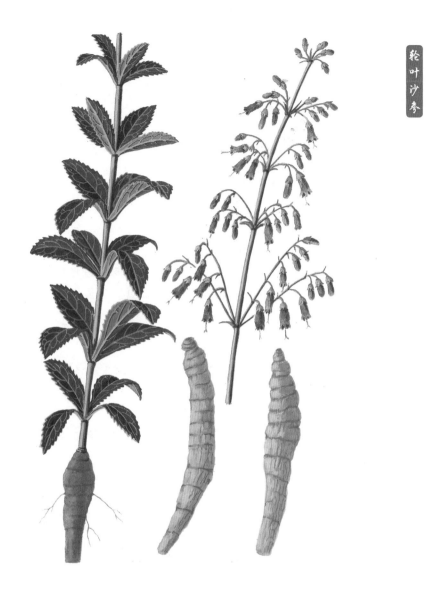

轮叶沙参

验方集萃

1. **燥咳无痰或痰少而黏:** 南沙参、桑叶、麦冬各15克,瓜蒌12克,川贝母粉3克(冲服),水煎服。

2. **肺痨咳嗽、痰中带血、潮热盗汗:** 南沙参、生地黄、百部各15克,阿胶(烊化)、知母、黄柏各10克,水煎服。

3. **热病气津不足、咽干口燥:** 南沙参、石斛、玉竹各15克,冰糖炖服。

4. **脾胃气虚食少:** 南沙参、党参、麦芽、谷芽各15克,水煎服。

5. **产后无乳:** 南沙参12克,与猪肉适量同煮。

百合

《食疗本草》记载：主心急黄，蒸过，蜜和食之。作粉尤佳。

来源

百合科植物百合 *Lilium brownii* F. E. Brown var. *viridulum* Baker 或细叶百合 *Lilium pumilum* DC. 的干燥肉质鳞叶。

形态特征

百合：多年生草本。鳞茎球形，莲座状，鳞叶白色，披针形，肉质；茎直立，不分枝，无毛，常带紫褐色斑点。叶互生，披针形或窄披针形，全缘。花单生或几朵排成近伞形，花 1~4 朵生于茎顶，喇叭形，乳白色，微黄，背面带紫色。蒴果矩圆形，有棱，具多数种子。花期 6~8 月，果期 9 月。

生境分布

生于山坡林下、溪沟，或栽培。全国各地均有分布。

采收加工

秋季采挖，剥取鳞片，置开水烫或蒸 5~10 分钟后，用清水洗净黏液，晒干。栽培品鳞片阔而味微苦，野生品鳞片小而味苦。药材以鳞片均匀、肉厚、质坚、色白者为佳。生用或蜜炙用。花也入药，夏、秋二季采，鲜用。

功效主治

甘，微寒。①养阴润肺：治阴虚久咳、咯血。②清心安神：治虚烦惊悸、失眠多梦、神情恍惚。此外，鲜品外用治面部疔疖、无名肿毒。花治咳嗽音哑。

用量用法

10~30 克，水煎服。外用适量。

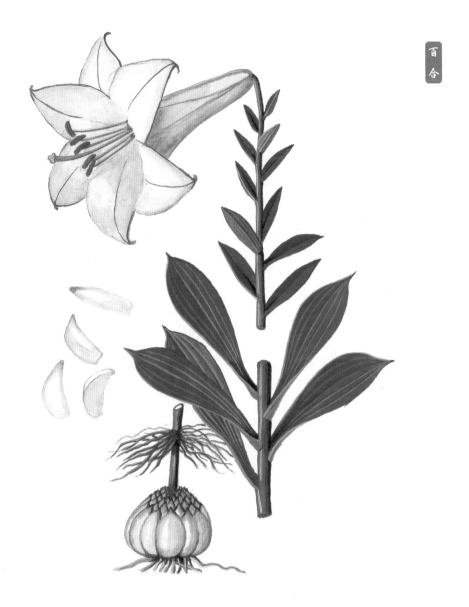

验方集萃

1. **风热咳嗽:** 百合、鲜枇杷叶各 15 克,薄荷 6 克,冰糖适量,水煎服。

2. **咳嗽音哑:** 鲜百合花 60 克,蜂蜜 15 克,猪肺适量,炖服。

3. **神经衰弱:** 百合、生地黄各 30 克,丹参 15 克,五味子 12 克,水煎,睡前 1 小时服。

4. **更年期综合征:** 百合、知母、生地黄各 15 克,鸡蛋 2 个,炖服。

5. **糖尿病:** 百合、天花粉、枸杞子各 30 克,当归、蒲公英、白芍各 12 克,水煎服。

《本草纲目》记载：此草根似麦而有须，其叶如韭，凌冬不凋，故谓之麦门冬。

麦冬

来源

百合科植物麦冬 *Ophiopogon japonicus* (L. f.) Ker- Gawl. 的干燥块根。

形态特征

多年生草本。根较粗，中间或近末端常膨大成椭圆形或纺锤形的小块根；地下具细长的葡匐茎。茎很短。叶基生，禾叶状，边缘具细锯齿。花葶从叶丛中抽出，比叶短。总状花序顶生，花 1~3 朵；花被片披针形，紫红色或蓝紫色，长圆形。浆果球形，熟时蓝黑色。花期 7 月，果期 11 月。

生境分布

生于山坡林下潮湿处、路旁、溪边，或栽培。除东北外，几乎遍布全国。

采收加工

夏季采挖，反复暴晒，堆置至七八成干，除去须根，干燥。气微香，味微甘涩，嚼之有黏性。药材以表面淡黄色、肥大、质柔者为佳。生用。

功效主治

甘、微苦，微寒。①养阴润肺：治燥热咳嗽、肺痨久咳。②益胃生津：治热伤胃阴、消渴、津亏便秘、暑热、小儿夏季热。③清心除烦：治心阴不足、温热病热扰心神、心烦不眠。

用量用法

10~15 克，水煎服。

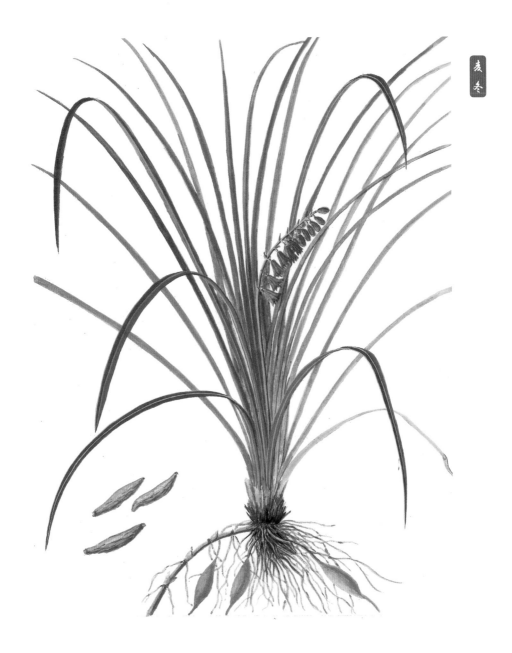

验方集萃

1. 咳嗽：麦冬、百部、枇杷叶各 15 克，冰糖适量，炖服。

2. 口腔溃疡：麦冬、淡竹叶各 12 克，生地黄 15 克，甘草 5 克，水煎服。

3. 糖尿病口渴：麦冬、冬瓜皮各 15 克，乌梅 12 克，黄连 3 克，水煎代茶。

4. 津亏便秘：麦冬、生地黄、玄参、肉苁蓉各 15 克，水煎服。

5. 暑热伤气、心气阴不足、心悸乏力：西洋参、五味子各 6 克，麦冬 15 克，水煎服。

天冬

来源 百合科植物天冬 *Asparagus cochinchinensis* (Lour.) Merr. 的干燥块根。

形态特征

攀缘植物。根在中部或近末端呈纺锤状膨大。茎常弯曲，分枝具棱或狭翅。叶状枝通常每3枚成簇，扁平或由于中脉龙骨状而略呈锐三棱形，稍镰刀状；茎上的鳞片状叶基部延伸为硬刺，在分枝上的刺较短或不明显。花通常每2朵腋生，淡绿色。浆果熟时红色，有种子1颗。花期5~6月，果期8~10月。

生境分布

生于林缘阴湿处。分布于华中、华东、西南、西北及山西、河北等地。

采收加工

秋、冬二季采挖，除去茎基及须根，入沸水中煮或蒸至透心，剥去外皮，晒干。气微，味甘、微苦。药材以肥满、致密、色黄白、半透明者为佳。生用。

功效主治

甘、苦，寒。①养阴生津：治热病阴伤、内热消渴、津枯便秘。②清肺降火：治肺胃燥热咳嗽、心烦口渴等。现代用于治乳腺小叶增生、乳腺纤维腺瘤、糖尿病、肺结核等。

用量用法

10~15克，水煎服。性寒滑利，风寒咳嗽、虚寒泄泻者慎用。

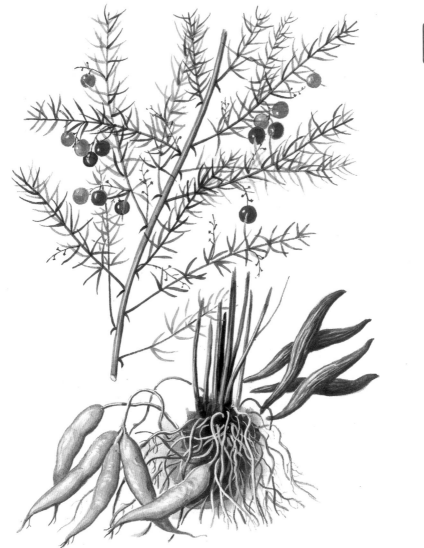

验方集萃

1. 热病伤阴、糖尿病、烦渴引饮：天冬、麦冬各15克，天花粉、知母各12克，黄芩、甘草各6克，水煎服。

2. 便秘：天冬、肉苁蓉各15克，郁李仁、火麻仁各9克，水煎服。

3. 燥热、肺阴虚咳嗽：天冬、百部、麦冬各12克，化橘红6克，冬瓜糖30克，水煎服。

4. 阴虚火旺潮热遗精：天冬、熟地黄各15克，西洋参6克（另炖），黄柏、知母各9克，水煎服。

石斛

来源

兰科植物铁皮石斛 *Dendrobium officinale* Kimura et Migo、环草石斛 *Dendrobium loddigesii* Rolfe、流苏石斛 *Dendrobium fimbriatum* Hook. 或金钗石斛 *Dendrobium nobile* Lindl. 的干燥茎。

《神农本草经》记载：石斛，味甘，平。主伤中，除痹，下气，补五脏虚劳羸瘦，强阴。

形态特征

铁皮石斛：多年生草本。茎直立，圆柱形，不分枝，具多节，细长。叶2列，纸质，长圆状披针形，稍带肉质，基部下延为抱茎的鞘，边缘和中肋常带淡紫色。总状花序常生于具叶或无叶茎的中部；萼片和花瓣黄绿色；唇瓣卵状披针形，基部边缘内卷并具1个胼胝体。花期4~6月。

生境分布

生于树上及岩石上。分布于贵州、云南等地，广东、广西、江西、安徽、福建等地常有栽培。

采收加工

全年可采，以春末夏初和秋季采收为佳，鲜用，或蒸透烘软后，晒干，切段。味微苦。药材以色金黄、有光泽、质柔韧者为佳。生用。

功效主治

甘，微寒。①养胃生津、养阴清热：热病伤阴而高热口干烦渴、胃痛嘈杂、消渴。②滋肾明目、强筋骨：治肾精不足视力减退、白内障、夜盲，肾虚腰酸脚软。

用量用法

10~15克，鲜品加倍，水煎服。

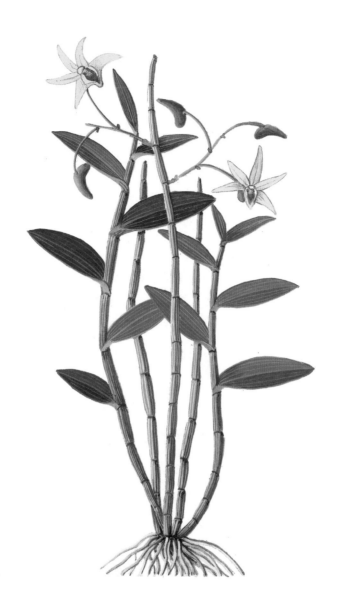

验方集萃

1. **热病高热、口干烦渴，便秘：**鲜石斛、鲜芦根、生地黄、淡竹叶各 20 克，煎汤代茶。

2. **口腔溃疡、慢性咽喉炎：**鲜石斛 15 克，麦冬 20 克，加水 300 毫升，绞汁含服。

3. **肾精不足视物昏花、白内障：**石斛、枸杞子、熟地黄各 15 克，菊花、决明子各 10 克，石决明 20 克，水煎服。

4. **夜盲：**石斛、苍术各 15 克，淫羊藿 10 克，炖猪肝或鸡肝食用。

5. **腰膝酸软：**石斛、杜仲、牛膝各 15 克，制何首乌 12 克，水煎服，或炖猪排食用。

玉竹

来源 百合科植物玉竹 *Polygonatum odoratum* (Mill.) Druce 的干燥根茎。

形态特征

多年生草本。根茎圆柱形，茎具纵棱。叶互生，椭圆形至卵状矩圆形，先端尖，下面带灰白色，下面脉上平滑至呈乳头状粗糙。花序腋生，具 1~4 花；无苞片或有条状披针形苞片；花被黄绿色至白色；花被筒较直。浆果蓝黑色，具种子 7~9 颗。花期 5~6 月，果期 7~9 月。

生境分布

生于林下或石隙间，喜阴湿处。主产于湖南、河南、江苏、浙江等地。

采收加工

秋季采挖，去须根，晒至柔软，反复揉搓，晾至无硬心，晒干；或蒸透，揉至半透明，晒干。气微，味甘，嚼之发黏。药材以条长、肉肥、色黄白、光泽柔润者为佳。生用。

功效主治

甘，微寒。①润肺止咳：治肺燥干咳少痰。②益胃生津：治肺胃阴伤、咽干口渴、内热消渴。此外，治阴虚感冒、目赤涩痛、心脏病心悸怔忡。

用量用法

10~15 克，水煎服。心动过速或血压偏高者慎用。

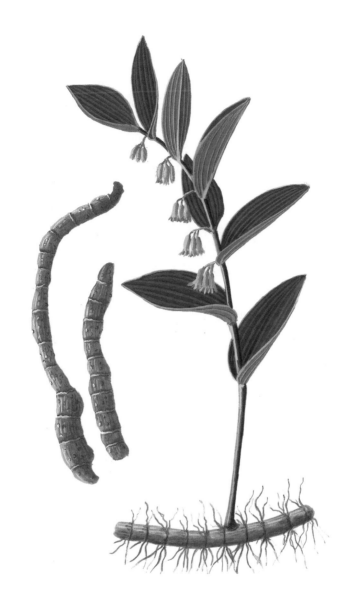

验方集萃

1.燥咳咽干：玉竹、麦冬各 15 克，川贝母粉（冲服），甘草各 3 克，冰糖适量，
炖服。

2. 热病伤津或糖尿病，口干喜饮：玉竹、芦根、生地黄、麦冬各 15 克，冰糖适量，
水煎代茶。

3. 感冒口干：玉竹 15 克，薄荷 8 克，白薇、淡豆豉各 10 克，葱白 5 根，水煎服。

4. 目赤涩痛：玉竹、黄连、赤芍各等量，煎汤熏洗。

5. 冠心病心悸怔忡：玉竹、西洋参、麦冬各 10 克，五味子 3 克，水煎服。

黄精

来源 百合科植物黄精 *Polygonatum sibiricum* Red.、滇黄精 *Polygonatum kingianum* Coll. et Hemsl. 或多花黄精 *Polygonatum cyrtonema* Hua 的干燥根茎。

形态特征

黄精：多年生草本。根茎圆柱状，横走，淡黄色，肉质，先端有时突起如鸡头状；茎单一，直立，有时呈攀缘状。叶轮生，每轮 4~5 枚，线状披针形，先端拳卷或弯曲成钩。花 2~4 朵腋生，下垂；花被筒状，乳白色或淡黄色。浆果球形，熟时黑色，具 4~7 颗种子。花期 5~6 月，果期 6~7 月。

生境分布

生于林下、灌丛中或山坡半阴处。分布于东北、华北及陕西、甘肃、山东、安徽、浙江等地。

采收加工

春、秋二季挖取根茎，洗净，置沸水中略烫或蒸至透心，晒干或烘干。气微，味微甘，嚼之有黏性。药材以块大、肥润、色黄、断面透明者为佳。切厚片，生用或酒炙用。

功效主治

甘，平。①润肺养阴：治燥咳、肺结核干咳、消渴。②益气健脾：治食少倦怠。③益肾补精：治须发早白、头昏腰酸。④杀虫：外用治足癣、鼻梁溃烂。

用量用法

10~30 克，水煎服。外用适量。脾虚湿阻、痰湿壅滞、气滞腹满者慎用。

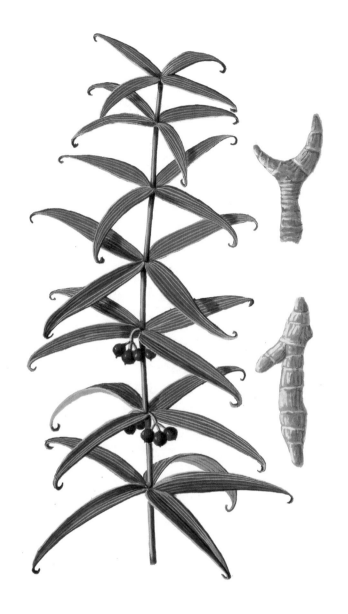

验方集萃

1. 肺燥干咳痰少、肺结核咳嗽：黄精30克，炖梨、鲜枇杷叶、冰糖各适量服用。

2. 糖尿病口干：黄精、天花粉、知母、北沙参各12克，水煎服。

3. 腰酸头昏、须发早白：黄精、制何首乌、枸杞子各15克，常水煎服。

4. 脾胃虚弱倦怠食少：黄精、黄芪、白术各15克，鸡内金10克，麦芽12克，陈皮6克，水煎服。

5. 足癣、股癣：黄精适量，粉碎，浸于95%酒精，蒸馏加水3倍取滤液，蒸去酒精，浓缩成糊，涂擦患处。

枸杞子

茄科植物宁夏枸杞 *Lycium barbarum* L. 的干燥成熟果实。

形态特征

粗壮灌木，有时呈小乔木状，有棘刺。单叶互生或数片丛生于短枝上，长椭圆状披针形或卵状矩圆形，基部楔形并下延成柄，全缘。花腋生，常1至数朵簇生于短枝上；花萼杯状；花冠漏斗状，粉红色或紫红色。浆果椭圆形，红色。花期5~9月，果期7~10月。

生境分布

生于山坡、田野向阳干燥处，多为栽培。全国各地均有分布。

采收加工

夏、秋二季果实呈橘红色时采收，晾至皮皱后，再暴晒至外皮干燥，果肉柔软，除去果梗。气微，味甜微酸。药材以粒大色红、肉厚质润、籽少甘甜者为佳。生用。

功效主治

甘，平。①滋补肝肾：治肝肾亏虚阳痿遗精、精少不育、血虚头晕目眩。②益精明目：治视物不明、两目干涩。现代用于治慢性萎缩性胃炎、慢性肝炎。

用量用法

10~15克，水煎服。亦可熬膏、浸酒或入丸、散剂。

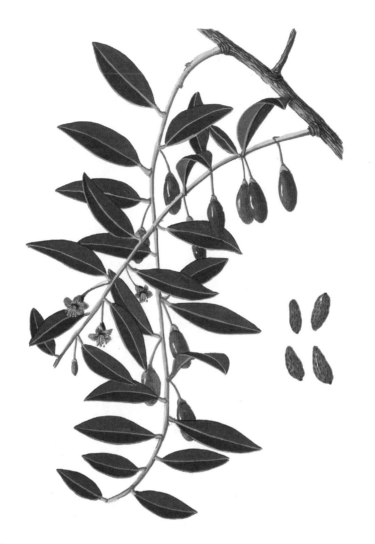

验方集萃

1. **腰膝酸软、头晕、遗精遗尿**：枸杞子、菟丝子、覆盆子、金樱子各15克，五味子9克，水煎服。

2. **阳痿不育**：枸杞子15克，睡前细嚼咽下，30日为1个疗程。

3. **视物昏花、目生翳障**：枸杞子、当归、菟丝子各15克，菊花10克，水煎服。

4. **慢性萎缩性胃炎**：枸杞子500克，烘干打碎装瓶备用，空腹时每次嚼服10克，60日为1个疗程。

5. **肝虚胁痛**：枸杞子、熟地黄、白芍各12克，麦冬、川楝子各10克，水煎服。

6. **高脂血症、肥胖症、脂肪肝**：枸杞子30克，决明子15克，当茶冲服，早晚各1次，每日1剂。

女贞子

《本草纲目》记载：女贞木乃少阴之精，故冬不落叶。

来源 木犀科植物女贞 *Ligustrum lucidum* Ait. 的干燥成熟果实。

形态特征

常绿乔木或大灌木。枝条黄褐色、灰色或紫红色，具皮孔。叶对生，革质，叶片卵圆形或长卵状披针形。圆锥花序顶生，花序轴及分枝轴无毛，紫色或黄棕色；花白色。浆果成熟时蓝黑色，表面有白粉。花期6~7月，果期8~12月。

生境分布

生于山野，多栽植于庭园。分布于华南、西南及福建、浙江、江苏、湖南、湖北等地。

采收加工

冬季采收成熟果实，除去枝叶，直接晒干；或稍蒸或置沸水中略烫后，晒干。气微，味甘、微苦涩。药材以粒大、饱满、色黑紫、质坚实者为佳。生用或酒炙用。

功效主治

甘、苦，凉。滋补肝肾、强筋健骨、明目乌发：治眩晕耳鸣、腰膝酸软、须发早白、视物昏花，现用于治老年性白内障、中心性视网膜炎。女贞叶苦，凉。清热解毒，消肿止咳。治阴虚燥热、小便赤涩、瘰疬、肺热咳嗽、肠燥便秘。

用量用法

10~15克，鲜品加倍，水煎服。生用清热，酒炙补益。外用适量。

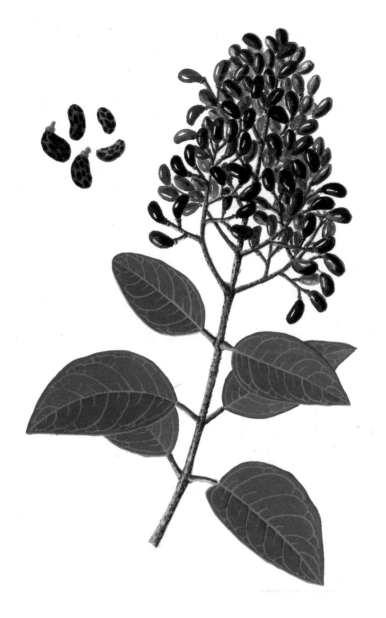

验方集萃

1. 腰膝酸软、须发早白、视物昏花：女贞子、墨旱莲、枸杞子、制何首乌各15克，水煎服。

2. 阴虚发热：女贞子、墨旱莲各15克，地骨皮、银柴胡各10克，水煎服。

3. 目赤肿痛：鲜女贞叶适量，芒硝少许，捣烂敷眼周围。

4. 咽喉肿痛：鲜女贞叶适量，捣汁含咽。

5. 神经衰弱：女贞子500克，浸米酒500克，每日酌量服。

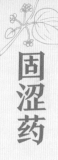

固涩药

本草说

《汤液本草》记载：滑则气脱，涩剂所以收之。山茱萸止小便利，秘精气，取其味酸涩以收滑也。仲景八味九用之为君，其性味可知矣。

山茱萸

来源

山茱萸科植物山茱萸 Cornus officinalis Sieb. et Zucc. 的干燥成熟果肉。

形态特征

落叶灌木或小乔木，高约 4 米。树皮淡褐色，成薄片剥裂。单叶对生，具短柄；叶片椭圆形或长椭圆形，先端渐尖，基部圆或楔形，全缘，侧脉 6~8 对，脉腋有黄褐色毛丛。伞形花序，簇生于小枝顶端，其下具数片芽鳞状苞片；花小，先叶开放；花瓣 4，黄色。核果长椭圆形，无毛，成熟后红色。种子长椭圆形，两端钝圆。花期 5~6 月，果期 8~9 月。

生境分布

栽培。主产于浙江、安徽、河南、陕西等地。

采收加工

秋末冬初采收，用文火烘焙或置沸水中略烫后即挤出果核，将果肉晒干或烘干。气微，味酸、涩、微苦。药材以肉厚、柔软、色紫红者为佳。生用或酒炙用。

功效主治

酸、涩，微温。①补益肝肾：治肝肾不足腰膝酸痛等。②涩精止遗：治遗精、遗尿。③固崩止血：治崩漏等。④敛汗固脱：治大汗虚脱。此外，治消渴等。

用量用法

5~15 克，固脱 20~30 克，水煎服。

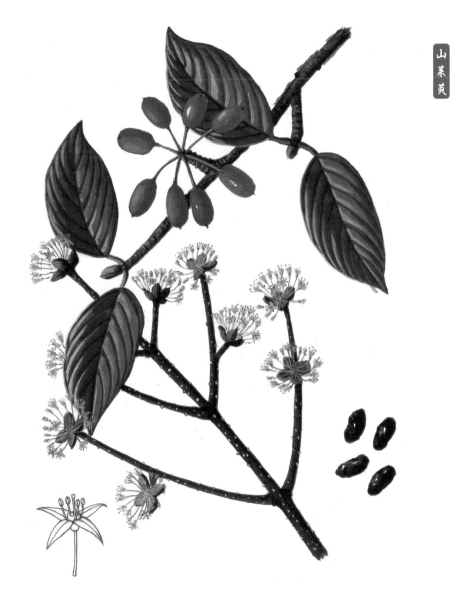

验方集萃

1. 腰膝酸软、头晕耳鸣、阳痿：山茱萸、熟地黄、山药各15克，杜仲、制附子（先煎）、淫羊藿各10克，水煎服。

2. 遗精、尿频、遗尿：山茱萸、鹿角霜各15克，金樱子、鸡内金各10克，水煎服。

3. 崩漏，月经过多、色淡、清稀：山茱萸、海螵蛸、棕榈炭各10克，黄芪15克，水煎服。

4. 汗多欲脱：山茱萸25克，人参10克，水煎服。

5. 老年人高血压：山茱萸、杜仲各12克，石菖蒲8克，水煎服。

《抱朴子》云：五味者，五行之精，其子有五味。淮南公羡门子服之十六年，面色如玉女，入水不沾，入火不灼。

五味子

来源

木兰科植物五味子 *Schisandra chinensis* (Turcz.) Baill. 的干燥成熟果实。

形态特征

落叶小乔木或灌木。枝皮灰棕色，嫩枝绿色。叶对生，卵形至椭圆形，全缘，叶背被白色状毛。伞形花序，先叶开放，黄色；花瓣 4。核果长椭圆形，熟时樱红色。花期 5~7 月，果期 8~9 月。

生境分布

生于山沟旁、溪边或山坡灌丛中，或栽培。分布于华东及四川、重庆、湖南、河南、山西、陕西、甘肃等地。

采收加工

秋季果熟时采收。果肉气弱，味酸；种子破碎后，有香气，味辛、微苦。药材以粒大、果皮紫红色、肉厚、柔润者为佳。生用或醋、蜜拌蒸晒干用。

功效主治

酸、甘，温。①敛肺滋肾：治久咳虚喘。②益气生津：治气阴不足、口渴、消渴。③涩精止泻：治遗精、久泻。④养心敛汗：治心悸、失眠、自汗、盗汗。

用量用法

3~6 克，水煎服；1~3 克，研末服。

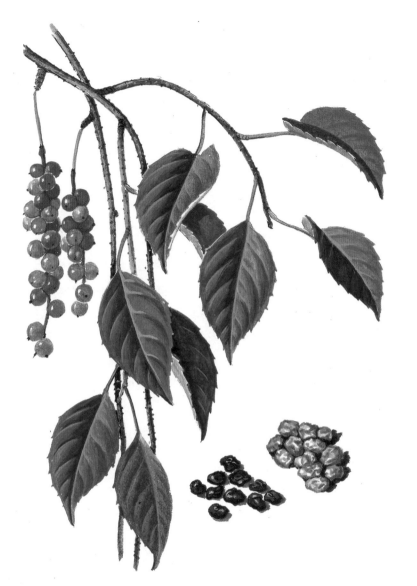

验方集萃

1. **久咳虚喘**：五味子 6 克，山茱萸 10 克，熟地黄、山药各 15 克，水煎服；或人参 10 克，蛤蚧 1 对，五味子 6 克，研末，每次 5 克，每日 2 次。

2. **汗多口渴**：五味子 6 克，人参 5 克，麦冬 15 克，水煎服。

3. **遗精、遗尿**：五味子 6 克，山茱萸、菟丝子、覆盆子各 15 克，水煎服。

4. **心悸、失眠**：五味子 6 克，生地黄、麦冬、丹参各 15 克，酸枣仁 10 克，水煎服。

5. **疮疡溃烂、久不愈合**：五味子适量，炒焦研末服。

芡实

来源

睡莲科植物芡 *Euryale ferox* Salisb. 的干燥成熟种仁。

形态特征

一年生水生草本，全株多刺。地下茎粗短，初生叶沉水，后生叶浮于水面，圆形或略呈心形，上面多皱褶，下面紫色。花单生于花梗顶端；花蕾似鸡头状，花昼开夜闭：花萼内紫外绿；花瓣多数，紫红色；雄蕊多数。浆果球形，暗红色。种子球形，黑色。种子打碎后，内为白色胚乳，多粉质。花期 6~9 月，果期 7~10 月。

生境分布

生于湖泊、池塘中。全国各地均有分布。

采收加工

秋末冬初采收，除去果皮，取出种子，除去硬壳，晒干。药材以粒完整、饱满、断面白色、粉性足、无碎末者为佳。生用或炒用。

功效主治

甘、涩，平。①补脾止泻：治脾虚久泻、小儿疳积。②益肾固精：治肾虚遗精、遗尿、尿频。③祛湿止带：治带下、白浊。

用量用法

15~30 克，水煎服。

《遵生八笺·饮馔服食笺》记载：芡实粥，用芡实去壳三合，新者研成膏，陈者作粉，和粳米三合，煮粥食之。益精气，强智力，聪耳目。

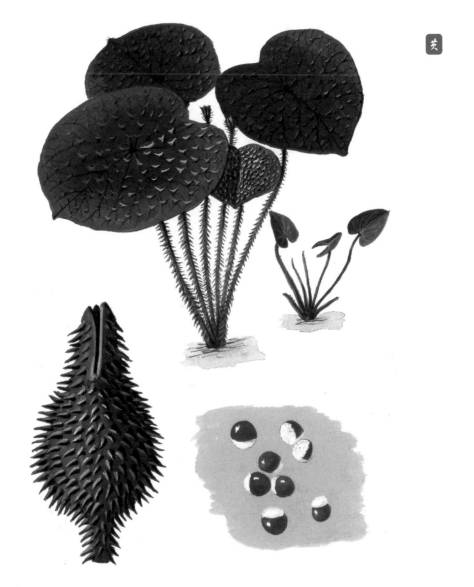

验方集萃

1. 脾虚泄泻、食少：芡实、白术、党参、山药各12克，陈皮、山楂各8克，水煎服；或芡实、莲子各20克，煮粥食用。

2. 小儿疳证：芡实15克，陈皮3克，猪肚1个，炖烂食用。

3. 遗精、小便不禁：芡实、金樱子各15克，莲须10克，水煎服。

4. 白带清稀：芡实15克，白果10克，鸡冠花9克，水煎服。

5. 婴儿脾虚：芡实、莲子、山药、茯苓、鸡内金各适量，焙干研细粉，每次1~3克，炖米粉食用。

《粥谱》记载：乌梅粥，解暑收气。

乌梅

来源

蔷薇科植物梅 *Prunus mume* (Sieb.) Sieb. et Zucc. 的干燥近成熟果实。

形态特征

落叶乔木。树皮浅灰色或带绿色，平滑。单叶互生；有叶柄，通常有腺体；托叶 2 片，线形，边缘具细锐齿；叶片卵形至长圆状卵形，边缘具细锐齿，沿脉背呈褐黄色。花单生或 2 朵簇生，白色或粉红色，芳香，通常先叶开放。核果球形，1 侧有浅槽，被毛，绿色，熟时黄色，核硬，有槽纹。花期 1~2 月，果期 5 月。

生境分布

多系栽培。分布于四川、浙江、福建、湖南、贵州。

采收加工

夏季果实近成熟时采收，低温烘干后闷至皱皮，色变黑时即成。焦酸气，味极酸而涩。药材以个大、肉厚、柔润、味极酸者为佳。去核生用或炒炭用。

功效主治

酸、涩，平。①敛肺止咳：治肺虚久咳。②涩肠止泻：治泄泻、痢疾反复不愈。③生津止渴：治暑热津伤口渴、虚热烦渴、消渴。④安蛔止痛：治肠蛔虫病、胆道蛔虫病。⑤止血：治崩漏下血、便血、尿血。⑥消肿敛疮：治疮痈、咽喉肿痛、痔疮、白癜风、银屑病、寻常疣。

用量用法

3~10 克，治蛔虫病用至 30 克，水煎服。止血止泻宜炒炭。外用适量。

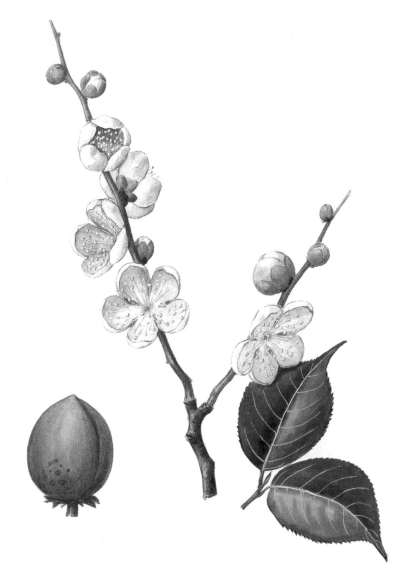

验方集萃

1. **久咳不止**：乌梅肉 9 克，焙干，苦杏仁 3 克，共研末，睡前用蜜水送服。

2. **久痢不止**：乌梅 20 个，水煎，饭前分 2 次服。

3. **小儿慢性腹泻**：乌梅肉炒炭、神曲各 10 克，研末，炖服，每次 3~5 克。

4. **慢性溃疡性结肠炎**：乌梅 15 克，水煎加适量白糖，每日 1 剂，代茶饮。

5. **尿血**：乌梅烧存性，研末，醋和为丸，每次 6~9 克，酒调服。

6. **暑热虚热口渴、消渴**：乌梅 30 克，陈皮 6 克，水煎代茶；或乌梅、西洋参、葛根各 10 克，水煎代茶。

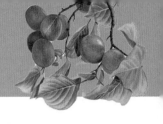

笔画索引